Kohlhammer

Christoph Leyendecker
Alexandra Lammers

„Lass mich einen Schritt alleine tun“

Lebensbeistand und Sterbebegleitung lebensbedrohlich erkrankter Kinder

Verlag W. Kohlhammer

Die Deutsche Bibliothek – CIP-Einheitsaufnahme

Leyendecker, Christoph:
„Lass mich einen Schritt alleine tun“ : Lebensbeistand und Sterbebegleitung lebensbedrohlich erkrankter Kinder / Christoph Leyendecker ;
Alexandra Lammers.
Stuttgart ; Berlin ; Köln : Kohlhammer, 2001
ISBN 3-17-016271-3

Verlagsort: Stuttgart
Umschlag: Gestaltungskonzept Peter Horlacher
Gesamtherstellung:
W. Kohlhammer Druckerei GmbH + Co. Stuttgart
Printed in Germany

Inhaltsverzeichnis

1. Veranlassung und Einleitung oder: Weshalb wir dies schreiben

„Warum beschäftigen Sie sich denn damit?“ – Eine der erstaunten Fragen, die uns beim Schreiben dieser Arbeit am häufigsten begegnete ...

Bezeichnenderweise wird in der Frage das Thema nicht beim Namen genannt: Sterben und Tod stellen letztgültige Grenzsituationen des Lebens dar, mit denen jeder Mensch einmal konfrontiert wird. Jedoch will kaum jemand sich damit auseinandersetzen.

Dabei ist nichts in dieser Welt den Menschen sicherer als der Tod; und in dieser Gewissheit sind wir alle gleich. Weshalb scheuen wir etwas unabdingbar Verlässliches?

Trotz und gerade wegen dieser Sicherheit wird der Tod wie kein anderes Thema aus dem Bewusstsein des Menschen in heutiger Zeit herausgehalten und im gesellschaftlichen Leben an den Rand gedrängt oder „ausgesondert“.

Obgleich in den Medien Tag für Tag Sterben und Tod geschehen bzw. darüber berichtet wird, wehren sich viele vor der möglichen Betroffenheit: Ist es doch immer das Sterben und der Tod anderer, die auf der medialen Bühne geschehen.

Trotz dieser medialen Präsenz gibt es in unserer gegenwärtigen Gesellschaft kaum eine unmittelbare Konfrontation mit dem Tod, so dass sich viele Menschen der Auseinandersetzung mit dieser existenziellen Frage entziehen können. Kommt es aber zur Begegnung mit Sterben und Tod im Freundeskreis oder der Familie, so fühlen sich viele Menschen ohnmächtig, unsicher und handlungsunfähig. Das „Problem“, das Menschen in früheren Zeiten auch mit intensiven Abschieds- und Trauerritualen erlebnismäßig gebunden haben, wird radikal gekürzt, auf kurze Formen von Abschied nehmen und Begräbnis reduziert, Zeichen der Trauer werden in der Öffentlichkeit nicht mehr getragen.

Andererseits berichten Menschen, die jemanden im Sterben begleitet und mit Trauer Abschied genommen haben, dass dies für sie ein so tiefes menschliches Erlebnis gewesen ist, dass sie es im Nachhinein nie mehr missen möchten.

So berichtete uns jüngst die Freundin einer Mutter, deren seit langem progredient erkranktes Kind im Sterben lag, wie sie nachts von ihrer Freundin angerufen wurde. Sie möge doch kommen. Es war Nacht und ein trüber, regnerischer Tag. Der erste Gedanke: dieses Grauen wirst du nicht überstehen. Was tust du dir da an? Trotzdem das Gespür, die Verpflichtung: Du kannst die beiden jetzt nicht alleine lassen. Sie ist also hingefahren. Sie hat erlebt, dass auch in einem befürchteten Grauen, einer trüben, regnerischen Nacht, in der ein Kind stirbt, soviel menschliche Wärme, Zutrauen und „Sympathie", d. h. gemeinsames Leiden erfahren werden kann, was ein so intensives menschliches Erlebnis darstellt, dass es unvergesslich bleibt, in der Erinnerung wach ist und im Nachempfinden gut tut.

Ein wenig anders haben das die Philosophen Jaspers und Marcel beschrieben. Beide gingen von der existenziellen Annahme aus, dass der Mensch nicht allein im Weltlichen aufgehe. Die menschliche Existenz sei stets auf ein Überschreiten, auf ein Über-sich-Hinauskommen, auf Transzendenz angelegt. So würde im Durchleben von Grenzsituationen – so der Tod eines nahestehenden Angehörigen oder der bevorstehende eigene Tod – alles Weltliche keinen Halt mehr geben und der Mensch erahnen, dass er nicht ins Nichts fällt, sondern dass es einen transzendenten Grund geben muss, in dem er sich geborgen fühlt.

Wir beide haben das verschiedentlich in der eigenen Familie, in der Sterbebegleitung von Eltern, dem Abschiednehmen von Geschwistern, dem Tod von Kindern in persönlich unterschiedlicher Weise erfahren können.

Seit Jahren führe ich, Christoph Leyendecker, Intensivseminare zu diesem Thema mit Studierenden durch. Vor Jahren habe ich auch schon einmal mit den Kolleginnen Plützer und Rausch eine explorative Befragung zur Problematik der fortschreitenden, lebensbedrohenden Behinderung in der Erziehung körperbehinderter Kinder erhoben. Damals, vor 20 Jahren, zeigte sich, dass nur wenige Kolleginnen und Kollegen Erfahrungen damit hatten bzw. es sich zutrauten, das Thema „Tod und Sterben" im Unterricht zu behandeln.

Trotz der allgegenwärtigen Tabuisierung von Sterben und Tod in der Gesellschaft zeichnet sich in den letzten Jahren ein besseres Bild ab: Tod und Sterben werden von einigen Pädagoginnen und Pädagogen durchaus im Unterricht thematisiert. Einige berichten auch von konkreten Erfahrungen in der Begleitung lebensbedrohlich erkrankter Schülerinnen und Schüler. Dies war der unmittelbare Ausgangspunkt für die Zusammenarbeit, die zu diesem Buch führte.

Nach einer Diskussion im Seminar nahm ich, Alexandra Lammers, mich der Aufgabe an, Interviews bei Kolleginnen und Kollegen durchzuführen, die das Thema im Unterricht behandelt hatten oder über konkrete Erfahrungen in der Begleitung lebensbedrohlich erkrankter Schüler verfügten.

Wir haben aus den Gesprächen vieles gelernt und danken allen beteiligten Lehrerinnen und Lehrern für ihre engagierte Mitarbeit.

Neben diesem Erfahrungsschatz haben wir versucht, das Thema theoretisch aufzuarbeiten, andere Erfahrungsberichte zu sammeln und grundsätzliche Überlegungen einzubringen.

Damit sind wir nicht einem streng empirischen Ideal gefolgt, dem wir uns sonst verpflichtet fühlen. Handelt es sich doch beim Thema „Sterben und Tod" um eine so grundlegende Problemstellung, von der wir meinen, dass sie nur annähernd mit empirisch-psychologischen und erziehungswissenschaftlichen Methoden erfahrbar gemacht, nachvollzogen und überwunden werden kann. Wir werden deshalb auch nicht so vermessen sein, eine psychologische „Technik" vorstellen zu wollen, mit der man diese Probleme therapeutisch und didaktisch lösen könnte. Was uns vom Verstand wichtig ist und am Herzen liegt, möchten wir weitergeben – und damit auch vielen etwas von dem „Grauen" nehmen, das die meisten von uns bei dem Thema befällt: Es sind eben starke Gefühle, Affekte, es sind Schmerz, Wut und Trauer, die wir nicht übergehen werden; diese zeigen, dass Sterben und Tod ein Thema ist, das wie kein anderes unsere Existenz berührt und damit auch starke Affekte wachruft.

Sie abzuwehren, mag verständlich sein – sich auf sie einzulassen, kann um wesentliche menschliche Erfahrungen reicher machen.

In diesem Sinne wünschen wir unseren Leserinnen und Lesern weitreichende oder tiefgehende Erfahrungen mit sich selbst und die Chance, dem Thema „Sterben und Tod" nicht nur Grauen und Schrecken, sondern auch das mitmenschliche Gefühl abzugewinnen, das in der ursprünglichen Bedeutung des Wortes Sympathie (griech.: Mitleiden) ausgedrückt ist.

Wir wünschen uns allen, im Leben auf Menschen zu treffen, die wir bzw. die uns in diesem Sinne nicht nur „leiden können", sondern die auch fähig sind, mit uns zu leiden.

Dortmund, im Winter 2000

Christoph Leyendecker
Alexandra Lammers

2. Lebensbedrohliche Erkrankungen und progrediente Behinderungen bei Kindern oder: Was heißt terminal/final erkrankt?

2.1 Zum Verständnis von Krankheit

Zunächst könnte man meinen, das sei doch denkbar einfach: Wer krank ist, ist eben nicht gesund. Krankheit ist die Schwächung, Abweichung oder Störung der Lebensvorgänge. Demgemäß ist im Pschyrembel (1994) zu lesen:

> Störung der Lebensvorgänge in Organen oder im gesamten Organismus mit der Folge von subjektiv empfundenen bzw. objektiv feststellbaren körperlichen, geistigen bzw. seelischen Veränderungen ...

Soweit das gängige medizinische Verständnis von Krankheit. Im Wesentlichen wird Krankheit als ein biologisches Defizit gefasst und in Gegensatz zur Gesundheit gestellt.

Doch ist damit schon alles begriffen? Ist die Grenze zwischen Gesundheit und Krankheit wirklich so simpel zu ziehen?

Zumindest gibt es darauf auch andere Antworten. So definiert die Weltgesundheitsorganisation (WHO) Gesundheit nicht einfach als die Abwesenheit von Krankheit, sondern als einen Zustand vollkommenen körperlichen, seelischen und sozialen Wohlbefindens. Dahinter steht die Vorstellung eines homöostatischen Modells: Jemand ist gesund, wenn er sich in einem ausgewogenen Zustand befindet bzw. sich bei Störung in kurzer Zeit wieder in ein Gleichgewicht einpendelt. Andere Modelle gehen darüber hinaus. Sie stellen nicht die Fähigkeit, sich in einem ausgewogenen Zustand einzupendeln in den Mittelpunkt, sondern betonen den Aspekt der dynamischen Veränderung und Entwicklung. In diesen Flexibilitätsmodellen wird Gesundheit nicht als Zustand der Abwesenheit von Krankheit gesehen; vielmehr haben Störungen, Risiken und Krankheiten eine förderliche Bedeutung: sie erscheinen notwendig, da andernfalls Stagnation einsetzen würde (vgl. u. a. Franke). In einem solchen Verständnis werden die Grenzen zwischen Krankheit und Gesundheit nicht mehr klar gezogen.

Eine solche Umorientierung findet sich auch im Konzept der Salutogenese von Antonovsky. Für Antonovsky (1993) gibt es kein Entweder/Oder von Krankheit und Gesundheit. Menschen bewegen sich immer zwischen den Polen von Krankheit und Gesundheit.

Solche Denkansätze – so mag man beim Lesen befürchten – führten zu unscharfen Definitionen: zu einer Begriffsdiffusion. Doch ist Leben nicht so exakt zu fassen, wie wir das für eine präzise Klassifikation gerne haben möchten. Jenseits solcher fraglichen Exaktheit machen die angestellten Überlegungen den Blick frei, das Leben als einen Fluss zu sehen; in diesem Strom driften wir zwischen möglicher Gefährdung (Krankheit) und unbehelligter Sicherheit (Wohlempfinden).

Ein solches Verständnis ist nicht unnütz: Es verhilft uns dazu, das menschlich Gemeinsame zwischen Gesundheit und Krankheit, zwischen gesunden und kranken Menschen zu sehen. Denn jeder Gesunde ist krankheitsgefährdet und jeder Kranke kann gesunden.

Es wird sich allerdings zeigen, dass diese Ambiguität nicht mehr gilt, wenn der Krankheitsprozess kein Zurück mehr kennt, die Lebenschance begrenzt ist, ein Kind „terminal" bzw. „final" – wie es in der internationalen Fachsprache heißt – erkrankt ist.

So übergreifend, wie Krankheit und Gesundheit im Vorangehenden verstanden worden sind, entsprechen sie auch dem, was wir unter pädagogischem Gesichtspunkt über Krankheit und Behinderung denken. Für diese bilden medizinische Denkmodelle eine Erkenntnisbasis, die unter pädagogischem Gesichtspunkt zu reflektieren ist (Seifert, 1991, S. 504). Aus pädagogischer Sicht steht die Wahrnehmung des Lehrers und des Schülers im Vordergrund. Beide fragen nicht so sehr im medizinischen Sinne: „Was ist Krankheit?", sondern konkret: „Wie stellt sich die Krankheit des Schülers dem Lehrenden dar?" (Berndt, 1987, S. 17). Demgemäß ist die Wahrnehmung von Krankheit unter Pädagoginnen und Pädagogen interindividuell verschieden; sie kann sich bei jedem erkrankten Schüler anders gestalten.

Von diesem sehr subjektiv bestimmten pädagogischen Krankheitsbegriff ausgehend ist es nicht möglich, einen einheitlichen Krankheitsbegriff zu formulieren. Vielmehr muss versucht werden, „einen spezifischen subjektiven Krankheitsbegriff zu entwickeln, der von dem Krankheitsbegriff der Medizin abweicht, ihn aber natürlich zu Grunde legt, im Wesentlichen zu ihm widerspruchsfrei sein muss und damit die meisten seiner begrifflichen Schwierigkeiten mit trägt" (Berndt, 1987, S. 18). Demgemäß versucht Berndt, sich einem pädagogischen Denkmodell von Krankheit zu nähern, indem er vier grundlegende Implikationen von Krankheit unterscheidet, die Krankheit als einen Zustand kennzeichnen: „Befinden, Funktionieren, Leiden, Rolle" (Berndt, 1987, S. 19). Damit ist Berndt schon ein Stück dem nahe gekommen, wie heute auch die Weltgesundheitsorganisation in ihrer Neufassung Krankheit und Behinderung definiert („International Classification of Impairments, Disabilities, and Handicaps", ICIDH). Diese Definition geht von veränderten gesundheitlichen Faktoren (Health Conditions) und sichtbaren körperlichen Schäden (Impairments) aus. Daraus folgen Beeinträchtigungen der Verhaltensmöglichkeiten (Disability/Activity Limitation) und schließlich Behinderungen bzw. Benachteiligung der Selbstverwirklichung und sozialen Teilhabe (Handicap/Participation Restriction).

Damit stimmen die Überlegungen von Berndt weitgehend überein: Krankheit äußert sich zunächst in einem mangelnden Wohlbefinden; dies könnte – zugegebenermaßen etwas unscharf – als der zu Grunde liegende „pathologische" Prozess angesehen werden. Das zweite Charakteristikum betrifft die physischen und psychischen Auswirkungen einer Krankheit: Diese stellen sich als Beeinträchtigungen der Verhaltensmöglichkeiten durch gestörtes Funktionieren dar. Das dritte Charakteristikum „Leiden" lässt sich einerseits i.S. von „Disability" den funktionalen Auswirkungen einer Krankheit zuordnen, andererseits betrifft es aber auch die Ebene des Handicaps i.S. einer Beeinträchtigung der Selbstverwirklichung, denn „Leiden heißt nicht nur Schmerzen haben, sondern Leiden heißt genauso das Erleben der eigenen Ohmacht, des Ausgeliefertseins, der Angst" (Wunnerlich, 1972, S. 13).

Die vierte pädagogische Implikation von Krankheit bezieht sich auf die Rolle des Kranken. Dies entspricht der sozialen Ebene, der ICIDH-Klassifikation i.S. von Handicap: der Behinderung der Selbstverwirklichung und der sozialen Teilhabe. In der Krankheit tritt der Mensch aus seiner Alltagsrolle heraus und übernimmt die Rolle des Patienten: wörtlich des Leidenden, Duldenden. Diese Rollenübernahme verankert die Krankheit im Bewusstsein des Patienten, begrenzt seine Selbstverwirklichungsmöglichkeiten und beschränkt seine soziale Teilhabe.

Soweit der Versuch, das pädagogische Denkmodell von Krankheit nach Berndt mit der internationalen Klassifikation zur Deckung zu bringen. In beiden wird Krankheit als ein Zustand verstanden.

Weiterführend hat Berndt (1987) auch versucht, Krankheit als Ereignis zu begreifen. Da Krankheit immer ganz unterschiedlich ist und demgemäß auch unterschiedliche Implikationen beinhaltet, muss jede Krankheit als ein neues Ereignis betrachtet werden.

Dieses neue Ereignis wird als Einbruch in den Alltag verstanden. Sie unterbricht den gewohnten Lebenslauf eines Menschen.

Neben all den negativen Konsequenzen, die mit der Krankheit als Ereignis und als Situation eintreten, wie Erwartungsängste, Verlassenheitsgefühl,

Ausgeliefertsein usw. hat Krankheit schließlich auch eine positive Bewertungsmöglichkeit. Es ist die Sicht von „Krankheit als Chance“ (Berndt, 1987, S. 103). Die einbrechende Erkenntnis muss nicht nur Rückschritt und Stillstand – mit der Möglichkeit der Rekonvaleszenz – bedeuten, sondern kann aus sich heraus auch einen wesentlichen Entwicklungsanreiz darstellen. Reifungsprozesse können beschleunigt werden. Das kritische Ereignis der Krankheit kann dem Erkrankten in seiner psychischen Entwicklung weiterhelfen.

Krankheit als eine neue Situation, mit der ein Kind zurecht kommen muss, und Krankheit als Chance zur Weiterentwicklung stellen potenzielle Einflussgrößen für Erziehung und Bildung dar. Hier hat der Pädagoge die Möglichkeit, unterstützend einzugreifen. Es ist seine Aufgabe, dem Kind in seiner Krankheit zu begegnen, ihm zu helfen, mit der veränderten Situation zurecht zu kommen und es, soweit es die Möglichkeiten des Kindes zulassen, zur Fülle des Lebens kommen zu lassen.

Denn Krankheit schließt grundsätzlich die Möglichkeit der Genesung ein. Krankheit ist nicht notwendigerweise ein dauernder, sondern oft ein vorübergehender Zustand.

2.2 Zum Begriff Behinderung und chronische Krankheit

Chronische Krankheit und Behinderung sind keine vorübergehenden Zustände. Sie sind dadurch gekennzeichnet, dass sie viele Jahre oder ein Leben lang das Leben erschweren und begrenzen; sie bestimmen „in mehr oder weniger bedrohlicher Weise das Planen, Handeln und Empfinden des Kindes und seiner Familie“ (Petermann et al. 1987, S. 12).

Im Allgemeinen werden die chronischen Krankheiten zu den Körperbehinderungen gezählt. Gilt doch in beiden Fällen, dass die zu Grunde liegende Krankheit oder körperliche Schädigung nicht nur vorübergehend ist.

Behinderung scheint zunächst einfach zu definieren zu sein: „Behinderte sind Personen, die nicht nur vorübergehend körperlich, geistig und seelisch wesentlich behindert sind“, so lautete die Definition im Bundessozialhilfegesetz (in der Fassung von 1961). Doch damit ist nicht viel gewonnen. Handelt es sich doch um eine „tautologische“ Definition. D. h., es wird etwas durch sich selbst definiert, indem der Begriff nochmal wiederholt wird. Damit ist die Erkenntnis kein Stück weiter gekommen. Mehr Aufklärung gibt die Formulierung der Eingliederungshilfeverordnung nach Paragraf 47 BSHG (Schellhorn, 1996, S. 142):

„Körperlich wesentlich Behinderte i. S. des Paragrafen 39 Abs. 1 Satz 1 des Gesetzes sind Personen, bei denen in Folge einer körperlichen Regelwidrigkeit die Fähigkeit zur Eingliederung in die Gesellschaft in erheblichem Umfange beeinträchtigt ist."

Darin wird ausgeführt, worin die Behinderung zu verstehen ist, nämlich i. S. einer Beeinträchtigung der sozialen Eingliederung aufgrund einer körperlichen Regelwidrigkeit bzw. Schädigung.

Unter pädagogischem Gesichtspunkt ist es wichtig, die Behinderung nicht mit der Schädigung gleichzusetzen; es ist zwischen Schädigung und Behinderung oder zwischen somatischer Schädigung, Beeinträchtigung des Verhaltens und der Behinderung der Selbstverwirklichung bzw. Einschränkung der sozialen Teilhabe zu unterscheiden.

Diese differenziellen Aspekte haben pädagogische Definitionsversuche von Körperbehinderungen schon lange eingeschlossen. Beispielhaft sei der umfassende Definitionsvorschlag von Schönberger (1974, S. 209) aufgeführt:

„Körperbehindert ist, wer in Folge einer Schädigung der Stütz- und Bewegungsorgane in seiner Daseinsgestaltung so stark beeinträchtigt ist, dass er jene Verhaltensweisen, die von Mitgliedern seiner wichtigsten Bezugsgruppen in der Regel erwartet werden, nicht oder nur unter außergewöhnlichen individuellen und sozialen Bedingungen erlernen bzw. zeigen kann und daher zu einer langfristigen schädigungsspezifisch-individuellen Interpretation wichtiger sozialen Rollen finden muss."

In dieser ausführlichen Definition wird Körperbehinderung im engeren Sinne auf eine Schädigung des Stütz- und Bewegungssystem eingegrenzt; gleichwohl können aber auch andere Folgen organischer Schädigungen oder einer chronischen Krankheit unter dem Begriff Körperbehinderung subsumiert werden.

Bedeutsam ist, dass in dieser Definition – gleichwie im aktuellen internationalen Begriffsverständnis der „International Classification of Impairments, Disabilities, and Handicaps" (ICIDH) in drei verschiedene Ebenen oder Gesichtspunkte unterschieden wird: eine medizinische oder biologische Ebene (Impairment: Schädigung), eine psychologisch-funktionelle Ebene (Disability: Beeinträchtigung der Verhaltensmöglichkeiten) und eine soziale Ebene (Handicap: Behinderung bzw. Benachteiligung der Selbstverwirklichung und sozialen Teilhabe).

Aufs Wesentliche gekürzt kann demnach Körperbehinderung wie folgt definiert werden:

„Körperbehindert ist jemand, der in Folge einer Schädigung des Stütz- und Bewegungssystems, einer anderen organischen Schädigung oder einer chronischen Krankheit so in ihren Verhaltensmöglichkeiten beeinträchtigt ist, dass die Selbstverwirklichung in sozialer Interaktion erschwert ist" (Leyendecker 1992 a, S. 96)

Die begriffliche Erörterung sollte zeigen, dass Behinderung ein relationaler Begriff ist, d. h., Behinderung wird nicht essenziell durch eine körperliche Schädigung bestimmt, sondern diese wird erst unter sozialem Bezug zu einer Behinderung.

Eine neue Version der internationalen Klassifikation ICIDH 2 (1997) berücksichtigt zudem ein verändertes Verständnis von Menschen mit Behinderungen. Anstelle der oft kritisierten defizitorientierten Sichtweise rückt sie eine positive sozial-aktive Orientierung in den Vordergrund. In der neuen Version bleibt es zunächst bei „Impairment", womit nach wie vor die Schädigung einer körperlichen Struktur oder Funktion gemeint ist. Die bedeutsame Wende der Blickrichtung zeigt sich darin, dass die Begriffe „Disability" (Beeinträchtigung) durch Activity bzw. Activity-Limitation und „Handicap" durch „Participation/Participation-Restriction" ersetzt wurden. D. h., es werden die Möglichkeiten herausgestellt, wie ein Mensch mit einer Schädigung Verhalten zeigen und in sozialer Interaktion selbstverwirklichen kann. Damit werden Krankheit und Behinderung nicht nur als ein Negativum oder als Defekt betrachtet, sondern i.S. der positiv aufweisbaren Lebensmöglichkeiten trotz bzw. mit der Krankheit und Behinderung gesehen.

Dementsprechend ist auch im Titel dieses Buches zunächst einmal vom „Lebensbeistand" für lebensbedrohlich erkrankte und progredient behinderte Kinder die Rede.

2.3 Progredienz, finale Erkrankung und Lebensbedrohung

Es geht um Kinder, bei denen seit früher Kindheit eine chronische Erkrankung oder Behinderung besteht, die fortschreitend ist, die Lebenserwartung begrenzt und zum Tod im Kindes-, Jugend- oder frühen Erwachsenenalter führt. Insofern geht es um Kinder, die sich in ihrem Leben schon frühzeitig und längere Zeit mit der Begrenzung des Lebens, mit Sterben und Tod existenziell auseinander setzen müssen. Es geht nicht um Kinder, die nach einer plötzlichen Erkrankung, einem Unfall oder beispielsweise einer Schädel-Hirn-Verletzung keine große Lebenschance haben und kurzfristig sterben – obgleich ein Großteil unserer Überlegungen sicher auch auf diese Kinder anwendbar ist.

Lebensbedrohlich erkrankte und progredient behinderte Kinder sind gekennzeichnet durch:

- eine in der Regel seit früher Kindheit bestehende chronische Erkrankung oder körperliche Schädigung,

- eine kontinuierliche oder schubweise Verstärkung des symptomatischen Erscheinungsbildes,
- eine Unumkehrbarkeit dieses Prozesses („absolute Progredienz"),
- eine reduzierte Lebenserwartung („infauste" Prognose: Tod im Kindes-, Jugend- oder jungem Erwachsenenalter).

Beispielhaft seien einige Krankheitsbilder bzw. Behinderungsformen aufgeführt: Progrediente Muskeldystrophie (Typ Duchenne), zystische Fibrose (Mukoviszidose), AIDS-erkrankte Kinder (im Krankheitsstadium, nicht „nur" HIV-positive!), maligne Hirntumoren, akute Leukämie und andere progrediente onkologische Erkrankungen.

Kinder, für die die oben aufgezählten Kriterien zutreffen und die sich im letzten Stadium ihrer Erkrankung oder in den letzten Wochen ihres Lebens befinden, werden auch als final bzw. terminal Erkrankte bezeichnet bzw. unter dem Begriff finale/terminale Erkrankung gefasst. Dies entspricht auch der internationalen, englischsprachigen Nomenklatur.

Lebensbedrohliche Erkrankungen sind insofern mit der Gewissheit des Todes ausgestattet (Bodarwé, 1989). Die Gewissheit des Todes trifft allerdings jeden Menschen. Das besonders Belastende ist bei progredienten Behinderungen und lebensbedrohlichen Erkrankungen, dass die Gewissheit des Todes und die Endlichkeit des Lebens frühzeitiger und unausweichlich abzusehen ist.

Allgemein kann jeder kranke Mensch unter zahlreichen Belastungen leiden, zu denen neben den körperlichen Schmerzen auch das Erleben eigener Hilflosigkeit, Gefühle von Ausgeliefertsein, Angst und Unfreiheit, verlorene Selbstbestimmung und oft quälende Reaktionen der „gesunden" Umwelt zählen. Bodarwé (1989, S. 43f) beschreibt, wie sich diese Situation zuspitzt, wenn ein Kind erkrankt:

> „Gerade ein Kind, das ja aufgrund seiner geringen Erfahrung und seiner intellektuellen Entwicklung sehr viel hilfloser als ein Erwachsener seiner Situation der eigenen Erkrankung gegenüber steht und sehr viel weniger Interpretations- und Deutungsmuster zu einer realistischen Einschätzung seiner Lage besitzt, muss diese Situation als ‚Stress' empfinden ... Teils kommt es zu diffusen Ängsten aufgrund des veränderten Verhaltens der Umwelt, teils zu starken Verlassenheitsängsten; das Gefühl der Isolierung tritt auf; es kann eine allgemeine Schwächung der Ich-Funktionen verbunden mit einer Regression auf frühere Verhaltensweisen eintreten."

Durch die Erkrankung werden die individuellen Handlungsspielräume zunehmend eingeschränkt; dies führt besonders bei Jugendlichen zu großen Problemen. Ihre ersten Schritte in die Selbstständigkeit werden durch die lebensbedrohliche Krankheit wieder eingeschränkt. Der Jugendliche wird erneut in hohem Maße von seiner Umgebung abhängig und erfährt einen Autonomieverlust.

Anstelle der fortschreitenden Dynamik und offenen Lebensperspektive, die das Kindes- und Jugendalter normalerweise beinhaltet, tritt die fortschreitende Schwächung und frühzeitige Begrenzung des Lebens.

Durch diese Unsicherheit zukünftiger Handlungsperspektiven kann das Selbstkonzept des kranken Schülers aus dem Gleichgewicht geraten. Der Schüler erkennt, dass es aufgrund der infausten Prognose ein alltägliches Leben nach der Klinik nicht mehr geben wird; ein „normales“ Leben ist nicht mehr möglich. Pläne für die Ferien, für die Schullaufbahn, für die Zukunft müssen möglicherweise verworfen werden. Die Zukunft, die sich auf die „verbleibende Zeit“ beschränkt und das ehemalige, alltägliche Leben vor der Krankheit werden neu bewertet (Berndt, 1987, S. 56). Demgemäß lebt ein lebensbedrohlich erkrankter Schüler intensiv gegenwartsbezogen, weil es ihm Angst macht, an die Zukunft zu denken, die es für ihn nicht geben wird.

Die emotionale Befindlichkeit kann aus den Fugen geraten. Die Situation der lebensbedrohlichen Erkrankung ist eine völlig neue und zu allen bisher gemachten Erfahrungen konträre, für die das Erfahrungsrepertoire des Schülers kein Antwortverhalten parat hält.

Diese existenziellen Veränderungen machen dem Schüler Angst. Er ist aus der gewohnten Umgebung herausgerissen, empfindet sich isoliert und verspürt Verlassenheitsängste. Unter diesen Bedingungen ist auch eine Regression auf frühere kindliche Verhaltensweisen zu beobachten.

In dieser Hinsicht ist es von zentraler Bedeutung, was der Schüler über seine Krankheit denkt. Aus Verlaufsuntersuchungen bei chronischen Erkrankungen ist bekannt, dass die Progredienz der Erkrankung und die Lebenserwartung auch wesentlich von positiven Bewältigungsannahmen abhängen. Offensichtlich wirken hoffnungsvolle Einstellungen und positive Bewältigungsannahmen stärkend auf das Immunsystem, während umgekehrt Gefühle der Depression und Hilflosigkeit die Abwehrmechanismen des Körpers beeinträchtigen (Leyendecker 1992 b, S. 658). Mit anderen Worten spielt der „Giving up – Given up-Komplex“ hier eine Rolle: „Derjenige, der sich selbst aufgibt, ist aufgegeben“ (Bodarwé 1989, S. 44).

Schließlich führt die Lebensbedrohung auch zu einer Unterbrechung oder sogar vorzeitigen Beendigung von bewährten Sozialkontakten, da die Umwelt Schwierigkeiten im Umgang mit dem Erkrankten hat. Dadurch destabilisiert sich die Sozialkompetenz des erkrankten Schülers.

Die Kluft zwischen dem erkrankten Schüler und seiner Umwelt wird immer größer. Der lebensbedrohlich erkrankte Schüler ist kaum noch in der Lage, sich selbst in persönlicher und sozialer Identität darzustellen. Dies kann zu den elementaren Zweifeln führen, dass die „Koexistenz von Körper und Welt nicht mehr zu halten ist“ (Schmeichel, 1978 b, S. 88); d. h., dass die leibhaftige Einheit von Selbst- und Umwelterleben extrem gefährdet ist. Nach Bleidick (Bleidick, 1978, S. 481) kann die Erziehung die Begrenzung der Situation aufheben, in dem sie die Identitätskrise des Schülers nicht zu einer unerwünschten Seinsweise erklärt, sondern verständig akzeptiert. Ziel des pädagogischen Handelns sollte sein, dass der kranke Schüler lernt, mit seiner Krankheit umzugehen, um mit ihr tagtäglich leben zu können.

Die Krankheit existiert. Die Bedrohung ist da und beeinträchtigt radikal das Leben; aber der lebensbedrohlich erkrankte Schüler kann auch immer wieder Momente erfahren, in denen die Erkrankung nicht im Vordergrund steht, in denen sie „vergessen“ ist, das Leben im Hier und Jetzt genossen werden kann.

2.4 Zwei Beispiele: Leukämie und progressive Muskeldystrophie

Unter den bereits genannten Formen lebensbedrohlicher Erkrankungen und Behinderungen sollen zwei exemplarisch dargestellt werden. Die Informationen beschränken sich auf notwendiges medizinisches Grundlagenwissen. Die Auswahl der beiden Krankheitsbilder geschieht einerseits unter dem Gesichtspunkt, dass sie sich in Ursache und Erscheinungsform stark voneinander unterscheiden, andererseits haben beide enge Berührungspunkte mit schulischer Bildung und Erziehung.

Leukämie ist eine „Blutkrebserkrankung“. Krebserkrankungen zählen nach den Unfällen in Deutschland zur zweithäufigsten Todesursache im Kindesalter. Unter krebserkrankten Kindern leiden etwa die Hälfte an Leukämie. Insofern ist es eine Erkrankung, mit der die Schule (Regelschule und Schule für Kranke) relativ häufig konfrontiert ist.

Progressive Muskeldystrophien treten selten auf. Unter den verschiedenen Erscheinungsformen ist die häufigste eine maligne Form, die nach ihrem Entdecker sogenannte Duchenne-Muskeldystrophie. Kinder mit Duchenne-Muskeldystrophie gehören zum alltäglichen Bild an einer Schule für Körperbehinderte.

Die Leukämie ist durch einen plötzlichen Beginn und durch die Hoffnung auf Heilung gekennzeichnet; wobei Letzteres nicht unbegründet ist, die Heilungschancen sind in den letzten Jahren erheblich gestiegen. Im Gegensatz dazu verläuft die Duchenne-Muskeldystrophie unaufhaltsam und fortschreitend, wobei kausale Behandlungsmöglichkeiten heute noch fehlen. Je nach den Umständen des Einzelfalles sterben die Kinder im Jugend- und jungen Erwachsenenalter; mittlerweile gibt es auch Betroffene, die das 30. Lebensjahr erreicht haben.

2.4.1 Leukämie

Leukämie ist eine Bezeichnung die von (griech.) leukos (= weiß) und häma (= Blut) stammt. Damit wird eine Vermehrung unreifer weißer Blutkörperchen (Blasten) gekennzeichnet. Leukämie ist eine Krebserkrankung. In Deutschland erkranken jährlich ca. 1.700 Kinder und Jugendliche (bis zum 15. Lebensjahr) an unterschiedlichen Krebserkrankungen. Alle Krebserkrankungen beruhen auf einer Fehlschaltung der das Zellwachstum regulierenden Zellgene. Wodurch diese Fehlschaltung ausgelöst wird, ist bis heute weitgehend ungeklärt. Krebserkrankungen zählen zu den zweithäufigsten Todesursachen im Kindes- und Jugendalter, obgleich mittlerweile zwei Drittel aller krebskranken Kinder und Jugendlichen endgültig geheilt werden können. Mehr als die Hälfte aller krebserkrankten Kinder leidet an Leukämie; damit ist sie die häufigste Krebserkrankung im Kindes- und Jugendalter.

Leukämie entsteht durch eine Fehlregulation in der Blutbildung. Im Knochenmark werden die Blutzellen produziert; diese lassen sich in drei Gruppen unterteilen: Die Erythrozyten (rote Blutkörperchen) sind für den Sauerstofftransport im Körper zuständig, die Thrombozyten (Blutplättchen) sorgen bei Verletzungen für die Blutstillung, und die Leukozyten (weiße Blutkörperchen) bekämpfen im Körper Infektionen.

„Eine Leukämie entsteht, wenn der normale Reifungsprozess der weißen Blutkörperchen durch eine Fehlschaltung der Regulationsgene unterbrochen wird und unreife weiße Blutkörperchen (Blasten) explosionsartig zunehmen“ (Deutsche Krebshilfe, 1999).

Durch diese Vermehrung der Blasten kommt es zur Verdrängung und verminderten Neubildung von Erythrozyten, Thrombozyten und Leukozyten.

Die Leukämie wird in zwei Formen unterteilt: die akute und die chronische. Chronische Leukämien spielen im Kindes- und Jugendalter nur eine untergeordnete Rolle. Die meisten erkrankten Kinder leiden an der akuten Form. Diese führt bei Nichtbehandlung innerhalb weniger Wochen zum Tod. Bei den akuten Formen gibt es zwei Arten: Die akute lymphatische Leukämie (ALL) tritt im Kindes- und Jugendalter mit ca. 85% am häufigsten auf. Sie entsteht durch Nichtausreifen und unkontrollierte Vermehrung der Lymphozyten zu so genannten leukämischen Blasten.

15% aller leukämieerkrankten Kinder leiden an akuter myeloischer Leukämie (AML); diese tritt auf, wenn sich die Granulozyten im unausgereiften Zustand rapide vermehren (Deutsche Krebshilfe 1999).

Da sich die beiden Krankheitsbilder weitgehend ähneln, werden sie in den weiteren Gesichtspunkten zusammengefasst.

Die Eingrenzung des Krankheitsbildes erfordert eine Reihe von Untersuchungen. Zur Diagnostik der Leukämieform werden Blutbilder erstellt. Außerdem werden für eine spezielle Eingrenzung in der Regel eine Knochenmarkspunktion (Entnahme von Knochenmark am hinteren Beckenkamm), die Lumbalpunktion (aus dem Rückenmarkskanal wird Flüssigkeit entnommen, die auf Blasten untersucht wird), Röntgenaufnahmen (zur Feststellung von Knochenbefall oder Organvergrößerung) und schließlich Ultraschall (zur Untersuchung vergrößerter Organe) vorgenommen (Schroeder et al., 1996). Die Abnahme der Erythrozyten kann zur Blutarmut (Anämie) führen; äußere Zeichen sind blasse Haut und Lippen. Weil der Körper nicht mehr ausreichend mit Sauerstoff versorgt wird, können neben Gelenk- und Knochenschmerzen auch Müdigkeit und Appetitlosigkeit auftreten.

Der Mangel an Leukozyten führt zu einer Minderung der Abwehrkräfte gegen Infektionen. Es können daher Entzündungen und fiebrige Zustände ohne ersichtlichen Grund auftreten.

Durch die Verminderung der Thrombozyten wird die Blutgerinnung beeinträchtigt. Sichtbare Zeichen sind Blutergüsse, zahlreiche kleine blaue Punkte und Blutungen (Schroeder et al., 1996).

Ist die Diagnose einer Leukämieerkrankung gestellt, wird ein stationärer Aufenthalt des Kindes bzw. des Jugendlichen in einem entsprechenden pädiatrisch-onkologischen Zentrum oder einer anderen Fachklinik bzw. Station erforderlich.

Die Behandlung erfolgt meist in zwei großen Schritten, deren Gesamtdauer ungefähr zwei Jahre beträgt. Nach fünf Jahren ohne Rezidiv (Rückfall) kann das betroffene Kind oder der Jugendliche mit großer Sicherheit als geheilt angesehen werden.

Der erste Abschnitt der Therapie besteht in einer sehr intensiven mehrmonatigen stationären Behandlung. Während dieser Zeit werden hochdosierte kombinierte Zytostatika (zellteilungshemmende Medikamente) verabreicht. Mit dieser Chemotherapie soll eine weitgehende Zerstörung der Blasten innerhalb des ersten Behandlungsmonats und das Erreichen einer Remission (Rückgang der Krankheitserscheinungen) erreicht werden (Deutsche Krebshilfe, 1999).

Da die Zytostatika auch andere Gewebe, die einer schnellen Zellteilungsrate unterliegen (z. B. Schleimhäute, Haare), angreifen, kann es während der Chemotherapie zu zahlreichen Nebenwirkungen, wie erhöhter Infektionsgefahr, Haarverlust, offene Stellen im Mund, Schluckbeschwerden, Übelkeit und Erbrechen kommen (Schroeder et al., 1996).

Da die Krankheit auch das zentrale Nervensystem angreifen kann, erhalten alle Erkrankten in der Anfangsphase auch eine Schutzbehandlung des zentralen Nervensystems und ggfs. Bestrahlungen des Kopfes. Zur Erhöhung der entsprechenden Anteile der Blutzellen werden während der Behandlung häufig Bluttransfusionen gegeben. Außerdem ist die Verabreichung von Antibiotika gegen Infektionen erforderlich.

Der zweite, langfristige Behandlungsabschnitt beginnt mit Erreichen der Remission. Diesen zweiten Behandlungsabschnitt verbringt der Patient zu Hause, allerdings ist auch hier die regelmäßige Einnahme von Zytostatika erforderlich. Das Ziel dieser Dauertherapie ist das Verhindern eines Rückfalls.

Wenn Rezidive auftreten, ist eine Behandlung mit einer noch aggressiveren Chemotherapie erforderlich. Unter Umständen erfolgt auch eine Knochenmarkstransplantation. Dies wird immer dann in Betracht gezogen, wenn die erforderliche Medikamentendosierung so hoch ist, dass eine Erholung der körpereigenen Blutbildung unmöglich wird (Deutsche Krebshilfe, 1999).

Die Diagnose „Krebs“, wenn sie denn gegenüber Kindern und Jugendlichen so deutlich geäußert wird, bedeutet einen Schock; dieser tritt zumindest bei den Eltern ein, denen die Diagnose mitgeteilt werden muss.

Mit der Diagnose wird der Alltag unterbrochen, Lebensentwürfe geraten ins Wanken, die Zukunft wird ungewiss. Die Notwendigkeit eines längeren Krankenhausaufenthaltes reißt das erkrankte Kind abrupt aus seiner familiären Umgebung (Schroeder et al., 1996). Durch die langwierigen und nicht genau absehbaren Krankenhausaufenthalte erfahren junge Menschen Einschnitte in ihre persönliche Freiheit und Autonomie; sie erleben einen Verlust an Selbstkontrolle; sie werden behandelt statt selbst Handeln zu können (Haushalter, 1997). Das Erleben behandlungsbedingter körperlicher Veränderungen beeinflusst das Körper- und Selbstbild des Erkrankten und führt zu vielfältigen psychischen wie sozialen Problemstellungen. Durch den Krankenhausaufenthalt entstehen Kontaktdefizite: Klassenkameraden und Lehrer melden sich häufig viel zu selten, Verbindungen zu Mitschülern brechen ab, möglicherweise gehen Freundschaften auseinander.

Die Betroffenen haben Angst, wieder in die Schule zu gehen, weil sie die Reaktionen von Lehrern und Mitschülern auf ihr verändertes Aussehen fürchten, andererseits aber auch Angst vor dem Wiederholenmüssen einer Klasse und dem Verlust des gewohnten Klassenverbandes haben.

Neben diesen sozialen Folgen sehen sich Kinder und Jugendliche mit der Diagnose in ihrer Existenz bedroht, sie müssen sich mit Fragen über

Leben, Tod und Zukunft auseinander setzen und ggfs. von Vorstellungen Abschied nehmen.

Eine große Bedrohung geht auch von der Möglichkeit eines Rückfalls aus. Diese „Überlebensängste“, die die Betroffenen auch noch jahrelang nach der Erstdiagnose begleiten können, werden sehr anschaulich im Gedicht einer jungen Patientin beschrieben (zit. nach Schroeder et al., 1996, S. 73). Die Betroffene soll selbst zu Wort kommen:

Gefühle nach einer Krebstherapie

Manche sagen: „Alles ist vorbei – denk‘ nicht mehr so oft daran!“
Alles vorbei?
Angst beim Warten aufs Blutbild,
Angst vor dem Besuch in der Poli,
grenzenlose Erleichterung, wenn alles in Ordnung ist.
Angst vor möglichen Spätschäden, Angst vor einem Rückfall,
und davor, dass mir dann vielleicht niemand mehr helfen kann;
Angst davor, deshalb sterben zu müssen.
Angst vor den Gedanken!
Immer wieder.

Freude über Menschen, die sich ehrlich für mich
und meine Krankheit interessieren,
die die wachsenden Haare bewundern,
die offene Fragen stellen;
Menschen, die normal mit mir umgehen,
Menschen, mit denen ich reden kann,
die mich verstehen, die mich akzeptieren wie ich bin.
Neue Freunde.

Mit vielen nicht mehr zurechtkommen,
über alte Freunde enttäuscht sein,
Schwierigkeiten mit Gleichaltrigen haben,
deren Probleme nicht mehr verstehen,
sich selbst manchmal unverstanden fühlen.
Selbstbewusster und reifer geworden sein,
anderen Menschen deshalb helfen und Mut machen können.
Wieder täglich ein „normales“ Leben führen können,
dennoch vieles nicht mehr so selbstverständlich hinnehmen;
sich über kleine Dinge freuen,
immer fiter werden.
Nichts mehr von der Klinik wissen wollen,
trotzdem jeden Zeitungsartikel über Krebs „verschlingen“.
Immer besser mit der Angst umgehen zu können.

Wieder und wieder fast überschäumend vor Glück.
Und Leben – jeden Tag!

2.4.2 Progressive Muskeldystrophie

Unter diesem Begriff werden eine Reihe sehr verschiedener, chronisch verlaufender Krankheiten der Skelettmuskulatur, die mit einem fortschreitenden Verlust an funktionstüchtiger Muskelsubstanz einhergehen, zusammengefasst (Deutsche Gesellschaft für Muskelkranke, 1997, S. 3). Muskeldystrophien sind seltene Krankheiten; es treten etwa 10 Erkrankte auf 100.000 Einwohner auf; die verschiedenen Formen unterscheiden sich hinsichtlich des Erbgangs, der betroffenen Muskelgruppen und der Geschwindigkeit des Fortschreitens erheblich.

Die nach ihrem Entdecker benannte, fast ausschließlich Jungen betreffende Duchenne-Muskeldystrophie ist die im Kindesalter am häufigsten auftretende Form. Unter 3.500 Neugeborenen findet sich in Deutschland ein Kind mit Muskeldystrophie vom Typ Duchenne.

Die Ursachen sind noch nicht in vollem Umfang bekannt; es ist allerdings gelungen, das verantwortliche Gen zu lokalisieren (Jerusalem u. Cierz, 1991). Dieses Gen produziert normalerweise einen wichtigen Bestandteil der Muskelfasermembran, das Protein Dystrophin. Aufgrund eines Gendefekts wird von einem Großteil der Erkrankten überhaupt kein Dystrophin produziert, bei etwa fünf Prozent ist es nur ein kleiner Rest. Das Fehlen des Proteins führt zu einer erhöhten Membrandurchlässigkeit, so dass einerseits gefährliche Substanzen in die Muskelfasern eindringen können, andererseits strömen wichtige Muskelfaserbestandteile (z. B. das Enzym Kreatinkinase) hinaus. Durch diese Abläufe werden die Muskelfasern zunehmend zerstört (Deutsche Gesellschaft für Muskelkranke, 1997).

Bei der Duchenne-Muskeldystrophie handelt es sich um eine Erbkrankheit, die X-chromosomal rezessiv vererbt wird; d. h., die Mütter sind die Überträgerinnen (Konduktorinnen); gemäß dem Vererbungsgang ist bei der Hälfte der männlichen Nachkommen mit einer Erkrankung zu rechnen und ebenfalls etwa die Hälfte der weiblichen Nachkommen wird als Konduktorin das kranke Gen an wiederum ca. 50 Prozent ihrer Kinder weitergeben (Jerusalem u. Cierz, 1991).

Die Krankheitsursachen sind schon bei der Geburt vorhanden; die Symptome zeigen sich aber erst später. In der Regel führen sie im Kleinkindalter – und seltener erst im frühen Schulalter – durch Bewegungsauffälligkeiten zu der Diagnose. Allerdings ließe sich die Erkrankung auch durch einen Test bereits bei der Geburt feststellen: Das Blut betroffener Jungen zeigt zu diesem Zeitpunkt schon erhöhte Kreatinkinasewerte.

Eine genaue Diagnose ist nicht einfach. Sie erfordert umfangreiche Untersuchungen von Muskulatur, Nerven, Gelenken sowie der Herz- und Lungentätigkeit. Außerdem sind zahlreiche Laboruntersuchungen notwendig. Neben der Kreatinkinasewertbestimmung des Blutes, der elektromyographischen Überprüfung der Muskeltätigkeit, der Ultraschalluntersuchung des Umfangs der Muskelveränderung sowie Echokardiogramm und Elektrokardiogramm zur Untersuchung des Herzmuskels bildet die Muskelbiopsie die entscheidende diagnostische Klärung. Dazu wird eine entnommene Muskelfaser mikroskopisch genau untersucht.

Die Muskelschwäche beginnt in der Beckengürtel- und der Oberschenkelmuskulatur. Deshalb wird die Duchenne-Muskeldystrophie auch „Beckengürtelform" genannt.

Die betroffenen Kinder durchlaufen die ersten zwei, maximal drei Lebensjahre in der Regel ohne Auffälligkeiten. Die Auffälligkeiten beginnen mit häufigem Hinfallen und Schwierigkeiten beim raschen Laufen. Charakteristisch ist ein auffälliger, breitspuriger „Watschelgang" und das Aufrichten über den Vierfüßlerstand durch langsames Abstützen der Hände entlang der Beine bis zu den Oberschenkeln (nach dem Entdecker Gowers-Zeichen genannt). Im Anfangsstadium der Erkrankung scheinen viele Kinder „rosig und gesund"; Waden und Gesäß sind durch vermehrtes Fettzellenwachstum bzw. Einlagerung von Fettzellen stark ausgeprägt. Die Schwächung von Bauch- und Rückenmuskulatur führt schon früh zu einer immer stärker werdenen Lordose (Hohlkreuz). Dadurch wird im weiteren Verlauf auch der Brustkorb verformt. Dies hat Folgewirkungen auf die Atemfunktion. Wenn sich die Schultermuskulatur zurückbildet, kommt es zu abstehenden Schulterblättern; nachfolgend sind auch die Hals- und Nackenmuskeln betroffen. Schließlich ist ein aktives Halten des Kopfes nicht mehr möglich; zum Teil ist auch die Gesichtsmuskulatur beeinträchtigt.

Der Tod tritt in der Regel zwischen dem 20. und 25. Lebensjahr ein. Obgleich immer die Herzmuskelschwäche genannt wird und der Herzmuskel in den meisten Fällen auch betroffen ist, ist die häufigste Todesursache in der geschwächten Atemmuskulatur zu sehen, die bei Infektionen das Abhusten stark erschwert (Deutsche Gesellschaft für Muskelkranke, 1997).

Der zu Grunde liegende Gendefekt ist nicht direkt behandelbar; daher beschränken sich die Maßnahmen auf eine Erhaltung der schwindenden Muskelkraft und die Vermeidung nachteiliger Einflüsse. Die Muskelsubstanz kann nicht durch besonderes Training angeregt werden. Krankengymnastisch sind daher Überanstrengungen zu vermeiden. Bewegungen im warmen Wasser wirken sich durch die Aufhebung der Schwerkraft fördernd auf das Wohlbefinden aus. Ebenso können Atemübungen zum Erhalt der Ein- und Ausatemtiefe helfen und für den Atemvorgang sensibilisieren; dies ist auch eine gute Vorbereitung für den Fall späterer Versorgung mit maschineller Atemunterstützung. Mit besonderen orthopädischen Hilfsmitteln (gelegentliches Stehbrett oder Aufrichtstuhl) kann Verbiegungen der

Wirbelsäule und zunehmenden Kontrakturen entgegen gewirkt werden. Außerdem gibt es spezielle Hilfsmittel zur motorischen Erleichterung (orthopädische Schuhe, Gehhilfen, Korsett, Sitzschale, Rollstuhl). Gelegentlich können auch operative Maßnahmen – wie Korrektur von Kontrakturen und Skoliosen – das Fortschreiten der Einschränkungen verlangsamen. Außerdem sind frühzeitig diätetische Überlegungen notwendig, um der Entwicklung von Übergewicht vorzubeugen (Deutsche Gesellschaft für Muskelkranke, 1997).

Durch den besonderen Verlauf der Erkrankung durchleben die Kinder in der Regel eine durch Krankheit nicht beeinträchtigte frühkindliche Entwicklung. Somit sind bis zum Alter von drei Jahren keine behinderungsbedingten Beeinträchtigungen der sozial-emotionalen und kognitiven Entwicklungsvorgänge gegeben. Dafür steht das Kind im jungen Alter vor der schwierigen Aufgabe, sich erlebnisreaktiv mit dem Fortgang seiner körperlichen Schwächung auseinander zu setzen. Während die motorischen Fähigkeiten progredient abgebaut werden, können die Kinder gleichzeitig eine altersentsprechende psychische Entwicklung vollziehen. Allerdings ist diese vor kritische Aufgaben gestellt. Parallel zum Abbau des eigenen Muskelgewebes und der körperlichen Vitalität beobachten die Kinder die somatische Weiterentwicklung und Zunahme körperlicher Kräfte bei gleichaltrigen Kindern. Die Progredienz der Erkrankung bringt auch fortlaufend erhebliche Einschränkungen hinsichtlich des Bestrebens nach Selbstständigkeit, körperlicher Bewegung, attraktiven Freizeitaktivitäten und sozialen Kontakten mit sich. Psychologisch ist bedeutsam, dass dies in den kritischen Phasen des Schulanfangs und der Pubertät geschieht: Bestätigt sich im Grundschulalter ein Kind doch häufig in seinen körperlichen Aktivitäten, stehen in der Pubeszenz Fragen des körperlichen Erscheinungsbildes, der sozialen Kontakte und der Unabhängigkeitsentwicklung im Vordergrund; beides nicht einfach zu meisternde Aufgaben für ein Kind mit progredienter Muskeldystrophie.

3. Erfahrungswissenschaftliches Vorgehen oder: Wie wir an unser Wissen gelangten

3.1 Ausgangspunkt

Lebensbeistand und Sterbebegleitung lebensbedrohlich erkrankter Kinder stellen ein selten bearbeitetes Thema dar. Es verbindet sich mit Angst, Unsicherheit und Ohnmacht.

So hat z. B. eine Befragung von 106 Lehrern an Schulen für Körperbehinderte von Plützer und Rausch (1980) ergeben, dass kaum ein Lehrer den Themenbereich Sterben und Tod im Unterricht behandelt hat, geschweige denn über Lebensbeistand oder Sterbebegleitung bei einem betroffenen Kind Auskunft geben konnte. Zu gleichen Ergebnissen war auch Daut (1980) gekommen, der in den Jahren 1977/78 in fünf Schulen für Körperbehinderte mit 46 Lehrern Gespräche zur Frage der pädagogischen Begleitung progredient erkrankter Schüler durchgeführt hatte. Nahezu alle Pädagogen äußerten diesbezüglich große Unsicherheiten; nur ein Lehrer konnte von der Begleitung eines Schülers mit Muskeldystrophie bis zu seinem Tode berichten.

Wie sehr das Thema allerdings einer Behandlung bedarf, zeigt, dass nahezu zeitgleich an zwei sonderpädagogischen Studienstätten – in Oldenburg und in Dortmund – problemzentrierte Interviews in jüngster Zeit durchgeführt wurden (Lammers, 1997; Ortmann, 1998). Wir werden uns in unseren Ausführungen hauptsächlich auf die Auswertung dieser Gespräche mit unseren Interviewpartnerinnen und -partnern konzentrieren. Daneben haben wir selbstverständlich die relevante Fachliteratur ausgewertet und werden auch die Erfahrungsberichte unmittelbar betroffener Kinder, ihrer Eltern und anderer Bezugspersonen mit einbeziehen.

In sehr authentischer Weise fanden wir dies u. a. in dem Buch von Klemm et. al. (1996) zum Ausdruck gebracht, in dem unter dem Titel „Tränen im Regenbogen – Phantastisches und Wirkliches“ Mädchen und Jungen der Kinderklinik Tübingen ihre Erfahrungen aufgeschrieben haben. Ebenso werden in dem Buch von Schmitt et al. (1996) über „Kindheit und Jugend mit chronischer Erkrankung“ in bemerkenswerter Weise allen Fachkapiteln zunächst persönliche Erfahrungsberichte Betroffener vorangestellt.

3.2 Methoden qualitativer Sozialforschung

Die Thematik ist sensibel, vielschichtig und bislang wenig wissenschaftlich behandelt. Daher wäre es unangemessen gewesen, eine quantitative Erhebung mit statistisch verwertbaren Informationen durchzuführen. Diese hätten allenfalls einen deskriptiven Überblick geben können: Was, in welcher Form und wo geschieht; es hätten aber kaum die unterschiedlichen Facetten der je individuellen Reaktionen und Handlungsweisen in den Grenzsituationen von Lebensbedrohung und Sterben herausgearbeitet werden können. Daher waren zur Erkenntnisgewinnung Methoden qualitativer Sozialforschung angezeigt. Außerdem lag es bei der Thematik auf der Hand,

> „dass die Gewinnung von gehaltvoller, statistisch verarbeitbarer Information kaum möglich ist, sollen die Grundsätze des ‚nil nocire', des Respekts vor dem Anderen und der Menschlichkeit schlechthin, nicht grob verletzt werden" (Bürgin, 1978, S. 13).

Mit sozialwissenschaftlichen Methoden werden nicht notwendigerweise „Tatsachen" untersucht; die Sozialwissenschaft beschäftigt sich vielmehr mit den Gedanken, dem Verhalten und den Handlungen von Menschen; diese werden durch die Darstellung von Menschen aufgezeigt:

> „Es geht also nicht um die Frage, ‚wie es wirklich war', sondern wie es jetzt erlebt, gedeutet, verarbeitet wird" (Schibilsky, 1991, S. 96).

Demgemäß boten sich Interviews zur Erkenntnisgewinnung an.

In der Sozialforschung gibt es zwei wesentliche Richtungen, eine mehr quantitativ orientierte und eine mehr qualitativ orientierte Sozialforschung. Die qualitative Sozialforschung ist skeptisch gegenüber einer maximal möglichen Standardisierung von Fragebögen, Interviewerverhalten und Interviewsituationen, wie sie in der quantitativen Sozialforschung gefordert werden.

> „Gilt in der quantitativen Sozialforschung die maximal mögliche Standardisierung von Fragebögen, Interviewerverhalten und Interviewsituation als Tugend, so wird dieser Forschungsstrategie in der qualitativen Sozialforschung mit erheblichem Misstrauen begegnet" (Diekmann, 1995, S. 443).

Vielmehr versucht die qualitative Sozialforschung, eine möglichst große Offenheit bezüglich der Fragen, Antworten und Methoden einzuräumen, um so die subjektive Perspektive des Befragten darstellen zu können.

Daher geht die qualitative Sozialforschung mehr von einzelnen Fallstudien aus oder arbeitet mit Stichproben von wesentlich kleinerem Umfang als dies in der quantitativen Sozialforschung der Fall ist. Die qualitative Sozialforschung knüpft mit unstrukturierten oder halbstrukturierten Interviews am Alltagsgespräch an und versucht, eine vertraute Gesprächsatmosphäre zu schaffen, um Hemmschwellen abzubauen. Da bei dieser Form des Interviews auch die individuelle Qualität der Sichtweise einer Person nachgezeichnet werden kann, erhofft man sich,

„tiefere Erkenntnisse über soziale Sachverhalte und validere Informationen zu erlangen, als dies mit standardisierten Interviews der Fall sein kann" (vgl. Diekmann, 1995, S. 445).

3.3 Das problemzentrierte Interview

Selbstverständlich kamen für eine Befragung bei dieser Thematik nur solche Personen infrage, die die zu untersuchende Situation auch erlebt hatten. Nur diese Personen können wirklich von ihren Erfahrungen berichten. Interviews mit Personen, die die spezielle Situation noch nicht erlebt haben, beruhen nur auf Spekulationen und haben keinen empirischen Gehalt.

Bei der Auswahl der Untersuchungsgruppe geht es bei qualitativen Studien nicht darum, eine statistische Repräsentanz aufzuweisen, sondern individuelle oder typische Erlebens- und Verhaltensmuster zu erfassen.

Ziel einer solchen Untersuchung ist dann auch weniger die Prüfung vorher exakt festgelegter Hypothesen, sondern vielmehr die Generierung von Hypothesen – zumal wenn, wie in der vorliegenden Thematik, nur wenige Beiträge vorliegen. Diese wenigen können nicht den Anspruch einer hypothesentestenden empirischen Untersuchung geltend machen.

In der qualitativen Sozialforschung gibt es im Wesentlichen zwei Formen qualitativer Interviews: das narrative Interview und das problemzentrierte Interview.

„Mit der auf Schütze (1977) zurückgehenden Interviewtechnik wird die Erzählform gewählt, um erfahrungsnahe, subjektive Aussagen über Ereignisse und biographische Abläufe zu gewinnen" (Diekmann, 1995, S. 449).

Der Interviewer strukturiert das Interview kaum, sondern stimuliert in der Eingangsphase lediglich zu einer Erzählung, zu der er einleitend eine Themenstellung vorgibt. In der Hauptphase des Interviews greift der Interviewer möglichst wenig durch Fragen in den Erzählfluss ein. Vielmehr übernimmt er die Rolle des Zuhörers und unterstützt den Redefluss in nichtdirektiver Weise. In der Nachfragephase gibt es dann die Gelegenheit, offene Punkte zu klären und die interviewte Person durch intensivierende Nachfragen zu weiteren Erzählsträngen zu animieren.

In der Praxis sind nicht alle Personen fähig oder willig, auf eine Themenvorgabe hin frei zu erzählen. Dazu gehört nämlich eine gewisse

> „narrative Kompetenz, die nicht als selbstverständlich bei allen Interviewpartnern vorausgesetzt werden kann" (Diekmann, 1995, S. 450).

Oft bestehen Schwierigkeiten, Motive und Zusammenhänge vollständig und verständlich darzustellen. Hier ist es hilfreich, das Interview durch Leitfragen zu strukturieren.

Das problemzentrierte Interview weist einen höheren Strukturierungsgrad auf als das narrative Interview. Schon in der Erzählphase nimmt der Interviewer eine aktive Rolle ein. Gestützt auf einen Leitfaden darf und soll er Fragen vorbringen, ohne jedoch die Erzähllogik zu beeinträchtigen. Der Leitfaden dient nicht als vorgegebener Fragebogen – das wäre ein grobes Missverständnis – er dient dem Interviewer lediglich als Gedächtnisstütze und Orientierungsrahmen. Der Leitfaden soll alle relevanten Themen und Aspekte beinhalten, die nach der gründlichen theoretischen Auseinandersetzung des jeweiligen Forschers mit dem Thema nun während des Interviews angesprochen werden sollen.

Da alle interviewten Personen zu den gleichen Themen befragt werden, besteht eine gewisse Vergleichbarkeit der Antworten. Die Reihenfolge und Formulierungen der Fragen sollte jedoch dem Erzählfluss angepasst sein, ohne das Gespräch zu stark zu kanalisieren.

3.4 Der Interviewleitfaden

Soweit das Thema bislang in der pädagogischen Literatur bearbeitet wurde, konzentrieren sich die Fragestellungen im Wesentlichen auf drei Komplexe:

- Der erste betrifft die Erfahrungen in der Begleitung und im pädagogischen Umgang mit den Kindern; dabei wird sowohl das subjektive Erleben von Schülern und Lehrern befragt wie auch die (professionelle) Vorbereitung des Lehrers und die Kompetenz des Kindes mit der nahenden Begrenzung seines Lebens umzugehen.
- Eine zweite Frage, die sich immer wieder in der Schule stellt, sind die Möglichkeiten und Formen der Aufarbeitung des Themas „Tod in der Klasse".

- Schließlich ist die Basis für jedwedes Verhalten und Erleben dieser Grenzsituation die eigene Einstellung und das Sinnverständnis von Leben, Sterben und Tod.

Bei der Erarbeitung des Fragebogens konnten wir auf Arbeiten des Death-Education-Program (vgl. Varga, 1991, S. 105 ff.) zurückgreifen. In einem „Student-Activity-Book“ werden Fragen formuliert, die auch zu einem Großteil in dem deutschsprachigen Buch „Wenn Kinder nach dem Sterben fragen“ (Tausch-Flammer u. Bickel, 1995) aufgeführt sind.

Das Death-Education-Program stammt aus den USA und ist entwickelt worden, um auch Nichtprofessionellen durch Erzählungen, Fragen und Diskussionsanregungen die Möglichkeit zu geben, ein Verständnis vom Tod zu entwickeln.

Es werden verschiedene Todesvorstellungen und mögliche Verarbeitungsformen thematisiert. Das „Student-Activity-Book“ soll zu einem veränderten Umgang mit dem Tod beitragen. Der Tod soll nicht mehr an den Rand der Gesellschaft gedrängt werden, sondern seine existenzielle Bedeutung im Leben zurückgewinnen.

Tausch-Flammer hat darüber hinaus verschiedene Leitfragen entwickelt, die sich mit dem Erwerb des eigenen Todesverständnisses beschäftigen – eine Voraussetzung, um mit Kindern über Sterben und Tod sprechen zu können.

Diese beiden Quellen dienten uns als Orientierungsgrundlage zur Erstellung des eigenen Interviewleitfadens. Da in den vorliegenden Ansätzen kaum die pädagogische Rolle des Lehrers und dessen Handlungsmöglichkeiten in der Begleitung sterbender Kinder thematisiert werden, haben wir diesen Bezug ergänzend eingebracht.

Interviewleitfaden

I. Bedingungsfaktoren

1. Welche Erfahrungen haben Sie schon mit dem Sterben und dem Tod gemacht?
2. Welche Einstellung zum Tod haben Sie?
3. Was bedeutet Tod für Sie? Wie würden Sie Tod definieren?
4. Wenn Sie eine tödlich verlaufende Krankheit hätten, wollten Sie, dass es Ihnen jemand sagte?
5. Was wünschen Sie sich für Ihr eigenes Sterben?
6. Beeinflusst Ihre spirituelle Einstellung ihre Gefühle zum Tod? Wie weit glauben sie an ein Leben nach dem Tod?
7. Was beunruhigt Sie am meisten beim Gedanken an Ihren Tod? Welche Ängste haben Sie bezüglich Tod und Sterben?

8. Wie verstehen Sie Ihre Rolle in der Begleitung eines sterbenden Schülers? Sind Sie Lehrer oder Begleiter?
9. Wie geht es Ihnen mit Ihrem Rollenverständnis? (Unterrichten versus Betreuung?)
10. Wie geht es Ihnen bei der Begleitung eines sterbenden Schülers?
11. Welche Verarbeitungsmöglichkeiten haben Sie? (Teamgespräche, Supervision ...)
12. Wo liegen Grenzen in der Begleitung?
13. Gibt es Situationen, in denen Sie sich überfordert fühlen?

II. Handlungsmöglichkeiten

1. Berichten Sie bitte über Ihre Erfahrungen mit der Begleitung lebensbedrohlich erkrankter/sterbender Schüler! (Krankheitsbild, Sterbeort, Dauer der Sterbebegleitung, momentane Situation)
2. Wie erleben die Kinder ihre Krankheit und den Sterbeprozess?
3. Welche Bedürfnisse haben die Kinder?
4. Äußern sich die Kinder offen zum Thema „Tod“?
5. Was fragen sie?
6. Was malen sie?
7. Welche indirekten Äußerungen bezüglich ihrer Lebensbedrohung konnten Sie erkennen?
8. Gibt es bei den Kindern Entwicklungen im Verlauf ihrer Krankheit und im Sterbeprozess zu beobachten?
9. Welche Bedeutung hat der Unterricht für lebensbedrohlich erkrankte Kinder?
10. Wie gehen Sie mit dem Kind um? Was machen Sie mit dem Kind?
11. Hat der Unterricht Vorrang oder geht es Ihnen verstärkt um die psychische Stabilisierung?
12. Halten Sie es für richtig, dem Kind von dem Verlauf seiner Erkrankung zu erzählen? Soll es von seinem Tod wissen?
13. Wie reden Sie mit dem Kind über das Sterben und den Tod? Wie erklären Sie ihm Tod und Sterben?
14. Welche Rolle spielen Sie für das Kind?
15. Wie ist das Verhältnis der verschiedenen Bezugspersonen zum Kind und untereinander?

III. Aufarbeitung

1. Wie behandeln Sie das Thema Tod/Sterben im Unterricht? (allgemein/bei einem konkreten Todesfall)
2. Welches Verständnis haben die Schüler vom Tod? Welche Fragen haben die Schüler?
3. In welcher Form sprechen Sie in der Klasse über die Behinderungen der Schüler und über progrediente Erkrankungen?
4. Wie halten Sie und die Schüler während eines Krankenhausaufenthaltes den Kontakt zu dem erkrankten Schüler?
5. Wie teilen Sie den Schülern einer Klasse, in der ein Schüler gestorben ist, dessen Tod mit?
6. Wie reagieren die Schüler auf den Tod eines Mitschülers?
7. Was fragen die Schüler?
8. Wie gestalten Sie die Trauerarbeit in der Klasse?

3.5 Die Auswertung

Unsere Auswertung orientierte sich an der Systematik des Interviewleitfadens, die Interviews hingegen verliefen häufig in einer anderen Reihenfolge. In einigen Interviews wurden einige Gesichtspunkte vernachlässigt, andere fanden wieder stärkere Akzentuierung.

Unter forschungsmethodischem Gesichtspunkt hatten wir schon darauf hingewiesen, dass wir bei dieser komplexen Problematik keinerlei quantifizierbare Auswertung anstrebten. Dies war einerseits aufgrund der geringen Stichprobenanzahl nicht sinnvoll, andererseits haben wir im Interviewleitfaden derart viele Fragen angesprochen, dass deren Itemanzahl die Anzahl der Befragten bei weitem überwiegt. So haben wir es selbst unterlassen, z. B. Fragen nach der professionellen Qualität bzw. dem Bedarf an Fortbildung zu quantifizieren oder weiterreichende Schlüsse aus den Antworten von älteren und jüngeren Kolleginnen und Kollegen zu ziehen. Wir haben auch keinerlei Anhaltspunkt dafür, ob unsere Stichprobe das Erleben und Verhalten von Lehrern bezüglich dieser Problematik in irgendeiner Weise verlässlich abbilden kann, da wir nur nach Lehrern gefragt haben, die im Problembereich Lebensbedrohung und Sterbebegleitung über Erfahrungen berichten könnten. Wenn wir diesen „Rücklauf" auf die Gesamtzahl der angeschriebenen Lehrerinnen und Lehrern bzw. Schulen beziehen, dann sind Kolleginnen und Kollegen, die über Erfahrungen in dem Bereich verfügen, immer noch selten. Mehr können wir nicht sagen. Im Vergleich zu der Studie von Plützer und Rausch vor ca. 20 Jahren könnte sich allerdings eine positive Trendwende ergeben haben.

Die Anlage und Auswertung der Untersuchung folgt dem Konzept einer „Erkundungsstudie", d. h., es sollen keine begründbaren Hypothesen zu Erkenntnissen, Zusammenhängen und Verhaltenskompetenzen geprüft werden; vielmehr werden in einer breiten Facette die unterschiedlichen Erlebens- und Handlungsmöglichkeiten aufgezeigt. Daraus können später Hypothesen über theoretische Zusammenhänge und Konzepte entwickelt werden.

Unser Erfahrungsgut speist sich aus mehreren Quellen: Es ist zunächst das Studium der relevanten Literatur; wobei wir darauf geachtet haben, dass möglichst nur solche zu Wort kommen, die eine unmittelbare Begegnung mit dem Thema erleben und sich damit auseinander setzen konnten.

Daneben haben wir Erfahrungsberichte unmittelbar betroffener Eltern, Kinder und anderer Bezugspersonen gesammelt.

Unser dritter Erkenntnisweg ist schließlich die systematische Auswertung der durchgeführten Interviews, die Systematik der Auswertung folgt den formulierten Fragenkomplexen und wird an relevanter Stelle in deskriptiver Form wiedergegeben.

Bevor wir diese Ergebnisse beschreiben, möchten wir unsere Arbeit mit einigen grundsätzlichen Überlegungen zu „Lebensbedrohung, Sterben und Tod“ fundieren.

4. Anthropologische Aspekte von Lebensbedrohung und Tod oder: Was uns Leben und Tod bedeuten

Es geht um zwei fundamentale Themen: Leben und Tod. Mit beiden werden grundsätzliche und sich ergänzende Fragen nach ihrem Sinn aufgeworfen.

Was bedeutet uns Leben angesichts des Todes?

Eine Antwort lässt sich nicht nur individuell geben; denn als Menschen sind wir stets eingebunden in soziokulturelle Bedingungen. Deshalb geben wir zunächst einen kurzen geschichtlichen Rückblick und werden uns anschließend besonders mit der Frage beschäftigen, weshalb heute allgemein Sterben und Tod aus dem gesellschaftlichen Leben ausgegliedert oder verdrängt worden sind.

Für den Lebensbeistand und die Sterbebegleitung bei Kindern ist es wichtig zu wissen, welches Verständnis Kinder von Tod und Sterben im Laufe ihres Lebens entwickeln und wie weit sich die Todesvorstellungen von nichtbehinderten und gesunden Kindern auch auf progredient behinderte und lebensbedrohlich erkrankte Kinder übertragen lassen.

4.1 Die Einheit von Gegensätzen: Leben und Tod

Der Tod kennzeichnet das Ende des irdischen Lebens, über das nicht hinausgedacht werden kann. Leben ist ohne den Tod nicht vorstellbar, diese beiden Gegensätze gehören untrennbar zusammen.

Jeder Mensch bewegt sich ständig zwischen den Polen Leben und Tod. Der Philosoph Kierkegaard (1957) hat dies in seiner Schrift „Die Krankheit zum Tode" ausgedrückt.

Nach Fichte schwebt das Leben

„zwischen Werden und Vergehen. In ihm befangen, erblickt sich der Sterbliche mitten im Schwinden der Zeit ... von der Stunde der Geburt bis zur Stunde des Todes" (Zit. nach Janke, 1966/67, S. 79).

In vielen philosophischen Denkansätzen wird von der Einheit dieser Gegensätze ausgegangen. Das Leben wird als Aufleuchten zwischen zwei Leeren, dem Dunkel vor der Geburt, und dem Dunkel nach dem Tode beschrieben; und es fragt sich, weshalb wir eigentlich dem zweiten Dunkel, dem Tod, soviel mehr Angst und Aufmerksamkeit schenken, im Vergleich zu dem ersten Dunkel, unserem Nichtsein vor der Geburt. Dies kann als eine tröstliche Metapher empfunden werden: So wie wir im Nichtsein vor der Geburt kein Bewusstsein und keine Angst empfanden, so werden wir auch im Nichtsein am Ende unseres Lebens wieder eintauchen in ein absolutes Nichtwissen.

Der Philosoph Scheler hat davon gesprochen, dass der Prozess des Lebens im „Erlebnis der Todesrichtung“, d. h. der stetigen „Aufzehrung des Erlebbaren, alles zukünftigen Lebens durch gelebtes Leben“ steht (Scheler, 1957, S. 78ff).

Auch Freud hat diese gegenseitige Bedingung von Leben und Tod, Gesundheit und Krankheit gesehen, indem er in einem seiner theoretischen Konzepte einen Todes- und einen Lebenstrieb angenommen hat. Er ging dabei von der Beobachtung einfachster Lebensvorgänge aus, die z. B. im Zellstoffwechsel dadurch gekennzeichnet sind, dass Wachstumsvorgänge immer auch Verschlackung bedeuten, d. h., Leben und Tod, Wachstum und Abbau, Gesundheit und Krankheit ergänzen sich zeitlebens in einem fließenden, instabilen Gleichgewicht.

Schließlich wird eine solch übergreifende Sichtweise in dem salutogenetischen Konzept von Antonovsky (1997) deutlich. Antonovsky sieht Gesundheit und Krankheit nicht als dichotome einander ausschließende Begriffe, sondern als zwei Achsen in einem zweidimensionalen Koordinatensystem. Menschliches Leben befindet sich nach seiner Ansicht nie im Gleichgewicht, sondern immer in der Heterostase. Demzufolge gehören Ungleichgewichte, Leiden und Schmerzen ebenso grundlegend zur menschlichen Existenz wie Wohlergehen und Gesundheit.

4.2 Soziokulturelle Bedingungen von Lebensbedrohung und Tod

Nichts ist gewisser als der Tod. Scheler (1957, S. 22) spricht von einer erfahrungsunabhängigen, intuitiven Todesgewissheit. Diese grenzenlose Gewissheit macht den Tod „undefinierbar“: er ist das einzige Gewisse und das einzige, worüber nichts gewiss ist (Kierkegaard, 1964, S. 194). Dies gilt im philosophischen Sinne, wenn man das Wesentliche des Todes zu bestimmen sucht.

Es wird sich leicht einwenden lassen, dass es aber durchaus fachwissenschaftliche Definitionen des Todes gibt. So unterscheidet man in der Medizin zwischen dem biologischen Tod und dem Organtod. Unter dem biologischen Tod versteht man das völlige Erlöschen des Zellmetabolismus. Beim Organtod, auch klinischer Tod genannt, kommt es zum Ausfall eines oder mehrerer Organe; dies bedeutet nicht zwangsläufig den Tod, da die einzelnen Organe eine unterschiedlich lange Lebenszeit haben und auch technisch unterstützt oder ersetzt werden können. Todeszeichen sind Totenflecke, Totenstarre, Verwesungserscheinungen, fehlender Puls, fehlende Reaktionen des Nervensystems, Kälte, etc. Besonders bei dem Organtod „Hirntod“ ist die Grenzziehung oder Gleichsetzung mit dem Tod der menschlichen Person problematisch; sie stellt eine der großen Herausforderungen für ein ethisch verantwortbares ärztliches Handeln dar.

Denn Tod heißt nicht nur, dass der Mensch als biologisches Wesen aufhört zu existieren; mit menschlichem Tod ist auch dessen Personsein beendet. Mit dem unwiderruflichen Stillstand aller biologischen Prozesse hören auch die geistigen und personalen Beziehungen auf, welche das Menschsein erst ausmachen.

„Der Tod zerstört die Beziehungen zum Mitmenschen. Er bricht die Verbindung des Menschen zur Welt ab“ (Arens, 1994, S. 17).

Neben der persönlichen Dimension ist dem Tod stets auch eine soziale Bedeutung inhärent; denn es ist nicht nur der sterbende Mensch vom Tod betroffen, sondern auch seine Umwelt, die durch den Tod einen Verlust erleidet und ihr Leben neu ordnen muss.

Der Tod macht dem Menschen Angst, weil er ihm radikal und hilflos ausgeliefert ist.

In der Hilflosigkeit dem Tod gegenüber wird deutlich, dass der Tod nicht vollends erfasst oder in seinem Wesen definiert werden kann.

Etwas zu definieren setzt voraus, das zu Definierende zu begreifen und seiner mächtig zu sein. Nun sind aber alle Menschen sterblich und keiner ist des Todes mächtig.

„Wer den Tod zu definieren verstünde, wäre im Begriff, seiner Herr zu werden. Doch das Gegenteil scheint eher der Fall zu sein. Nicht wir beherrschen den Tod, sondern der Tod beherrscht uns“ (Jüngel, 1975).

Der Tod stellt ein ungreifbares Phänomen dar. Wir haben zwar die Erkenntnis, dass der Tod existiert, aber das Wesenhafte des Todes können wir nicht begreifen.

Trotzdem ist es von Bedeutung, sich mit dem Tod zu beschäftigen; dadurch wird der Mensch mit dem Wert der eigenen Lebenszeit vertraut gemacht. Der Mensch, der um die Begrenztheit des Lebens weiß, versucht um so mehr, seine Lebenszeit auszufüllen. Die Endlichkeit des Lebens begrenzt auch die Möglichkeiten menschlicher Verwirklichung. Ohne Tod wäre alles beliebig nachholbar und aufschiebbar.

„Gäbe es keinen Tod, so könnte man jederzeit alles neu beginnen" (Arens, 1994, S. 20).

Insofern gibt die Gewissheit des Todes dem Leben seine einmalige Bedeutsamkeit, Tiefe, Fülle und Intensität.

Trotz des Wissens um den Tod lebt der Mensch selten in der Erwartung, selbst vom Tod betroffen zu werden. Sein Lebensgefühl wird eher von der Überzeugung genährt, nicht mit dem Risiko des Todes zu leben. Der Gedanke, eines natürlichen Todes zu sterben, betrifft immer nur andere Menschen. Vielleicht mag diese Verdrängung auch für viele Menschen „überlebenswichtig" sein; denn ein Leben im ständigen Bewusstsein, jederzeit, jetzt und hier sterben zu können, wäre für viele kaum zu ertragen und nähme dem Leben seine Dynamik.

Gleichwohl wird dies, das ständige Bewusstsein „mitten im Leben vom Tod umfangen zu sein" in den Lebensregeln christlicher Mönchsorden seit langem gefordert und praktiziert – mit der Perspektive, dem irdischen Leben nicht soviel Bedeutung beizumessen, an ihm zwanghaft zu haften, sondern frei zu werden für den Weg der Selbstfindung und der Orientierung an göttlichen Zielen.

Diese Einstellung kommt aber auch dem sehr nahe, was vorhin unter der „Einheit von Gegensätzen" besprochen wurde. Der Tod ist ohne Leben nicht denkbar und Leben enthält stets seine eigene Begrenzung, den Tod.

Dies haben Menschen im Laufe der Geschichte unterschiedlich gedeutet. Zum heutigen Verständnis der Bedeutung von Tod und Sterben kann ein geschichtlicher Rückblick beitragen; denn jede geschichtliche Epoche wird durch die Erfordernisse des Alltags, die wirtschaftlichen, gesellschaftlichen und ökonomischen Bedingungen sowie religiöse Zielvorstellungen geprägt.

Aus den Anfängen der Menschheitsgeschichte liegen kaum Zeugnisse über das Todesverständnis oder den Umgang mit Sterbenden vor.

Aber schon von den *Eiszeitmenschen* (ab ca. 30.000 v. Chr.) wissen wir, dass sie ihre Toten unter anderen Nahrungsabfällen begruben; die Leichen wurden rot bemalt, was auf ein Blutopfer bzw. die rituelle Versöhnung mit den Toten hindeutet.

Aus der *Steinzeit* (ab ca. 10.000 v. Chr.) gibt es Funde von Grabkammern. Diese waren für besondere Menschen mit gewaltigen Steinplatten gestaltet; womit eine ganze Epoche als „Megalithgräberkultur" benannt wurde.

Im alten *Ägypten* (ab ca. 3.000 v. Chr.) wurde der Bestattungskult – zumindest für die herrschende Schicht – so glorifiziert, dass der Eindruck entsteht, dass das Leben nach dem Tod wichtiger war als das irdische Leben. Die Pharaonen gestalteten zu Lebzeiten ihre Grabmäler, die Totentempel wurden reich ausgestattet, der Leichnam wurde zur Erhaltung mumifiziert und war mit allem Notwendigen für den Übergang in das nächste Leben gerüstet.

In der *griechischen Antike* (ab ca. 1.000 vor Christus) wurden alle Toten in Gräbern beigesetzt, denen Gebrauchsgegenstände zur Bewältigung der Reise ins Jenseits beigegeben wurden.

In all diesen frühen Kulturen herrschte die Vorstellung, dass der Tod nicht ein Ende, sondern ein Übergang in ein anderes oder weiteres Leben bedeutete.

„Insbesondere das zyklische Welt- und Naturbild der Antike enthielt ein ungebrochenes Vertrauen in das ewige Prinzip des Stirb und Werde" (Kübler-Ross, 1990, S. 7).

Nahezu durchgängig ist auch eine Verbindung von Leben und Tod, im engeren Sinne von Geburt und Tod, in vielen dieser frühen Kulturen zu erkennen. Dies symbolisierte sich auch in den entsprechenden Gottheiten: z. B. der griechischen Göttin Demeter, die zugleich Göttin der Fruchtbarkeit aber auch Vermittlerin des ewigen Lebens war. Diese Verbindung von Tod und Geburt spiegelt sich auch in vielen Bestattungsriten wieder: die Verstorbenen wurden in Embryonalstellung beerdigt.

In der *römischen Kultur* ist dieser Kreislauf nicht mehr so deutlich. Tod wird mit ewiger Ausgeglichenheit und Ruhe verbunden. Die Toten finden ihre Ruhe in groß angelegten so genannten Nekropolen, d. h. große Bezirke mit oft prächtigen Grabdenkmälern. Diese großen „Friedhöfe" waren Stätten öffentlicher Begegnung, an denen gleichzeitig Handel, Tanz, Spiel und auch Beerdigungen stattfinden konnten.

Auch unter dem Einfluss des frühen *Christentums* ändert sich nichts Wesentliches an der Vorstellung eines ewigen Kreislaufes, einer Wiedergeburt bzw. einer Auferstehung. Allerdings ändern sich die Bestattungsriten. Es wird weniger Wert auf ein Denkmal gelegt, die Bestattungen geschehen anonym, und es gab auch nur noch selten Grabbeigaben.

Die Todesriten zeichnen sich auch in der Folgezeit durch ihre Einfachheit aus. Sie werden ohne „dramatischen Charakter" und ohne „exzessive emotionale Regungen" abgehalten (Aries, 1981, S. 24). Der Tod war weder bestürzend, noch Gegenstand „grüblerisch-zwanghaften Nachdenkens", weil sich jeder natürlich Sterbende aufgrund seiner Ahnung auf seinen eigenen Tod einstellen konnte und sämtliche Familienmitglieder, Freunde und Verwandte mit in diese Vorbereitungen einbezogen wurden.

Mit der Einstellung „wir sterben alle" nahmen die Mitglieder der Gesellschaft das „kollektive Schicksal" an (Aries, 1981, S. 31).

So hatte der Mensch im *Mittelalter* ein nahes Verhältnis zum Tod und die Menschen rechneten ganz selbstverständlich mit ihm. Tod war etwas ganz Natürliches, das von Gott kommt und gläubig angenommen werden muss. Da das Lebensalter aufgrund der immer wieder auftretenden Seuchen, Hungersnöte, der sozialen und materiellen Armut und der hohen Frauensterblichkeit nur bei ungefähr 35 Jahren lag, wurde der Tod gefasst und mit Gleichmut erwartet. Die allgegenwärtige Präsenz des Todes bewirkte aber auch ein verstärktes Lebensgefühl; die Zeit vor dem Tod sollte auf Erden auch voll ausgekostet werden.

Allerdings ändert sich gegen *Ende des Mittelalters* diese allgemeine Akzeptanz des Todes. Der Tod wird mehr in Beziehung zur individuellen Lebensbiographie des Sterbenden gesetzt. Gedanken einer Gerichtsbarkeit am Ende aller Tage standen im Vordergrund der Denkweise und prägten diese. Aus dem Grundsatz „wir sterben alle" wurde der Tod, den Aries (1981, S. 31) als den „eigenen Tod" bezeichnet.

In der *Renaissance* nahmen aufgrund der Erkenntnisse der aufkommenden Naturwissenschaften die Tendenzen zur Säkularisierung, d. h. zur „Verweltlichung" des Todes zu. Die weiterhin zahlreichen Todeserfahrungen mit Seuchen und Epidemien führten zur pessimistischen Todesdeutung. Der Tod wurde nicht mehr nur als ein natürlicher Bestandteil des Lebens gesehen.

Dies spitzt sich mit dem Zeitalter der *„Aufklärung"* zu. Ein Bruch wird anhand des Friedhofkultes erkennbar. Nach Aries (1981) wurden zur Zeit der Aufklärung die Toten von den Lebenden getrennt, so dass es den Lebenden leichter fiel, zu vergessen, dass auch sie sterblich waren. Gleichzeitig wird das Sinnvakuum, das durch die Ablehnung der christlichen Lehre entstand, durch die alte Wiedergeburtsidee wieder gefüllt. Die Wiedergeburtsidee kam der „fortschrittsgläubigen Epoche der Aufklärung" entgegen, da es nicht den aufgeklärten Vorstellungen entsprochen hätte, vor dem „Nichts" zu kapitulieren (Schnoor und Sendzik, 1986).

Eine erneute Veränderung vollzog sich dann im folgenden Zeitalter der *Romantik*. In ihr waren metaphysische Werte vorrangig, sie löste die Epoche der Aufklärung mit ihrer hohen Bewertung kognitiver Einsichten ab. Der Umgang mit dem Tod wurde gefühlsbetonter. Dies zeigt sich im lauten Weinen, Beten und Gestikulieren am Totenbett. Löbsack (1984, S. 27) war der Ansicht, diese Trauerbekundungen als „hysterisch" bezeichnen zu können. Die Übertreibung der Trauer (z. B. Ohnmachtsanfälle, Dahinsiechen,

Fasten) kann darauf hindeuten, dass die Hinterbliebenen den Tod des anderen widerwilliger hinnahmen als früher.

Eine entscheidende Wende erfuhren Einstellungen und Umgang mit dem Tod im *20. Jahrhundert*. Der Tod wird anonym, er wird verdrängt, er wird zum bloßen Störfaktor in einem Leben, in dem alles „reibungslos funktionieren" soll (Kübler-Ross, 1990, S. 22).

Sterben und Tod werden aus dem gesellschaftlichen Leben ausgegliedert. Das Sterben findet im Krankenhaus statt, der Tote wird schnell beerdigt, die Zahl anonymer Bestattungen nimmt zu.

So hat der heutige Mensch kaum direkten oder persönlichen Kontakt zu dem Toten.

Der Tod wird verdrängt:

Das ist das einhellige Fazit aller neueren Arbeiten zum Tod in der modernen Gesellschaft, so Gudjons (1996).

Diese These wollen wir im Folgenden genauer untersuchen.

4.3 Der Tod in der modernen Gesellschaft

Gudjons (1996, S. 6) konstatiert einen „Verlust des Todes in der modernen Gesellschaft"; eine Auseinandersetzung mit dem Tod ist unpopulär geworden. Das Thema ist geradezu ein Kommunikationshemmnis (Kasteel, 1986).

Allgemein wird in diesem Zusammenhang auf veränderte gesellschaftliche Entwicklungen hingewiesen. Die geringe Bedeutung des Todes im Bewusstsein der Menschen unserer Zeit und Kultur wird in den großen strukturellen Veränderungen der Gesellschaft gesehen, die sich in unserem Jahrhundert vollzogen haben (vgl. u. a. Bürgin, 1978; Hahn, 1968).

Zunächst einmal wird der Tod eines anderen Menschen immer weniger erlebt. Hahn stellte schon 1968 fest, dass nur zwei von 50 jungen Erwachsenen im Alter von 20 bis 25 Jahren schon einmal einen Toten gesehen hatten.

Das Erleben von Sterben und Tod entfällt in der heutigen Sozialisation nahezu völlig, so dass eine Auseinandersetzung mit dem Tod fast gar nicht relevant wird.

Da heute die Kindersterblichkeit sehr gering ist, wird der Tod zunehmend zu einem „Phänomen des hohen Alters", wobei die soziale Störung durch den Todesfall verhältnismäßig gering ist, da alte Menschen größtenteils zurückgezogen „als Rest der Gesellschaft“ z. B. in Altenheimen leben (Bürgin, 1978, S. 27).

Es herrscht große Sprachlosigkeit in der Begegnung mit dem Tod; in Gesprächen unter Menschen werden Gedanken an den Tod kaum geäußert. Den Grund sieht Kasteel (1986, S. 25)

„in der gesellschaftlichen Forderung nach Interaktion ohne Äußerung von Angst und Emotionen“.

Die seltene Erfahrung von Sterben und Tod erhöht die allgemeine Berührungsangst vor dem Tod; in dieser Angst bleibt der Einzelne allein.

„Der Tod wird in der modernen Gesellschaft verdrängt, verleugnet und ‚verloren‘“ (so eine Formulierung von Gudjons, 1996, S. 7),

diese These von der Tabuisierung des Todes in der modernen Gesellschaft wird in verschiedenen anderen Untersuchungen bestätigt und allgemein akzeptiert.

Für die These der Tabuisierung des Todes spricht die Verbannung des Todes aus dem öffentlichen Leben. Das Sterben findet nicht mehr zu Hause im Kreise der Familie statt, sondern wird in Institutionen wie z. B. Krankenhäuser oder Altenheime verlagert. Auch die Sterbe-, Todes- und Trauerrituale werden immer häufiger nicht von den unmittelbar Betroffenen praktiziert, sondern von kommerziellen Unternehmen ausgeführt. Dabei werden Bräuche und Riten häufig auf ein Minimum reduziert; der Tod soll möglichst schnell und ökonomisch abgefertigt werden.

Eine leistungs- und materiellorientierte Gesellschaft forciert eine Verdrängung des Todes. In einem Leben, das reibungslos funktionieren soll, wird der Tod zum Störfaktor. Er passt nicht in das Leistungsdenken der Gesellschaft und wird als „Panne“ betrachtet. Das Leben wird nicht mehr in seiner Ganzheit, zu der der Tod als natürliche Konsequenz gehört, gesehen; Krankheit und Vergänglichkeit stehen im Gegensatz zur Dynamik und Leistung. Deshalb verlieren kranke Menschen mit dem Verlust ihrer Leistungsfähigkeit ihren Wert im sozialen Prozess. Sterbende Menschen spielen in dieser Gesellschaft kaum noch eine Rolle.

„Die Gesellschaft richtet ihr Hauptaugenmerk auf den gegenwärtigen Fortschritt und auf die zukünftigen Möglichkeiten. Die Toten verlieren scheinbar an Relevanz“ (Bürgin, 1978, S. 29).

Die fehlende Auseinandersetzung mit dem Tod mehrt die Angst vor dem Tod. Diese Angst ist bei den Menschen um so größer, die sich im Leben weniger verwirklichen konnten. Sie können sich nicht vom Leben lösen, weil sie spüren, etwas versäumt zu haben.

„Annehmen lässt sich der Tod nur von denen, die wissen, was Leben bedeutet, die satt am Leben geworden sind, die intensiv und authentisch gelebt haben“ (Arens, 1994, S. 27).

Die Verdrängung von Sterben und Tod begrenzt und verändert auch die Möglichkeiten der Trauer. Da der Tod eines Anderen nicht miterlebt wird, wird auch der nachfolgende Bewältigungsprozess, die Trauer, zu einem Problem. Äußerungen und Zeichen der Trauer werden in der Öffentlichkeit nicht mehr thematisiert; die Trauer wird versteckt, um andere nicht zu belasten. Offene Trauer ist in der Gesellschaft nicht mehr erwünscht.

Andererseits werden in den Medien tagtäglich viele Tode gestorben; doch dies sind Erfahrungen, die nur mittelbar berühren; dieser häufige „indirekte“ Kontakt mit dem Tod führt nicht zu einer Sensibilisierung, sondern eher zur Abwehr, Gleichgültigkeit und Abstumpfung. In den Massenmedien wird der Tod indirekt, unpersönlich und unverbindlich miterlebt. So wird der Tod nicht erfahrbar, sondern in distanzierter Form „konsumierbar“.

Gegen die allgemein akzeptierte These von der Tabuisierung des Todes in der gegenwärtigen Gesellschaft haben sich auch kritische Stimmen zu Wort gemeldet; sie kritisieren vor allen Dingen die Undifferenziertheit und inhaltliche Pauschalisierung der Argumente. Sie argumentieren, dass der Tod soziologisch betrachtet eine Konstante darstellt, der der Gang in der Geschichte und gesellschaftliche Veränderungen nichts anhaben können. Die eigentliche Verdrängung bestünde darin, dass heute die Individuen verblendet oder durch soziale Normen angehalten seien, diese immer gleichbleibende Bedeutung des Todes zu verleugnen (Fuchs-Heinritz, 1969).

Außerdem wird die bloße Aneinanderreihung von Indikatoren für Verdrängung kritisiert, ohne einzelne Faktoren wie „Tabuisierung“ oder „Bagatellisierung“ näher zu bestimmen.

Die fehlende Einstellung zum Tod wird eher erfahrungsabhängig vor dem Hintergrund der gesellschaftlichen Bedingungen gesehen: Veränderte Formen des Zusammenlebens und medizinischer Fortschritt drängen den Tod aus dem unmittelbaren Erfahrungsbereich, der Tod ist für den Menschen nicht mehr relevant.

„Weil also der Mensch selten direkt Kontakt mit Sterben und Tod hat, erlebt und empfindet er ihn als irrelevant für sein Leben. Deshalb denkt er nicht an seinen eigenen Tod und spricht auch nicht von ihm“ (Arens, 1994, S. 29).

Demgemäß kann aus den Argumenten für und gegen die Verdrängungsthese zusammenfassend gesagt werden, dass die seltene Auseinandersetzung mit dem Tod nicht aus der Tabuisierung des Todes an sich resultiert, sondern sich aus den gesellschaftlichen Veränderungen und Bedingungen entwickelt hat.

Da die Menschen kaum Erfahrungen mit dem Tod machen und nicht unmittelbar damit konfrontiert werden, ist die Beschäftigung mit dem Tod für sie nicht relevant. Neben diesem unmittelbaren Erfahrungsmangel sind es die gesellschaftlichen Veränderungen, die eine Auseinandersetzung mit Tod und Sterben kaum zulassen. Dies hat der Philosoph Max Scheler (1957) bereits in der ersten Hälfte unseres Jahrhunderts mit seiner Auffassung von der Todesverdrängung durch die Fortschrittsidee dargelegt. Seiner Meinung nach entwickelt der Mensch im Glauben an ständig steigenden Fortschritt einen starken, meist übertriebenen Arbeitseifer. Diese stetige Betriebsamkeit, verbunden mit der Einstellung, dass nur das wirklich sei, was berechenbar ist, drängt die Todesgewissheit und die damit verbundene Todesangst zugunsten der „Illusionen eines endlosen Fortgangs des Lebens“ in den Hintergrund.

Neben der aufgezeigten Tendenz, den Tod aus dem Leben auszuklammern, lassen sich in der heutigen Zeit aber auch positive Veränderungen ausmachen.

So gibt es einige – wenige – Bestattungsunternehmen, die die Hinterbliebenen ermutigen, selber beim Toten Hand anzulegen. Anstelle einer „Konfektionsbestattung“ wählen die Hinterbliebenen persönliche Kleidungsstücke aus, gestalten den Sarg selbst, helfen beim Einbetten und tragen den Sarg auch selber zu Grabe. Die Hinterbliebenen können den Leichnam auch zu Hause bis zur Beerdigung aufbahren. Oder sie können im Bestattungshaus zu jeder Tages- und Nachtzeit kommen, um bei dem Toten zu sitzen und Abschied zu nehmen.

Eine andere Initiative, die sich gegen die Verdrängung von Tod und Sterben aus dem Alltag wendet, ist die Hospizbewegung. Hospize wollen menschenwürdiges Sterben ermöglichen, begleiten den Sterbenden auf seinem letzten Weg und bieten Seminare zur Sterbebegleitung an. Aufgrund des großen Zuspruchs, den sowohl die Seminare zur Sterbebegleitung wie die Hospize selbst finden, ist zu schließen, dass die Suche nach den existenziellen Fragen des Lebens noch nicht verkümmert ist und viele Menschen motiviert sind, sich mit den Sinnfragen des Lebens und der Unabdingbarkeit des Todes auseinanderzusetzen.

4.4 Die Entwicklung des Todeskonzeptes bei Kindern

In den letzten Jahrzehnten haben sich einige Untersuchungen mit den kindlichen Vorstellungen von Tod und Sterben beschäftigt. Obwohl diese in ihrer Methode (Interviews, Spielbeobachtungen, Interpretation von Zeichnungen, Fragebögen usw.) verschieden waren, stimmen die Ergebnisse weitgehend überein (vgl. Arens, 1994, S. 59).

Wittkowski, der sich gründlich mit Fragen der Thanatopsychologie auseinander gesetzt hat, nennt die wesentlichen Untersuchungsfragen: „Welche Vorstellungen haben Kinder unterschiedlichen Alters von Toten? Wie beschreiben sie den Zustand des Totseins? Wie erklären Kinder die Vorgänge bei Eintritt des Todes und den anschließenden Zustand des Totseins? In welchem Alter vermögen Kinder die eigene Sterblichkeit zu erkennen? Welche Gefühle äußern Kinder beim Gedanken an das Totsein und Tote?“ (Wittkowski 1990, S. 44).

Die Entwicklung des kindlichen Todeskonzeptes ist von vielen Faktoren abhängig. Buckingham (1987, S. 46) nennt die Wesentlichen:

> „Einstellung der Eltern und anderer Erwachsener in ihrer Umgebung, Beziehung der Kinder zum Objektverlust, die Stufe der psychologischen Entwicklung, die Umstände des Verlusts, frühe Erfahrungen mit dem Tod und religiöse Vorstellungen.“

Vielfach wird angenommen, dass die Entwicklung des Todesbegriffs in Stufen verläuft, analog zu der normalen biologischen und psychologischen Entwicklung. Kritisch muss dazu eingewandt werden, dass das Stufenmodell der Entwicklung zwar einer übersichtlichen Klassifikation durchaus dienlich ist, die Entwicklungsprozesse bei Kindern aber mehr oder weniger fortschreitend verlaufen und individuell sich nicht unbedingt dem jeweiligen Stufenmodell einpassen. Insofern sind Stufenmodelle immer nur als Orientierungsgrundlage zu sehen.

Vorausgesetzt werden kann allerdings, dass kognitive Entwicklung und Entwicklung des Todesverständnisses parallel verlaufen. Wegen der unterschiedlichen individuellen Entwicklung können die Erkenntnisse allerdings nur als Orientierung für den Einzelfall dienen und nicht ohne weiteres generalisiert werden.

Das Verständnis vom Tod ist im Laufe der kindlichen Entwicklung einem stetigen Wandel unterworfen. Daraus ist klar zu entnehmen, dass es weder bewusste noch unbewusste „angeborene“ Vorstellungen von Tod und Leben gibt. Vielmehr entsteht das kindliche Todesverständnis aus der Interaktion mit seiner Umwelt. Das Todeskonzept wird im Laufe der Sozialisation erworben.

Auf dem Weg zu einem reifen Todeskonzept erwirbt das Kind während seiner Entwicklung mehrere Subkonzepte, die sich zu einem Begriff vom Tod im Laufe der Zeit ergänzen.

Nach Wittkowski (1990, S. 49) kann man von vier Teilkomponenten des Todeskonzepts sprechen:

- Nonfunktionalität,
- Irreversibilität,
- Kausalität,
- Universalität.

Nonfunktionalität kennzeichnet den Stillstand aller biologischen und psychischen Lebenszeichen.

Irreversibilität bezeichnet die Nicht-Umkehrbarkeit eines einmal eingetretenen Todes.

Kausalität betrifft die Ursachen des Todes, die stets physikalischer bzw. biologischer Art sind.

Universalität beschreibt die Tatsache, dass jedes Lebewesen einmal sterben muss (vgl. Wittkowski, 1990, S. 48).

Unter den Studien zum Todesverständnis bei Kindern wird häufig auf das Modell von Gesell und Ilg zurückgegriffen. Auch Piaget hat in seiner Theorie zur kognitiven Entwicklung Bezug zum kindlichen Todesverständnis genommen. Diese zwei vom Ansatz verschiedenen Modelle sollen dargestellt und miteinander verglichen werden. Auf weitere Modelle des Erwerbs von Todeskonzepten soll nicht eingegangen werden. Die folgende Darstellung orientiert sich an entsprechenden Übersichten von Bürgin (1978), Ramachers (1994) und Rudolph (1979).

Die Entwicklung des Todeskonzepts nach Gesell und Ilg

Nach Gesell und Ilg hat das sehr kleine Kind *unter drei Jahren* nur ein sehr begrenztes oder gar kein Verständnis vom Tod. Das Kind beschäftigt sich auch nicht mit der Frage nach dem Tod. Auch hat es keine Angst vor dem Sterben. Es erlebt den Tod als eine Trennung von kurzer Dauer. Der Tote kehrt wieder zurück.

Im Alter von *vier Jahren* ist die Vorstellung vom Tod noch immer sehr begrenzt. Das Kind benutzt das Wort in vager Kenntnis seiner Bedeutung. Es ahnt, dass Tod mit Leid und Trauer verbunden ist, spürt jedoch selbst keine affektive Beteiligung. Auch in diesem Alter stellen die Kinder sich Tod als einen vorübergehenden Zustand des Schlafens oder Wegseins vor.

Kinder im Alter von *fünf Jahren* haben schon einen spezifischen und realen Begriff vom Tod. Sie betrachten den Tod als ein Ereignis, das andere betrifft, ziehen ihn für sich selbst jedoch noch nicht in Betracht. Die Auseinandersetzung mit dem Tod verläuft sachlich. Die relative Affektlosigkeit resultiert aus der mangelnden Einsicht in die Endgültigkeit des Todes. Die Fähigkeit, zwischen lebendig und tot zu unterscheiden, wird individuell unterschiedlich erworben. In diesem Alter werden den Toten auch Gefühlsregungen beigemessen. In der kindlichen Vorstellung sind die Friedhöfe voll von lebendig Begrabenen, die denken und empfinden wie andere Menschen auch. Sterben scheint für Kinder in diesem Alter ein Weiterleben unter veränderten Bedingungen zu bedeuten. Die Kinder verbinden mit dem Tod nur Bewegungslosigkeit. Der Tod wird zumeist auf alte Menschen bezogen.

Im Alter von *sechs Jahren* zeigen die Kinder schon ein ausgeprägtes Bewusstsein für den Tod. Das Kind beginnt, den Tod stärker affektiv zu besetzen.

Kinder in diesem Alter haben Angst, die Eltern könnten sterben oder das Kind verlassen. Dadurch bekommt der Tod eine negative Färbung, er impliziert etwas Trauriges, Unheimliches und Grausames. Häufig tritt auch eine Personifizierung des Todes als Skelett, Sensenmann oder Teufel auf. Die Kinder stellen sich den Tod als eine Person vor.

Der Tod wird nicht mehr nur mit Bewegungslosigkeit verbunden, das Kind weiß nun auch, dass Tote nicht mehr atmen, nicht mehr fühlen und dass ihr Herz nicht mehr schlägt. Die Beschäftigung mit Gräbern, Särgen und Beerdigungen findet großes Interesse bei den Kindern, jedoch befinden sie sich dabei in einem ständigen Zwiespalt zwischen Faszination und Grusel. Als Todesursachen kennt das Kind nun nicht mehr nur das Alter, sondern auch den Tod durch Krankheit oder durch Mord und Unfälle. Das Kind kann das Konzept des eigenen Todes noch nicht denken, sondern bezieht ihn noch auf andere; noch glaubt das Kind, dass es niemals sterben wird.

Das Todeskonzept des *siebenjährigen Kindes* ist schon differenzierter und realistischer als das des Sechsjährigen. Das Kind schaut sich mit Interesse die Begleiterscheinungen des Todes an: Sarg, Begräbniszeremonien usw. Der Tod scheint für Kinder in diesem Alter ein spezifisch menschliches Ereignis zu sein. Sie bringen den Tod wieder vorrangig in Verbindung mit alten Menschen, um den eigenen Tod, den sie in diesem Alter schon erahnen, verleugnen zu können.

Achtjährige Kinder verfügen über die Fähigkeit, kognitiv zu erkennen, dass alle Menschen einmal sterben müssen. Das Kind ist also in der Lage, das Konzept des eigenen Todes zu denken. Es erkennt die Unvermeidbarkeit und Unwiderruflichkeit des Todes. Der eigene Tod ist dem Kind bewusst und wird realistisch angenommen, wobei das Wissen für das Kind in dieser Phase eher unbedeutend zu sein scheint. Es zeigt großes Interesse an den Geschehnissen nach dem Tod, insbesondere an den biologischen Vorgängen.

Kinder im Alter von *neun Jahren* beschäftigen sich häufig mit den spirituellen und philosophischen Aspekten des Todes. Sie entwickeln Gedanken an Unsterblichkeit oder endlose Seelenwanderung. Sie sind besorgt über die Loslösung der Seele vom Körper, drücken aber eine Hoffnung auf Zukunft aus; vielleicht, weil ihnen der Gedanke an den Zerfall unerträglich ist. Der Blick des Kindes richtet sich jetzt direkt auf den Tod und nicht mehr nur auf die Peripherie, d. h. die Särge, Gräber usw.

Das Todeskonzept *zehnjähriger Kinder* ähnelt schon dem Erwachsener. Die Kinder können die volle Tragweite des Verlustes begreifen und sind zur Trauerverarbeitung fähig. Der Tod wird als Naturphänomen akzeptiert und als biologischer Prozess verstanden, der das Ende des Lebens darstellt. Im Alter von zehn Jahren lässt die Beschäftigung mit dem Tod wieder nach, da in diesem Alter eine Fülle anderer Fragen das Kind in seiner Entwicklung beschäftigen. Auch nimmt die Tendenz zu, den Tod zu verdrängen.

In der *Pubeszenz* nimmt das Interesse am Tod wieder zu. Das Todeskonzept der Jugendlichen ist dem Erwachsener weitgehend angepasst. Aufkommendes spekulatives und philosophisches Interesse richtet sich auf das Leben nach dem Tod. Es besteht eine große magische Angst vor dem Tod, begleitet von starken emotionalen Reaktionen. Der Jugendliche beschäftigt sich mit den zentralen Fragen: dem Sinn des Lebens und des Todes.

Die Entwicklung des Todeskonzepts nach Piaget

Neueren Studien zur Entwicklung des Todeskonzeptes bei Kindern wurde vielfach die Theorie der geistigen Entwicklung von Piaget zu Grunde gelegt. Piaget hat die kognitive Entwicklung in vier Stufen eingeteilt, wobei die niedrigere Stufe die nächsthöhere bedingt:

- Stufe der sensomotorischen Entwicklung (bis zu 2 Jahren),
- Stufe des voroperatorischen, anschaulichen Denkens (ca. 2 bis 4 Jahre),
- Stufe des konkret-operatorischen Denkens (5 bis ca. 11 Jahre),
- Stufe des formal-operatorischen Denkens (ab ca. 12 Jahren).

In der *Stufe der sensomotorischen Entwicklung* fehlt dem Kind jede Möglichkeit, über den Tod zu reflektieren. Die sich entwickelnde Vorstellung einer Objektpermanenz und das egozentrische Denken des Kindes lassen es ganz in der eigenen Gegenwartsperspektive verhaftet bleiben. Diese schränkt die mögliche Vorstellung, dass der Tod das Ende aller Lebensfunktionen ist, grundsätzlich ein. Das Kind lernt erst allmählich, sich in seinem Denken und Fühlen in andere Menschen hineinzuversetzen.

Auf der *Stufe des anschaulichen Denkens* wird der Tod häufig personalisiert; er wird zu einer tötenden Instanz und mit Vorstellungen vom Sensenmann oder Knochenmann verbunden. Naturvorgänge, Krankheiten, Alter und Mord sind dem Kind als Todesursachen bekannt, jedoch werden sie nicht ursächlich funktionell gedeutet, sondern personalisierend aufgefasst; d. h., das Kind kann sich eine Ursächlichkeit ohne ein handelndes Wesen nicht vorstellen.

In der *Stufe des konkret-operatorischen Denkens* erfährt das Kind eine erhebliche Erweiterung seiner kognitiven Möglichkeiten. Es kann sich aus seiner egozentrischen Perspektive lösen, so dass es nun in der Lage ist, in die Zukunft und Vergangenheit zu denken, womit ihm das Denken an den Tod ermöglicht wird.

Jetzt ist auch das Konzept der Verursachung nicht mehr an ein handelndes Wesen gebunden, so dass die Personifizierung des Todes nachlässt.

Das Kind ist nun in der Lage, zwischen lebendig und tot und Sterben und Getötet-werden zu unterscheiden.

Das Kind ist nun grundsätzlich in der Lage, die Teilkomponenten der Universalität, Irreversibilität und Kausalität des Todeskonzeptes zu verstehen.

Auf der *Stufe des formal-operatorischen Denkens* erwirbt das Kind auch noch das Teilkonzept der Nonfunktionalität. Das Kind begreift nun, dass jeder Mensch einmal sterben muss; der Tod als das Ende aller Lebensprozesse kann abstrakt begriffen werden, ebenso wie das Denken an die eigene Nichtexistenz möglich wird.

Das Kind erwirbt auf dieser Stufe ein reifes Todesverständnis. Es verfügt nun über die vier Teilkomponenten des Todeskonzepts.

Vergleich der Konzepte von Gesell & Ilg und Piaget

Ein Vergleich beider Konzepte zeigt, dass „der Schwerpunkt des Interesses beider Autoren auf unterschiedlichen Aspekten des Todes und auf unterschiedlichen Altersstufen“ liegt (Ramachers, 1994, S. 47).

Piaget untersucht die Entwicklung des Todeskonzepts in Abhängigkeit vom kindlichen Denken, während Gesell und Ilg die Entwicklung des Todeskonzepts mehr an Veränderungen in den emotionalen Reaktionen der Kinder festmachen. Bei Piaget erfolgt die Darstellung der Konzeptentwicklung bei jüngeren Kindern sehr gründlich, jedoch fehlen genauere Angaben zum Todeskonzept älterer Kinder und Jugendlicher im formal-operativen Denken. Dafür wird in der nicht so relevanten sehr frühen sensomotorischen Entwicklungsstufe differenziell argumentiert, was alles im kindlichen Denken der Entwicklung einer Todesvorstellung noch entgegen stehen.

Gesell und Ilg hingegen führen das Todeskonzept in den jüngeren Altersstufen nur summarisch an, differenzieren aber sehr genau ab dem Alter von sieben Jahren; wobei allerdings, so Ramachers (1994, S. 47),

> „gegenüber der detaillierten Stufenfolge aufgrund der unsystematischen empirischen Basis starke Vorbehalte angebracht sind."

Trotz unterschiedlicher theoretischer Ansätze lässt sich feststellen, dass der Zeitpunkt des Erwerbs der wichtigsten Teilkonzepte Kausalität, Universalität und Irreversibilität übereinstimmt; lediglich das Konzept der Nonfunktionalität wird unterschiedlich eingeordnet, da Gesell und Ilg den Erwerb dieses Konzepts mit fünf bis sechs Jahren annehmen, wohingegen er nach Piaget erst auf der Stufe des formal-operatorischen Denkens (ab 12 Jahren) erfolgt.

Da die beiden Studien trotz unterschiedlicher Ansätze zu einem fast einheitlichen Ergebnis gelangen, kann ihnen einige Validität zugesprochen werden.

4.5 Mögliche Todeskonzepte lebensbedrohlich erkrankter Kinder

Es ist zu fragen, ob Kinder und Jugendliche durch die erlebte Bedrohung des eigenen Lebens zu einem spezifischeren Todeskonzept bzw. Todeszeitmodell gelangen, als andere Kinder, die solche Erfahrungen nicht machen.

Die Beantwortung dieser Frage ist schwierig – muss doch festgestellt werden, dass bisher nur wenige Ergebnisse über die Entwicklung des Todeskonzepts sterbender Kinder vorliegen; somit kann die Frage nach dem Einfluss der lebensbedrohlichen Erkrankung auf die Entwicklung des Todeskonzepts noch nicht eindeutig geklärt werden (Wittkowski, 1990, S. 140).

Es ist verständlich, dass es kaum empirische Untersuchungen zum Todeskonzept progredient behinderter und lebensbedrohlich erkrankter Kinder gibt. Unter ethischem wie allgemein menschlichem Gesichtspunkt erscheint es problematisch, lebensbedrohlich erkrankte Kinder als „Versuchspersonen" zu gewinnen. Außerdem stellt sich die Frage der Verantwortung, wenn von außen jemand zur Befragung in die besondere Lebenssituation des Kindes eindringt. Aufgrund der noch nicht abgeschlossenen kognitiven und emotionalen Entwicklung besteht bei Kindern die Gefahr, dass todbezogene Ängste induziert werden. Zudem werden die Kinder in der Regel vor weiteren Belastungen abgeschirmt und stehen im Krankenhaus unter besonders schwierigen Bedingungen (Intensivtherapien und deren belastende Folgen). Von den Personen, die unmittelbaren Zugang zu den Kindern haben, Pflegepersonal und betreuende Ärzte, gibt es durchaus einige Einzelberichte, die Hinweise auf das Todeskonzept lebensbedrohlich erkrankter Kinder geben können (u. a. Puyn, 1998): Die Ärztin, die lange Jahre auf einer onkologischen Kinderstation gearbeitet hat, berichtet, dass von den 156 Kindern, die sie im Sterben begleiten durfte, mit einer Ausnahme alle Kinder wussten, dass sie bald sterben mussten.

Was die Todesvorstellungen lebensbedrohlich erkrankter Kinder anbelangt, liegen kaum neue Forschungsergebnisse vor, so dass auf thematische Übersichten zurückgegriffen werden kann, wie sie von Daut (1980) und später von Wittkowski (1990) sowie Ramachers (1994) vorgelegt worden sind.

Das Kind *im Vorschulalter (0 bis 5 Jahre)* ist in seinen Handlungen und Entscheidungen noch ganz von seinen Eltern abhängig. Die Eltern als die bedeutsamsten Bezugspersonen prägen die kindlichen Vorstellungen.

Nach Löbsack (1984) ist das lebensbedrohlich erkrankte Vorschulkind noch nicht in der Lage, die Bedeutung der Endgültigkeit des Todes zu verstehen, vielmehr orientiert es sich an den Affekten der Betroffenheit, die es in seiner Umwelt wahrnimmt. So verinnerlicht das Kind die Angst und Trauer der Eltern, ohne deren eigentliche Bedeutung und Ursache zu verstehen. Sterbende Kinder im Vorschulalter suchen die Schuld für ihre Erkrankung bei den Eltern: Sie sagen sich, dass die Eltern die Krankheit hätten verhindern müssen. Der Tod wird in dieser Phase möglicherweise als Strafe empfunden.

Nagy (1948) stellte in ihrer Arbeit mit 378 ungarischen Kindern, unter denen auch einige behinderte Kinder waren, fest, dass die Kinder dieser Altersgruppe den Tod nicht als endgültig ansehen. Der Tod erscheint für die Kinder nur vorübergehend, ähnelt einer Abreise und ist mit einer weiteren Existenz verbunden.

Nach der Studie von Yudkin (1967 und 1970) stehen Kleinkinder dem Tod anfangs eher neugierig als besorgt gegenüber. Drei- bis siebenjährige lebensbedrohlich erkrankte Kinder kennen bereits die mit dem Tod verbundenen Tatsachen: Tote atmen nicht mehr, werden beerdigt und kommen nicht mehr zurück. Manchmal wird der Tod in diesem Alter auch personifiziert und ist ein Thema in Spielen.

Anthony (1973) belegte in ihrer Studie, dass lebensbedrohlich erkrankte Kinder unter fünf Jahren die Bedeutung des Todes noch nicht verstehen; sie können daher auch bis ins Alter von sechs oder sieben Jahren auch keine Definition geben, die den Tod als Negation des Lebens beschreibt. Dies stimmt mit anderen kognitionspsychologischen Einsichten überein.

Stern (1957) konstatierte in einer in Deutschland und Frankreich durchgeführten Untersuchung, dass kranke Kinder unter vier Jahren sich noch nicht mit dem Tod beschäftigen. Auch bis zum Alter von sechs Jahren wissen sie noch nicht, dass der Tod etwas Endgültiges ist.

Die französischen Psychoanalytikerinnen Raimbault und Royer (1969) haben in ihren Tiefeninterviews mit 10 lebensbedrohlich erkrankten Kindern im Alter von 5 bis 19 Jahren herausgefunden, dass alle Kinder sich mit dem Thema Tod beschäftigen; sie haben aus ihren Erkenntnissen ein Konzept der Todesvorstellung entwickelt. Sie stellen fest, dass fünfjährige lebensbedrohlich erkrankte Kinder den Tod lediglich als ein Verschwinden aus dem Gesichtsfeld begreifen. Die Toten können von den Kindern in Leichenzügen, Begräbnissen und Friedhöfen lokalisiert werden. So stehen auch die Spiele und Bilder der Kinder in diesem Alter mit Särgen, Unfällen und Beerdingungen in Zusammenhang.

Spinetta (1974) stellte in seiner Untersuchung fest, dass Kinder unter 10 Jahren noch nicht die intellektuellen Voraussetzungen mitbringen, das Todeskonzept und das Wissen um den Tod zu aktualisieren und zu begreifen. Spinettas Konzept der Todesvorstellungen lebensbedrohlich erkrankter Kinder geht davon aus, dass Kinder unter fünf Jahren nur in Ausnahmefällen Angst vor dem Tod erleben. Vielmehr spüren sie eher Ängste in Bezug auf Trennung, Einsamkeit oder anderer Aspekte der Hospitalisierung.

Walco (1984) formulierte kein konkretes Konzept der Todesvorstellungen lebensbedrohlich erkrankter Kinder. In seiner an einer großen Stichprobe (N=188) 3- bis 14-jähriger todkranker, chronisch kranker und gesunder Kinder durchgeführten Untersuchung fand er keinen statistischen Beleg dafür, dass der Gesundheitszustand der Kinder die Reife ihres Todeskonzeptes beeinflusse. Als einzigen dominanten Prädigtor für die Todeskonzeptreife erwies sich das „Intelligenzalter".

Im Grundschulalter (6 bis 10 Jahre) verlässt das Kind den gewohnten Bezugsrahmen der Familie und findet in der Schule neue Orientierungspunkte. Diese Auseinandersetzung mit anderen Wertvorstellungen versetzt das Kind in die Lage, sich eine selbstbewusste Meinung zu bilden.

Diese Entwicklung des eigenen Selbst befähigt das Kind auch, über die Grenzen des eigenen Ichs hinauszudenken. So kann es nun auch die Bedeutung der Zeit verstehen, ihm werden Vergangenheit und Zukunft bewusst. Indem es über die Zukunft nachdenkt, wird auch die Möglichkeit des Sterbens für das Kind existent. In diesem Alter beschäftigt sich das Kind auch mit der Frage, wie es nach dem Tod weitergeht.

Während vorher der Tod nur auf alte Menschen bezogen wurde, begreift das Kind nun, dass auch junge Menschen sterben können.

Lebensbedrohlich erkrankte Kinder im Grundschulalter realisieren die Endgültigkeit des Todes. Sie sind traurig, verbittert, ziehen sich zurück und schweigen, wenn sie wissen, dass sie sterben müssen.

Progredient behinderte Kinder im Grundschulalter wehren sich oft gegen ihre „rückläufige" Entwicklung, weil sie darin auch die Lebensbedrohung erkennen.

Gelegentlich sehen Kinder in diesem Alter den Tod als Bestrafung für Handlungen, die gegen Regeln verstoßen haben. Letztlich ist es auch möglich, dass Kinder annehmen, für schlechte Gedanken bestraft zu werden.

Natterson und Knudson (1960) haben herausgefunden, dass Kinder im Grundschulalter besonders ängstlich auf Eingriffe im Krankenhaus reagieren. Fünf- bis neunjährige Kinder personifizieren häufig den Tod als Sensen- oder Knochenmann. Diese Personifizierung des Todes, die dem anschaulichen Denken der Kinder entspricht, stellte Yudkin (1967/70) bereits im Vorschulalter fest. Auch Anthony (1973) kam zu dem Ergebnis, dass lebensbedrohlich erkrankte Kinder ab dem Alter von fünf Jahren bereits etwas von der Bedeutung des Todes verstehen. Sie beginnen im Alter von fünf bis acht Jahren, ihre Angst vor dem Tod zu äußern. Einige Kinder dieser Altersgruppe haben noch die Vorstellung, dass nur alte Leute sterben. So wünschen sich diese Kinder deshalb, nie älter zu werden und immer klein (jung) zu bleiben. Ein muskeldystropher Junge dieses Alters sagte:

„Ich will kein Mann werden" (Daut, 1980, S. 256).

Auch Stern (1957) führt in seiner Arbeit aus, dass 6- bis 8-jährige Kinder die Vorstellung besitzen, dass das Leben etwas habe, was dem Tod fehle. Sie können Angaben über den Tod machen: Tote fühlen und atmen nicht mehr. Die Kinder erkennen in diesem Alter, dass der Tod unausweichlich und endgültig ist. Sie haben Angst vor dem Tod, beziehen ihn aber noch nicht auf sich.

Raimbault und Royer (1969) kamen in ihrer Untersuchung auch zu dem Ergebnis, dass Kinder zwischen 7 und 12 Jahren wissen, dass die körperliche und seelische Aktivität nach dem Tod aufhört; der Tod ist für Kinder in diesem Alter ein Zustand ewigen Schlafes oder konstanter Einsamkeit.

Spinetta (1974) stellte fest, dass lebensbedrohlich erkrankte Kinder zwischen 6 und 10 Jahren die Ernsthaftigkeit und Bedrohlichkeit ihrer Erkrankung erfassen und Angst vor dem eigenen Tod erleben.

Tessler (1979) verglich eine Gruppe von 27 lebensbedrohlich erkrankten Schulkindern mit 27 gesunden Kindern. Die Kinder waren im Mittel neun Jahre alt und wurden testpsychologisch untersucht. Im Ergebnis wies die Gruppe lebensbedrohlich erkrankter Kinder eine höhere Sensibilität im sozialen Bereich auf. Tessler fand höhere Empathiewerte, tiefere und mitfühlendere Beziehungen zur Umwelt und eine generell reifere emotionale Entwicklung, verbunden mit einer stärker ausgeprägten tragischen Grundstimmung. Er schließt aus seinen Ergebnissen, dass lebensbedrohlich erkrankte Kinder in diesem Alter noch kein reifes Todeskonzept entwickelt hätten. Sie würden Tod vielmehr als Strafe für „böses Benehmen" auffassen und versuchen, das Leiden durch „braves Benehmen" aufzuhalten. Wie schon Ramachers (1994) in seiner Kritik geäußert hat, ist in Ermangelung zusätzlicher Daten eine gesicherte Begründung für diese Deutung nicht zu geben.

Im Jugendalter (10 bis 15 Jahre) beginnt der Jugendliche, dem Elternhaus zu entwachsen. Die Gruppe der Gleichaltrigen spielt nun eine größere Rolle. Hier begegnen dem Jugendlichen andere Wertvorstellungen als im Elternhaus. Die von den Eltern übernommenen Wertvorstellungen kollidieren mit denen des Freundeskreises. Der Jugendliche lehnt die elterliche Kontrolle ab, entwickelt dabei aber ein ungutes Gefühl, weil er es als Schuld empfindet, sich gegen die Eltern aufzulehnen. Er weiß nicht, dass die Ablehnung der Eltern in diesem Alter eine normale Reaktion ist, und glaubt, für seine Ablehnung bestraft werden zu können.

Aus diesem Empfinden heraus kann der Tod für lebensbedrohlich erkrankte Jugendliche eine Bestrafung bedeuten. Der Jugendliche rebelliert in dieser Phase gegen Gott, die Gesellschaft und die Freunde. Er fühlt sich ausgestoßen und abgelehnt (Löbsack, 1984, S. 159). Er fühlt sich einsam und entwickelt Angst, die daraus resultieren kann, dass niemand auf seine indirekten Hilferufe reagiert.

„So tritt der Jugendliche dem Tod einsam und allein gegenüber, da er sich von seinen Eltern, seiner Gesellschaft oder Umwelt und von Gott abgelehnt fühlt" (Easson, 1977).

Da viele Jugendliche mit progredienten Behinderungen kaum Kontakte außerhalb der Schule haben, gestaltet sich die Integration in einer Gruppe Gleichaltriger schwierig. Es klafft eine große Lücke zwischen dem Bedürfnis nach sozialem Kontakt und dessen Erfüllung. Viele progressiv erkrankte Jugendliche sind daher in ihren Identifikationsmöglichkeiten auf die Familie und auf das schulische Umfeld beschränkt. Die Abhängigkeit vom Elternhaus bleibt länger erhalten; wegen der großen Hilfsbedürftigkeit werden Ablösungsprozesse erst spät – wenn überhaupt – vollzogen.

Progressiv behinderte Jugendliche im Alter von 15 bis 17 erleben eine Faszination des Todes; sie erfahren, dass der Tod eine der tiefsten Erfahrungen im Leben ist. Sie sehnen den Tod jedoch keinesfalls herbei, denn gerade in diesem Alter beginnen die Jugendlichen ihre Existenz zu begreifen.

„Daher ist es verständlich, wenn ein sterbender Jugendlicher sich beraubt fühlt, beraubt eines Lebens, das er jetzt gerade erst bewusst zu erleben beginnt" (Easson, 1977).

Natterson und Knudson (1960) stellten besonders bei 10- bis 13-jährigen lebensbedrohlich erkrankten Jugendlichen starke emotionale Reaktionen auf den Tod fest.

Nach Stern (1957) gleichen sich die Todesvorstellungen lebensbedrohlich kranker Jugendlicher im Alter von 11 bis 14 Jahren denen Erwachsener an. Der Gedanke an die biologischen Zersetzungsprozesse nach dem Tod löst Angst bei den Jugendlichen aus. Die Unwiderruflichkeit des Todes wird schmerzlich empfunden. Bei Jugendlichen über 14 Jahren entdeckte Stern verschiedene Reaktionsweisen; er erfuhr von vielen Jugendlichen wenig über ihre Gedanken zum Tod. Sie seien den Fragen ausgewichen. Einige schienen vom Tod kaum berührt; andere zeigten sich stark berührt, überdeckten dies aber durch eine „gewisse Rauheit und einen starken Zynismus". Bei wiederum anderen stellte Stern eine Art Weltschmerzstimmung i. S. eines gewissen Pessimismus und eines Leidens an der Welt und am Leben fest.

Für Raimbault (1981) ist das Sprechen über den Tod bei lebensbedrohlich erkrankten Kindern ab 10 Jahren mit Affekten verbunden. Sie spüren die Trauer der Überlebenden und auch die Traurigkeit der Sterbenden. Auch beginnen Kinder in diesem Alter sich für die Todesursachen zu interessieren. Jedoch steht in ihrem Denken nicht der eigene Tod, sondern der Tod Anderer im Mittelpunkt. Diese Beschäftigung mit dem Tod des Anderen vollzieht sich beim kranken Kind aber früher als beim Gesunden.

Es ist nicht einfach, aus den verschiedenen Untersuchungen eine allgemein Erkenntnis abzuleiten.

Zunächst muss man sehen, dass die Untersuchungen in den letzten 50 Jahren zu unterschiedlichen Zeiten mit sehr unterschiedlichen methodischen Standards durchgeführt wurden (Verhaltensbeobachtung, Spiel, Interpretation von Zeichnungen, projektive Tests, unstrukturierte Interviews und strukturierte Befragungen usw.). Die Stichproben waren in der Regel klein und in ihrer Zusammensetzung nicht immer vergleichbar.

Als ein gemeinsames Ergebnis deutet sich zunächst an, dass lebensbedrohlich erkrankte Kinder sich früher als gesunde Kinder mit dem Tod beschäftigen und auch früher ein reifes Todeskonzept entwickeln. Dies wird in allen Untersuchungen mit Ausnahme der von Jay et al. (1987) festgestellt. Daraus lässt sich hinreichend gesichert nur folgern, dass Kinder mit lebensbedrohlichen Erkrankungen in gleicher Weise wie andere Kinder auch den Tod begreifen und sich auseinandersetzen.

Die gegenteilige Beobachtung von Jay et al., dass lebensbedrohlich erkrankte Kinder eher später als gesunde Kinder ein reifes Todeskonzept entwickeln, kann vor dem Hintergrund möglicher Bewältigungsformen gesehen werden. Denn Jay et al. gibt zum Beleg für seine These die Beobachtung an, dass lebensbedrohlich erkrankte Kinder die Möglichkeit, selbst sterben zu können, signifikant seltener als gesunde Kinder äußerten. Dies könnte auch im Sinne einer notwendigen, hoffnungsvollen Abwehrform interpretiert werden.

Zieht man die Berichte aus der Praxis mit in Betracht, so wird von erfahrenen Begleitern (Ärzten und Pflegekräften) häufig auf die besondere Reife lebensbedrohlich erkrankter Kinder hingewiesen und von einem intuitiven Wissen um ihren Tod berichtet. Dabei wird auch angenommen, dass die Kinder unter der existenziellen Bedrohung ihres Lebens Reifungsschritte schneller vollzögen (vgl. u. a. Puyn, 1998).

In der kritischen Abwägung zwischen der empirisch nicht hinreichend belegbaren Aussage von einer frühen und reifen Todeskonzeptentwicklung bei lebensbedrohlich erkrankten Kindern einerseits und den eindrucksvollen Berichten aus der Praxis der Sterbebegleitung über frühe Reifungsprozesse zum Tode hin kann im Einzelfall vieles möglich erscheinen. Zieht man die Ergebnisse der Belastungsforschung allgemein und deren Wirkung auf Entwicklungsvorgänge beim Kind im Speziellen mit in Betracht, so wird deutlich, dass Stress, Behinderung und Krankheit nicht nur negative Folgen für die Entwicklung haben, sondern auch die Dynamik von Entwicklungsprozessen wesentlich anregen können. Dies wird um so mehr in der extremen Situation der Lebensbedrohung der Fall sein können – eine Schlussfolgerung, die von Engelke (1979), Löbsack (1984) und Varga (1991) geteilt wird.

4.6 Der Tod als zentrales Thema der Kinder

Kinder haben ein natürliches Interesse am Tod. Erste Erlebnisse und Begegnungen finden meist mit dem Tod von Tieren statt. Jeder von uns weiß sich sicher aus der eigenen Kindheit solcher Erlebnisse zu erinnern. Beim Einen ist es der Tod des Kanarienvogels, bei dem Anderen der Tod des Hamsters, auch der Goldfisch, die Katze, der Hund treten weit mehr als Menschen zum ersten Mal in das Todesbewusstsein von Kindern. Wenn wir Kinder dabei beobachten und auch gewähren lassen, werden wir feststellen, dass sie in spontaner Weise versuchen, Abschiedsformen zu entwickeln und Begräbnisrituale zu praktizieren. Der Dichter Werner Bergengruen erzählt uns von seinem ersten Gedicht, das er anlässlich des Todes einer Maus verfasst hat. Zur Beerdigung hielt er die kurze Predigt: „Dies war die Maus von Mausowitz, sie starb getroffen durch den Blitz“.

Manchmal wird in der heutigen Zeit, in der der Tod die Menschen nur noch selten direkt betrifft, versucht, die Kinder von diesen existenziellen Erfahrungen abzuschirmen. In einer Gesellschaft, die den Tod mehr oder weniger „unsichtbar“ macht, ist dies nicht schwer. So wird der tote Hamster schnell ersetzt, da die Eltern glauben, dass der Verlust nicht so schmerzlich empfunden wird, wenn ein Ersatz da ist. Aber

> „spätestens mit drei bis vier Jahren fangen Kinder an, nach dem Anfang und dem Ende des Lebens zu fragen. Die Urfragen der Menschen, die Grundfragen aller Religionen: ‚Wo kommen wir her? Wo gehen wir hin?‘ beschäftigen die Kinder intensiv“ (Haug-Zapp, 1995, S. 58).

Das Wissen um den Anfang und das Ende der menschlichen Existenz gehört zum Menschsein und ist bedeutsam für die Entwicklung der Lebensperspektive. Kinder sind neugierig und wollen die Bedeutung des Todes herausfinden. Jedoch lösen sie mit ihren Fragen angesichts der Verdrängung des Todes bei vielen Erwachsenen Unsicherheit und Befangenheit aus. Hier ist Offenheit in der Erziehung wichtig.

Wenn die Kinder jedoch mit ihren Fragen alleine gelassen werden oder nur Halbwahrheiten, die den Tod beschönigen sollen, erfahren, können Ängste oder falsche Fantasien über den Tod entstehen.

Beispielsweise kann ein Kind, dem gesagt wird, der gestorbene Vater sei eingeschlafen, große Angst vor dem Einschlafen entwickeln (Tausch-Flammer u. Bickel, 1995, S. 68).

Kinder, die mit der Erfahrung des Todes alleine gelassen werden, können mögliche psychosomatische Symptombildungen wie Frösteln, panische Angst, Zittern oder depressives Verhalten entwickeln. Die Kinder haben häufig Schlafprobleme, sind lethargisch, spielen nicht und sprechen kaum und können nicht zur Schule gehen.

Obwohl das Sterben an Normalität und Würde verloren hat und mehr als 80 % der Menschen, manchmal einsam und verlassen, im Krankenhaus sterben, werden die Kinder doch häufig mit Tod und Sterben konfrontiert: So zumindest in ihrem unmittelbaren Erfahrungsbereich mit Lebewesen oder auch in den Medien. Manchmal sind die Empfindungen von Erwachsenen schon so abgestumpft, dass sie das Sterben, das uns alltäglich begegnet, nicht mehr wahrnehmen.

So kann es das tote Tier auf der Straße sein, das die Kinder beschäftigt, das tote Haustier in der Nachbarschaft oder die Konfrontation mit dem Tod in den Medien: Diese reicht vom fiktionalen Tod in Zeichentrickfilmen bis hin zum real übermittelten Tod in den Nachrichten.

In all diesen Fällen ist es wichtig, das Thema Tod aufzugreifen, wenn Fragen von den Kindern kommen, und sie nicht mit oberflächlichen und unaufrichtigen Antworten abzutun.

Gleichwie mit Kindern Freude und Glück geteilt werden, können sie auch an Schmerz, Verlust und Trauer teilhaben. Die Erfahrung von Abschiednehmen-Müssen und Trauer befähigt Kinder zu neuen Entwicklungsschritten.

5. Bedingungsfaktoren in der Begleitung oder: Was macht uns fähig beizustehen?

Die Begleitung lebensbedrohlich erkrankter Schüler wird oft als eine Herausforderung dargestellt (vgl. Seifert, 1991; Wienhues, 1991). Unzweifelhaft stellt die Konfrontation mit lebensbedrohlich erkrankten Kindern eine bedeutsame Problemstellung für das pädagogische Handeln dar. Es fragt sich jedoch, ob sich allein durch die heroische Aufforderung das notwendige Verständnis und Handlungswissen für die besondere Situation dieser Kinder einstellt. Mit einer ausschließlich normativen Vorgabe, der „Sollensnorm", sich extrem herausgefordert zu fühlen und handeln zu müssen, ist noch nicht viel getan; es trägt nicht zu einer Verbesserung der Situation unheilbar kranker und sterbender Kinder bei. So beklagt auch Raupach (1999, S. 110)

„den fast schon inflationären Gebrauch des Begriffs der Herausforderung".

Dieser

„erweckt den Eindruck, es handele sich hierbei nicht um Aufgaben, die die Behindertenpädagogik empirisch zu erforschen und auszuüben hat. Ein solches Vorgehen trägt insgesamt eher zur Unglaubwürdigkeit als zur Anerkennung ... bei" (S. 110).

Denn zunächst ist es das lebensbedrohlich erkrankte Kind, das in seiner finalen Situation extrem herausgefordert wird.

Des Weiteren ist grundsätzlich zu fragen, ob sich die Problemstellung so negativ und angstbesetzt darstellt, wie dies oft pathetisch deklamiert wird:

„Wenn ein Pädagoge erstmalig den Verlauf eines progredienten Krankheitsprozesses miterlebt und den Abbau motorischer, somatischer, kognitiver und psychischer Persönlichkeitsbereiche des betroffenen Kindes verfolgen muss, führt das in der Regel zu tiefgreifenden Erschütterungen, Irritationen und beruflichen Identitätskrisen" (Ortmann, 1997, S. 33).

Es soll nicht bestritten werden, dass dem so sein kann; aber es ist eben nur eine Variante der Möglichkeiten. Dem bliebe entgegenzuhalten, dass es durchaus auch gegenteilige Erfahrungsberichte gibt, wo die Konfrontation mit lebensbedrohlich erkrankten Kindern i. S. eines tiefgreifenden, positiven Lernprozesses beschrieben wurde.

Bevor wir diese vielerlei Bedingungen für eine kindgemäße Begleitung im Leben und Sterben aufzeigen, wollen wir zunächst erörtern, welche Rolle der Lehrer überhaupt in der Sterbebegleitung einnehmen kann. Wir werden dann Aspekte der Professionalisierung der Begleitung erörtern und ihre möglichen Methoden und Prinzipien darlegen. Wir werden aufzeigen, welchen Belastungen Lehrer in der Begleitung ausgesetzt sind und wie sie diese bewältigen können. Schließlich werden wir den Sinn von Unterricht und die Veränderung der Bildungsziele angesichts der Lebensbedrohung diskutieren.

5.1 Der Pädagoge als Sterbebegleiter?

Schon 1973 hat Jansen darauf hingewiesen, dass der Pädagoge unter den vielen Fachleuten in der Rehabilitation derjenige ist, der hinsichtlich Zeitdauer und Qualität Kinder am längsten und intensivsten in ihrem Leben begleitet. Dies ist zwar ärztlicherseits nicht unwidersprochen geblieben (Muthmann, 1974); gleichwohl hat Jansen deutlich machen können, dass gerade für die Problemstellungen im Leben und Sterben lebensbedrohlich erkrankter Kinder der Pädagoge am ehesten geeignet ist, kontinuierlichen Lebensbeistand und auch Sterbebegleitung leisten zu können.

Betrachtet man die Literatur zur Sterbebegleitung, so fällt jedoch auch hier auf, dass vor allem Ärzte, Krankenschwestern, Seelsorger und Therapeuten genannt werden, die in die Begleitung eines lebensbedrohlich erkrankten Kindes involviert sind. Nur in wenigen Quellen wird dem Pädagogen eine Bedeutung in der Sterbebegleitung beigemessen.

Dieser Sachverhalt wird vielfach damit begründet, dass der Lehrer der Schule für Körperbehinderte bzw. der Lehrer an der Schule für Kranke in der Terminalphase kaum noch Kontakt zum Schüler habe und medizinische und pflegerische Bemühungen vorrangig seien.

In diese Richtung äußersten sich auch verschiedene Lehrer in unserer Erkundungsstudie:

„Insofern ist es hier ja nicht wie an einem Krankenbett. (...) Es ist nicht so ein dauerndes Durchhalten müssen an einem Krankenbett (...). Wir müssen ihre Ängste im Blick haben, aber wir müssen nicht mit einem Kind, das schon im Sterben liegt, müssen das nicht längere Zeit begleiten“ (Interview Nr. 4, S. 54).

Man wird einwenden müssen, dass sich die Aufgabe des Lehrers weder an der Schule für Kranke noch an der Schule für Körperbehinderte auf die Vermittlung von Bildungsinhalten beschränken kann. Angesichts der besonderen Situation der Lebensbedrohung wird der Lehrer – wie bei jedem anderen psychischen Förderbedürfnis eines Schülers auch – Maßnahmen zur psychischen Stabilisierung, die Unterstützung bei der Bewältigung einer Krankheit und den Beistand bei der Akzeptierung fortschreitender Behinderung zu seinem Aufgabenbereich zählen.

„Der pädagogische Auftrag in prä- und perithanatalen Bereichen lautet, diese Kinder zu begleiten, ihnen bis zu ihrem Tod zu vermitteln, dass wir sie in unserer Gemeinschaft brauchen, und uns ihren Fragen, Bedürfnissen und Ängsten zu stellen" (Ortmann, 1997, S. 33).

Auch Haas misst dem Lehrer mehr Bedeutung in der Begleitung lebensbedrohlich erkrankter Schüler bei.

„Es gab viele Diskussionen mit dem unbefriedigenden Ergebnis, dass es einzig die Kompetenz der Eltern und des Pfarrers sei, über die Krankheit und den möglichen Tod zu sprechen. Heute ist es allgemein bekannt, dass sich der Patient in seiner Frage nach dem Sterben müssen keineswegs an die für diese Dinge ‚Kompetenten' wendet" (Haas, 1981, S. 125/126).

Im Gegenteil scheint es eher so, dass die Kinder sich in ihren „tiefen Lebensfragen" (vgl. Herbst, 1994, S. 71) eher denjenigen Menschen zuwenden, die sie nicht wie die Eltern am meisten lieben oder wie das medizinisch pflegerische Personal am meisten brauchen. In diesem Zusammenhang ist auch interessant, dass oft Zivildienstleistende in der Schule zu solchen Fragen von Lebensbedrohung und Lebensperspektive angesprochen werden, haben diese doch keine fest verpflichtende professionelle Rolle und stehen im Alter den Jugendlichen ziemlich nahe.

Unter den professionellen Mitgliedern eines Teams hat der Lehrer allerdings stets den engeren persönlichen Kontakt zum Schüler, da er zum einen mehr Zeit mit dem Schüler verbringt als die übrigen Mitglieder des Betreuungsteams es vermögen, und zum anderen jemand ist, der ihm – im Gegensatz zu Ärzten und Pflegepersonal – keine Unannehmlichkeiten und Schmerzen zufügen muss.

„Die Erzieher in der Krankenhausschule wirken nicht nur mit ihrer Wissensvermittlung oder in allgemeiner erzieherischer Tendenz. Sie können auf ihrem Arbeitsfeld und in ihrer individuell eingehenden Art oft besser als Andere Schmerzen lindern, Ängste und Sorgen zerstreuen, Trost geben und auch für den Arzt wertvollen Einblick bekommen in das Fühlen des kranken Kindes oder Jugendlichen" (Hertl, 1987, S. 307).

Außerdem ist der Lehrer nun wiederum dem Kind nicht so nahe, wie dies zu seinen engsten Bezugspersonen, den Eltern, steht; insofern ist er emotional auch nicht so sehr in das Sterben des Kindes involviert wie dessen nächste Bezugspersonen, so dass er eher ein Gesprächspartner für das Kind sein kann.

Wenn das Kind den Lehrer als Begleiter in der existenziell bedrohlichen Situation auswählt, nimmt dieser eine Schlüsselposition innerhalb der Betreuenden ein.

Abgängig von seinem Engagement und anderen Verpflichtungen ist es durchaus auch möglich, dass der Lehrer dem Schüler auch in der Todesstunde beisteht, wobei Haas jedoch kritisch anmerkt:

„Kinder und Eltern mögen den Psychotherapeut, die Kindergärtnerin oder die Lehrerin als Gesprächspartner suchen. In der letzten Phase sind es meist die Schwestern, die bei ihnen sind“ (Haas, 1981, S. 137).

In unserer Erkundungsstudie konnten wir sehen, dass drei der 13 interviewten Lehrer auch in der letzten Phase beim sterbenden Schüler geblieben sind und ihn mit den Eltern zusammen begleitet haben. Ein Lehrer berichtete:

„Man hat ihn noch reanimiert, und er ist dann im Krankenhaus noch einige Tage gewesen, aber wie gesagt, im Koma. Ich bin dann sofort hingefahren, als ich das gehört habe. Habe mich natürlich um die Eltern bemüht, bin mit denen zusammen gewesen, bin natürlich auch bei dem Jungen geblieben, so wie ich das vermochte ...“ (Interview Nr. 7, S. 79).

Lehrer sollten sich der Anforderungen in der Begleitung eines sterbenden Schülers bewusst sein und nicht nur reflcktieren, ob sie sich einer derart extremen und intensiven Beziehung gewachsen fühlen, sondern sich auch den hoffnungsvollen Mut zutrauen, in der Sterbebegleitung eine tiefe menschliche Erfahrung machen zu können. Dazu erklärt Reinhold (1981, S. 97):

„Die tiefgreifendste Erfahrung des Pädagogen im Kinderkrankenhaus ist das Miterleben des Sterbens von Kindern, die er tagtäglich unterrichtet und betreut hat.“

In jedem Falle muss sich der Lehrer, der mit sterbenden Schülern arbeitet, von einem traditionellen beruflichen Selbstverständnis, das vor allem die Aufgaben des Unterrichtens und Lehrens impliziert, lösen:

„Wenn der Lehrer aber nicht willens und in der Lage ist, sich ... aus seinem traditionellen Rollen- und Selbstverständnis zu lösen, wird er kaum in der Lage sein, angemessen auf die veränderte Struktur des Erziehungsverhältnisses einzugehen, sein Handeln, seine Einstellungen entsprechend zu modifizieren“ (Wienhues, 1991, S. 515).

Dementsprechend muss er die Beziehung zu seinem Beruf definieren. Diese professionelle Beziehung steht unter einem doppelten Aspekt: Der planvollen Gestaltung von Unterricht einerseits und dem Lebensbeistand angesichts der Lebensbedrohung. In diesem Doppelaspekt zeigt sich ein möglicher Widerspruch: Die Intentionen und Aufgaben des Lehrers stimmen nicht notwendigerweise mit denen der Institution Schule überein. Schmeichel kennzeichnet diesen Sachverhalt wie folgt:

„Da wird ein Widerspruch spürbar zwischen dem, was man planvoll gestalteten Bildungsprozess nennt, und dem, was die sinnvolle Gestaltung der Gegenwart mit ihrem menschlichen Zug zum erkrankten Schüler erfordert" (Schmeichel, 1978a, S. 41).

Der Lehrer, der von der Institution Schule beauftragt ist, Unterricht zu erteilen und die Schüler zu qualifizierten Bildungsabschlüssen zu führen, wird in der Begegnung mit lebensbedrohlich erkrankten Schülern mit Bedingungen konfrontiert, die die Überschreitung der Grenzen seiner Rolle notwendig machen: Neben der pädagogischen Begleitung des sterbenden Schülers muss auch das außerschulische Umfeld in die Arbeit einbezogen werden. Schmeichel erachtet die Koordination dieses breiten Aufgabenspektrums als sehr schwierig.

„Die Synchronisation dieser sehr differenzierten und schwierigen Aufgaben mit den engeren schulischen Aufgaben eines Lehrers in seiner Klasse ist schwer zu leisten" (Schmeichel, 1978a, S. 42).

Um dieses Ziel erreichen zu können, ist eine umfassende Definition des beruflichen Selbstverständnisses und dessen Professionalisierung notwendig. Die aus der Begleitung erwachsenden Tätigkeiten sind in das Berufsbild des Lehrers zu integrieren.

Das Handeln in der Begleitung basiert auf Kenntnissen der Sterbeforschung. Die Arbeitsweise des Lehrers erfordert eine Konkurrenz mit seinen physischen und psychischen Möglichkeiten. Dazu ist Grundbedingung eine Reflexion der eigenen Einstellungen gegenüber Tod und Sterben sowie die Akzeptanz bestehender Grenzen und Schwierigkeiten in der praktischen Arbeit. Berndt ergänzt zu Recht, dass der Lehrer sich nicht überfordern, sondern auch Hilfe annehmen sollte (Berndt, 1987, S. 140).

Das Engagement in dieser schwierigen Arbeit darf nicht mit Selbstaufopferung verwechselt werden; um eine solche zu vermeiden, ist die erforderliche Distanz zur Arbeit einzuhalten. Dazu hilft die Betrachtung der eigenen Arbeit aus einer anderen Perspektive.

Über das Problem der Selbstaufopferung bzw. die Gefahr, sich mit den Problemen allzu sehr zu verstricken, berichtete uns eine Lehrerin anlässlich eines Wochenendseminars über Lebensbeistand und Sterbebegleitung bei lebensbedrohlich erkrankten Schülern:

„... und dann steht mir diese Mutter mit den zwei muskeldystrophen Kindern immer noch vor Augen. Beide Kinder waren mir aus meiner Klasse bzw. aus der Schule seit langem vertraut. Die Frau war allein erziehend und ich weiß auch nicht mehr genau, wie es dazu kam. Jedenfalls entstand ein bestimmter Sog. Sie fand bei mir Verständnis und sie brauchte mich. So habe ich mich denn nicht nur beruflich engagiert, sondern viel privates auch mit der Frau gemacht. Das war nicht irgend so eine Zusammenarbeit mit Eltern, sondern war schon fast eine private Freundschaft. Und weiß Gott, was haben wir gelitten und was haben wir gelegentlich auch gemeinsam gelacht. Es war eine unheimlich harte Zeit, als abzusehen war, dass es mit dem ersten Sohn zu Ende ging. Da haben wir uns schon gegenseitig gestützt und als der erste Junge gestorben war und wie als Mahnung der zweite Sohn lebte, ging die Tragik erst richtig los. Ich habe in der Zeit viele meiner eigenen Interessen hinten angestellt, habe mich hinein gestürzt und gesagt, mein Gott, irgendwer muss doch der Frau beistehen, und es war auch zum Teil ein beglückendes Gefühl, helfen, miteinander weinen, schreien zu können, Abschied zu nehmen und auch wieder ganz vertraut und ruhig zu werden. Im Rückblick muss ich sagen, dass ich da auch mal einen Teil meiner Person oder meiner Lebenszeit gelassen haben. Und im Nachhinein muss ich sagen, dass ich das so nicht wiederholen würde. Da habe ich irgendwo die Grenze nicht mehr sehen können, bin hinein in all diese Tragik von Helfenwollen, etwas Tunwollen und letzten Endes doch nur gut begleiten können, aushalten, weinen, sich gehenlassen und dann doch wieder sich aufrappeln und gemeinsam eine gute Tasse Kaffee zu trinken." (p. M.)

Trotz allem Respekt vor der Leistung der Lehrerin – sie deutet selbst in ihrer Reflexion an, dass sie vielleicht einen Schritt zu weit gegangen ist, Grenzen nicht eingehalten hat und sich allzu sehr mit den Problemen ihrer Schüler und deren Mutter identifiziert hat. Berndt meint dazu provokativ, dass ein Lehrer, der lebensbedrohlich erkrankte und sterbende Kinder begleitet, die Fähigkeit besitzen sollte, sich selbst genügend zu lieben und hinreichend egoistisch zu sein. Diese Fähigkeit ist zum einen eine wichtige Voraussetzung zum Aufbau einer emotionalen Beziehung zum Schüler, zum anderen ermöglicht sie es, Abstand von der Arbeit zu gewinnen, um neue Kräfte für den Begleitungsprozess zu sammeln. Berndt, der seit Jahren als Schulaufsichtsbeamter tätig ist, wies deshalb darauf hin:

„Ich habe gelernt, dem Eifer, dem Aktionismus, der Ruhelosigkeit des Mitarbeiters zu misstrauen, der so sehr in seinem Beruf gefangen ist, dass er darüber seine eigenen Bedürfnisse vernachlässigt" (Berndt, 1987, S. 141).

5.2 Das Verhältnis des Lehrers zu Sterben und Tod als Voraussetzung für Lebensbeistand und Sterbebegleitung

Lebensbeistand und Sterbebegleitung kennzeichnen den Charakter des Umgangs mit den Kindern. Es ist unpassend, von einer „Pädagogik im Angesicht des Todes" zu sprechen. Die Kinder sind in der extremsten Erfahrung ihres Lebens, der des nahenden Todes; ihnen würde das Leben schon vor ihrem Tod genommen werden, wenn alles auf das Ziel des Sterbens orientiert würde. Solange die Kinder im Leben sind, haben sie ein Recht, dass dieses Leben erfüllt wird. Und eine Pädagogik, die sich ja auch sonst von einer Defizitorientierung weitgehend abgewandt hat, sollte auch angesichts der Lebensbedrohung ein verlässlicher Anwalt für das Leben des Kindes sein. Den Kindern muss durch eine allzu todesorientierte Sicht, die oft mehr ein erschauderndes Problem des Pädagogen darzustellen scheint, das Leben nicht schon vor dem Tod genommen werden.

Dementsprechend sprechen wir hier von Lebensbeistand und Sterbebegleitung.

Anstelle des Terminus „Begleitung" wird auch der Begriff „Sterbehilfe" gebraucht. Sporken (1979, S. 31) führt diesen Begriff an, der jedoch aufgrund der Nähe zu dem im medizinischen Bereich verwendeten Begriff der aktiven oder passiven Sterbehilfe missverständlich ist.

Wir sprechen hier von zwei sich ergänzenden Aspekten: dem Lebensbeistand einerseits und der (Sterbe-)Begleitung andererseits. Begriffe wie Pflege, Betreuung, Förderung oder Förderpflege genügen, wie auch Seifert (1991) konstatiert, den Bedürfnissen der existenziell gefährdeten Schülern nicht, da sie nur Abhängigkeiten auf Seiten des Schwächeren postulieren.

> „Begleitung ist dagegen als Angebot gemeint, mit diesem (dem lebensbedrohlich erkrankten Schüler) ein Stück seines Weges durch die Krankheit oder im Sterben mitzugehen" (Seifert, 1991, S. 505).

Sterbebegleitung beinhaltet insofern auch einen großen Respekt vor der Selbstständigkeit des Kindes. Bei Saint-Exupery sagt der kleine Prinz als es ans Sterben geht: Begleite mich nicht,

> „lass mich einen Schritt ganz alleine tun" (Saint-Exupery, 1996, S. 119).

Die Lehrpersonen sind sich in dieser Beziehung nicht einig. Für manche scheint es schwierig, die gewohnten Aufgaben des Unterrichtens zugunsten der Begleitung zurückzustellen. Viele Lehrer wollen die Begleitung möglichst eng an ihrem gewohnten Aufgabenbereich orientieren, um nicht zu stark emotional involviert zu werden; so geraten sie aber in Gefahr, die existenziellen Bedürfnisse der Schüler zu vernachlässigen.

Für andere Lehrpersonen scheint die Begleitung sterbender Schüler wiederum ganz selbstverständlich zu ihren Aufgaben zu zählen. Ein Lehrer äußert sich wie folgt:

> „Ich finde immer, Begleitung, das ist ein großes Wort. Ich meine, man muss man selbst sein, d. h. Mensch bleiben. Ein Mensch sein und bleiben. Im Grunde das zeigen in so einer Situation, was völlig normal ist" (Interview Nr. 7, S. 87).

Diese Aussagen machen deutlich, dass Sterbebegleitung auf einer inneren Einstellung basiert, die dem sterbenden Menschen entgegen gebracht wird; sie ist von großem Respekt gegenüber dem Sterbenden getragen. Der Begleiter öffnet sich dem Sterbenden als Mensch und nimmt diesen in seiner existenziellen Bedrohtheit an. Der Begleiter gibt Hilfe, indem er dem sterbenden Menschen einfach nahe ist; damit versetzt er diesen in die Lage, seine Probleme und Ängste zu bewältigen und seinen eigenen Tod zu sterben.

Einen sterbenden Menschen zu begleiten heißt nicht, sich in das Leben des Anderen einzumischen oder diesen zu bevormunden; es sollte ein Angebot für den Sterbenden sein und kann von diesem akzeptiert oder negiert werden. Denn der sterbende Mensch wählt seinen Begleiter selbst aus; dies bemerkt auch eine Lehrerin:

> „In der Regel suchen sich gerade progredient erkrankte Schüler eigentlich ihre Begleitung, wenn man so will, selbst aus. Also, man kann sich jetzt nicht vornehmen: ‚Ich begleite das Kind!' Das kann man in seinem Kopf tun, aber das kann sein, dass das gar nicht funktioniert, weil dieses Kind das vielleicht gar nicht will" (Interview Nr. 9, S. 109).

Ortmann (1997, S. 35) definiert Sterbebegleitung wie folgt:

> „Bei der Sterbebegleitung im weiteren Sinne handelt es sich um eine äußerst intensive Form der Beziehungsarbeit, die dort wirklich möglich ist, wo zwischenmenschliche Beziehungen schon vorher gelebt wurden. Insofern basiert auch die professionelle Sterbebegleitung in erster Linie auf der Einstellung zum Anderen, zum Mitmenschen und erst in zweiter Linie auf dem berufsbezogenen Qualifizierungsprozess."

Sterbebegleitung ist kein spezifisches Handeln, sondern eine Haltung – eine Haltung, die dem sterbenden Menschen vorbehaltlos Akzeptanz und schlichtes Dasein in der Todesstunde signalisiert; eine solch schlichte Haltung gibt dem Sterbenden Halt.

In der Begegnung mit lebensbedrohlich erkrankten Schülern wird der Lehrer immer wieder mit der eigenen Endlichkeit konfrontiert. Das Erleben des Sterbeprozesses provoziert im Lehrer bewusste oder unbewusste Gefühle, die sein eigenes Sterben und den Tod betreffen.

Wie kann der Lehrer seine emotionale Konstitution mit dem Erleben des Sterbeprozesses beim Kind in Einklang bringen, um den Schüler adäquat begleiten zu können?

Dazu ist die wesentliche Voraussetzung die Auseinandersetzung mit dem eigenen Sterben und Tod. Erst wenn der Lehrer für sich ein Verhältnis zu oder ein Verständnis von Sterben und Tod gefunden hat, ist er in der Lage, auf den sterbenden Schüler einzugehen, diesem bei der Bewältigung seiner Ängste zu helfen und ihn in den Tod zu begleiten.

„In der Krankenhausschule und der Schule für Körperbehinderte kann aber jeder Lehrer damit konfrontiert werden. Er sollte darauf vorbereitet sein, möglichst schon im Studium sich mit diesen Fragen auseinander gesetzt, und vielleicht, wenn schon nicht endgültige, so doch vorläufige Antworten gefunden haben" (Wienhues, 1991, S. 515).

Es ist wichtig, sich vor der Begegnung mit sterbenden Schülern seines eigenen Verständnisses von Sterben und Tod bewusst zu sein, um ruhig, gelassen und offen mit den Kindern sprechen zu können.

Eine Auseinandersetzung mit Sterben und Tod, die parallel zur Begleitung eines Schülers verlaufen würde, wird Kräfte raubend sein und eine wirklich hilfreiche Begleitung verhindern.

Für viele Erwachsene ist die Auseinandersetzung mit Sterben und Tod sehr schwierig und konfliktbeladen, weil sie selbst in ihrer eigenen Entwicklung die Tabuisierung von Sterben und Tod erlebt haben. Allein gelassen mit den Fragen und Gefühlen, konnte sich kein gesundes Verständnis vom Tod entwickeln (vgl. Tausch-Flammer u. Bickel, 1995). Um auf die Begleitung eines sterbenden Schülers vorbereitet zu sein, erachten Tausch-Flammer und Bickel es daher als grundlegend,

„dass wir uns zunächst mit unseren eigenen Erfahrungen und Gefühlen auseinandersetzen" (1995, S. 20).

Durch eine bewusste Auseinandersetzung entsteht ein neues Verständnis von Sterben und Tod, das zur Begleitung eines sterbenden Kindes befähigt.

Eine solche Auseinandersetzung steht daher am Anfang der Seminare über Sterben und Tod; diese werden seit mehr als zehn Jahren unter dem Titel „Pädagogische Problemstellungen bei lebensbedrohlich erkrankten und progredient behinderten Kindern" angeboten. Sie finden nach mehreren vorbereitenden Sitzungen in einer Kompaktphase statt. Dazu nutzen wir stets die Abgeschiedenheit und Ruhe der Räumlichkeiten in einem Benediktinerkloster.

Nach einer einführenden Meditation „Mein Weg hierher", in der die Teilnehmerinnen und Teilnehmer den Weg zu diesem Seminar reflektieren, ihre Erwartungen artikulieren, von ihren kleinen Alltagssorgen Abschied nehmen und sich auf das Thema einstimmen, beginnt der erste Abend mit einer ca. einstündigen Meditation zu „Sterben und Tod“:

Wir sind in einem Raum der Stille. Wir haben uns hingelegt, haben eine warme Decke unter uns gebreitet und ein jeder liegt so entspannt, wie er es mag, auf der Unterlage: Entweder in einer Seitenlage, leicht eingerollt wie ein kleines Kind oder flach auf dem Rücken ausgestreckt. Lockern Sie unbequeme Kleidungsstücke und decken Sie sich etwas zu, denn während der Übung könnte Ihnen kalt werden.

Stützen Sie, wenn Sie mögen, den Kopf auf eine Unterlage; dazu können Sie eine zweite Decke zusammenrollen oder entsprechend falten.

Der Raum ist abgedunkelt, wir können uns ganz auf uns selbst konzentrieren. Nur in der Mitte unseres Kreises brennt eine Kerze. Ihr Licht symbolisiert uns Wärme und Leben.

Wir kommen zur Ruhe, liegen schwer und satt auf dem Boden, wir schließen langsam die Augen und spüren unseren Atem. Atmen Sie tief und entspannt. Lassen Sie den Atem durch Ihren Körper strömen. Sie spüren, wie Ihr Körper tiefer in den Boden sinkt, während Sie tiefer in sich hinein sinken.

Atmen Sie tief ein und aus. Beobachten Sie, wie sich Ihr Körper ausdehnt und wieder zusammenzieht. Stellen Sie sich vor, wie Wellen der Entspannung durch Ihren Körper strömen und Sie beruhigen.

Wenn Sie weiterhin den Klang meiner Stimme hören, haben Sie zunehmend das Gefühl von Wohlbehagen und Sicherheit, spüren Sie und genießen Sie dieses wachsende Gefühl von Entspannung und innerer Ruhe.

Der Atem ist Leben. Wir sind lebendig, voll Kraft, Freude, vielleicht auch Wehmut, Niedergeschlagenheit oder innerer Unruhe.

Wir lassen alles von uns fallen. Richten unseren Blick zu uns selbst. Konzentrieren uns auf die Mitte unseres Körpers, dort wo der Bauchnabel ist. Der Nabel, der mich einmal bei der Geburt mit meiner Mutter verbunden hat. Seitdem kann ich selbständig atmen, frei atmen und ich lebe.

Bleiben Sie ganz beim ruhigen Rhythmus Ihres Atmens. Atmen Sie gelassen aus dem Bauch heraus. Lassen Sie beim Einatmen den Bauch anschwellen, der Bauch hebt sich voll, atmen Sie ca. 5 Sekunden tief ein: 1, 2, 3, 4 und 5. Wenn der Bauch ganz voll ist lassen Sie danach ganz langsam den Atmen entweichen, ganz behutsam, langsam ausatmen, nehmen Sie sich Zeit (ca. 15 Sekunden) ...

Atmen Sie jetzt erstmal wieder tief ein, der Bauch füllt sich, hebt sich (ca. 5 Sekunden), und nun lassen Sie ganz langsam wieder ab, konzentrieren Sie sich auf das langsame Ausatmen, das Entweichen Ihrer Luft ... (ca. 15 Sekunden).

Bleiben Sie so eine ganze Weile bei dem entspannten, ruhigen Gefühl; spüren Sie sich voll, satt, erfüllt von Atem; der Atemrhythmus, der Ihnen Leben bedeutet ...

Und während Sie jetzt ganz ruhig und bei sich sind, lassen Sie einfach in sich atmen, überlassen Sie sich ganz dem natürlichen Rhythmus Ihres Atems. Und lassen Sie auch den Gedanken zu, dass unser Leben auch zart und gebrechlich sein kann, dass Leben auch immer Risiko und Gefährdung bedeutet. Lassen Sie diesen Gedanken zu, wehren Sie ihn nicht ab. Lassen Sie weiter in sich atmen. Der Gedanke der Gefährdung des Lebens gehört auch zum Leben.

Atmen Sie weiter ruhig ein. Atmen Sie viel mit dem Bauch ein und ganz lange wieder aus ...

Und bleiben Sie ganz bei dem vollen, satten Gefühl Ihres Lebens .... (weitere ca. 10–15 Minuten).

Und während Sie ganz entspannt und ruhig liegen, tief sich Ihrem Atem überlassen, lassen Sie bitte jetzt folgende Vorstellung zu:

Was würde ich tun, wenn ich jetzt wüsste, dass ich nur noch 24 Stunden, d. h. bis zum morgigen Abend um acht Uhr zu leben hätte.

Was würde ich tun, was würde ich lassen, was wäre mir wichtig, was würde ich veranlassen ...

Gehen Sie diesem Gedanken in Ruhe nach. Während Sie Ihre Gedanken entwickeln hören Sie eine leise, langsame, dazu passende Musik (3. Satz Adagietto aus G. Mahler, Symphonie Nr. 5). Sie soll Ihnen erleichtern, in Gelassenheit Ihre Gedanken aufkommen zu lassen, zu verfolgen, weiterzuführen und Ihnen nachgehen zu können (ca. 10–15 Minuten).

Wir wollen diese Übung langsam beschließen, ein jeder nehme sich soviel Zeit, wie er braucht, um wieder ganz zurückzukehren: Zurückzukehren in das Gefühl ich lebe, in diesem Körper, in diesem Raum, in dieser Gegenwart, ich dehne und strecke mich langsam, bewege meine Arme und Beine. Atme tief durch und wenn ich es möchte, öffne ich meine Augen.

In der Regel verharren die Teilnehmerinnen und Teilnehmer noch eine längere Zeit im Schweigen, bis sich dann allmählich ein Gespräch entwickelt über die Bedeutung von Leben, Sterben und Tod sowie das, was einem im Leben bedeutsam ist und beim Abschiednehmen wichtig wäre.

Es gibt vielfältige Determinanten des Verständnisses und der Bedeutung von Sterben und Tod. Diese Determinanten sind nicht immer bewusst. Gerade weil solche unbewussten Einflüsse angenommen werden können, ist eine bewusste Auseinandersetzung mit Sterben und Tod entscheidend.

„Es kann nicht oft genug betont werden, dass nur, wer über den eigenen Tod nachgedacht hat und dieses Wissen in sein Selbstverständnis integriert hat, Sterbende gut betreuen kann und nicht nur technisch optimal versorgt“ (Löschner, 1992, S. 367).

Eine von Daut von November 1977 bis Januar 1978 durchgeführte Untersuchung an Schulen für Körperbehinderte zeigte die große Unsicherheit von Pädagogen im Umgang mit lebensbedrohlich erkrankten Schülern auf. Von 46 befragten Lehrern hatte nur ein Lehrer einen muskeldystrophen Schüler bis zum Tod begleitet. Aufgrund der kleinen Stichprobe kann die Untersuchung selbstverständlich keine Repräsentativität beanspruchen, deutet aber einen bestimmten Trend an. Daut begründet die Unsicherheit der Lehrer mit den Ängsten, die sie in der Konfrontation mit Sterben und Tod erleben. Die Lehrer haben für sich noch kein Verständnis von Sterben und Tod entwikkelt. Der Tod ist für sie ein Tabu, er wird verdrängt. Dies gelingt leicht, da Pädagogen in einem Umfeld mit jungen Menschen arbeiten, in dem der Tod kaum präsent ist.

Zu einem ähnlichen Ergebnis kam auch die Befragung von Plützer und Rausch (1980) an 106 Bezugspersonen muskeldystropher Kinder; auch sie fanden nur wenige Pädagogen, die Erfahrungen hatten bzw. die es sich zutrauten, das Thema „Sterben und Tod" im Unterricht zu behandeln. Dieses Bild hat sich allerdings wohl in den letzten Jahren gewandelt: Tod und Sterben werden von einigen Pädagoginnen und Pädagogen durchaus im Unterricht thematisiert; einige berichten auch von konkreten Erfahrungen in der Begleitung lebensbedrohlich erkrankter Schüler. Auch unsere durchgeführten Interviews machen eine Entwicklung zu einem offeneren Verhältnis zu Sterben und Tod deutlich. Schließlich haben wir einige Lehrpersonen gefunden, die Erfahrungen in der Begleitung hatten und von den 13 interviewten Lehrpersonen hatten bereits drei häufiger lebensbedrohlich erkrankte Schüler bis zum Tod begleitet.

Da ist es interessant zu erfahren, welches Verständnis die befragten Lehrer vom eigenen Tod haben. Lassen sich Implikationen des eigenen Verständnisses von Tod und Sterben auch in der Begleitung sterbender Schüler erkennen?

Zunächst ist wichtig, dass alle interviewten Lehrer sich schon einmal mit ihrem eigenen Todesverständnis auseinandergesetzt hatten.

„Selbstverständlich. Ich bin 44, ich habe in meinem Freundeskreis gerade in den letzten Jahren etliche Leute verloren. Wir haben viel philosophiert und gesprochen" (Interview Nr.9, S. 114).

Eine Lehrerin berichtete sehr ausführlich von ihren eigenen Erfahrungen mit Sterben und Tod:

„Für mich selbst steht das im Zusammenhang damit, dass ich selbst, bevor ich hier an der Schule angefangen habe, sehr intensiv mit dem langsamen Sterben meiner Mutter zu tun hatte. Die war an Darmkrebs erkrankt und hat ungefähr anderthalb Jahre danach noch gelebt. Und ich habe sie als einziges Kind dann auch betreut bis zum Tod. Und damals, das war 1968, war das überhaupt noch nicht üblich, dass man ehrlich darüber sprach. Wir haben uns alle gegenseitig belogen, und das habe ich im Nachhinein als das Schlimmste empfunden, da meine Mutter bestimmt zuletzt gewusst hat, dass sie sterben wird und das auch einmal sehr deutlich ausgedrückt hat: `Jetzt sag mir doch, was los ist`. Und ich es aber nicht getan habe. In dem Zusammenhang habe ich mich viel damit beschäftigt und nachher eigentlich auch immer noch, aus ganz persönlichem Interesse. Mit der Frage, was macht Sinn, was macht Leben aus? Und ist es jetzt womöglich eine Sache von Zeit und was sind eigentlich die Qualitäten? Und dazu kommt, glaube ich, auch noch was Persönliches: Dass mein Mann jüdisch ist und Bergen-Belsen nur ganz knapp überlebt hat. Er sagte, dass er drei Tage vor seinem Tod befreit worden wäre, dass er fast verhungert wäre. Das bringt mich also auch noch mal in die Nähe von Lebensbedrohtheit. Und noch etwas, was Persönliches, ist, dass ich eine alte Tante habe, die jetzt fast 101 Jahre ist und mit dem immer stärker werdenden Abnehmen der Kräfte konfrontiert ist. Und die letzten zwei Jahre auch psychisch immer schwächer geworden ist und wo auch einfach ein ganz langsames Sterben zu begleiten ist" (Interview Nr. 13, S. 138–139).

In den weiteren Interviews fand sich die Tendenz, dass Lehrer, die sich sehr intensiv mit ihrem eigenen Sterben auseinandergesetzt hatten, eine intensivere Beziehung zum Schüler in der Begleitung aufbauen konnten, wohingegen die Begleitung denjenigen Lehrern schwer fiel, die für sich noch keine klare Vorstellung von Sterben und Tod gefunden hatten.

Auch die Todesvorstellungen waren breit gefächert. Sie reichten von der Idee, dass mit dem Tod alles aus ist, über die Hoffnung auf ein Leben nach dem Tod bis hin zu Reinkarnationsgedanken. Aber auch die eigene Ungewissheit angesichts dieser Vorstellungen wurde ausgedrückt.

„Ja, ich würde es gerne so sehen, dass es wirklich nur ein Übergang in eine andere Form ist" (Interview Nr.10, S. 121).

„Für mich nur ein Übergang in einen anderen Bewusstseinszustand. Denn ich denke nicht, dass Energie irgendwann sterben kann – was also so allgemein als Seele bezeichnet wird. Ich bin also auch, ich glaube auch an Reinkarnation. Das ist also, es geht nur die Hülle kaputt" (Interview Nr. 2, S. 26).

Zwiespältig waren die Antworten der Lehrer auf die Frage, ob sie von einer sie treffenden tödlichen Erkrankung wissen wollten: Hier zeigten sich Differenzen zwischen den Antworten auf diese Frage und dem Verhalten der Lehrer in der Begleitung sterbender Schüler. Obschon alle Lehrer bekundeten, selbst von einer tödlichen Erkrankung wissen zu wollen, hielt es kaum ein Lehrer für richtig, einen lebensbedrohlich erkrankten Schüler über seinen Zustand aufzuklären und offen mit ihm zu reden.

„Nehmen wir an, Sie hätte eine tödliche Erkrankung, wollten Sie, dass es Ihnen jemand sagte?

Ja, auf jeden Fall. Also, würde ich erwarten, habe ich auch so abgesprochen in meinem privaten Rahmen, dass ich das so haben will" (Interview Nr. 11, S. 128).

Angesichts des Wunsches nach einer bewussten Auseinandersetzung mit Sterben und Tod ist zu fragen, warum den lebensbedrohlich erkrankten Schülern die bewusste Auseinandersetzung mit ihrer Erkrankung verwehrt wird und diese mit ihren Ängsten und Gedanken allein gelassen werden.

Es wird negiert, dass ein Schüler, der keine ersichtlichen Äußerungen macht, sich nicht doch mit seiner Lebensbedrohung beschäftigt.

„Wenn ich merke, dass einer nicht leidet, dann habe ich keinen Grund, da schlafende Hunde zu wecken. (...) Aber jetzt zu einem zu sagen, der da ganz fröhlich sitzt und keine erkennbaren negativen Erscheinungen zeigt, da gibt es für mich keinen Grund, diesen armen Kerl zu irritieren. Und das war bei diesem Jungen so. Es gab auch keine indirekten Äußerungen. Also, was da jetzt Verdrängung war oder was einfach nur Ruhen-in-sich war oder was möglicherweise Naivität war, das konnte man im Einzelnen nicht auseinanderhalten“ (Interview Nr. 7, S. 86–87).

Die Frage, ob das Schweigen eines Schülers über seine Lebensbedrohung oder dessen aufgesetzte Fröhlichkeit nicht auch indirekte Signale sein können, die nach Hilfe verlangen, wird später im Kapitel über die Selbstmitteilung sterbender Kinder noch einmal aufgegriffen werden. Viele Berichte unterstützen durchaus die Vermutung, dass viele Jugendliche um ihre Lebensbedrohung wissen und Interesse an einer Aufklärung deutlich signalisieren. Nur erwarten sie diese häufig weniger von den Personen, denen sie besonders nahe stehen (Eltern, Ärzte); auch Lehrer ziehen sie nur bedingt ins Vertrauen. In der schulischen Praxis sind es häufiger z. B. die Zivildienstleistenden, an die sich vertrauensvoll mit dieser existenziellen Frage gewandt wird.

Die eigene Unsicherheit und persönliche Ängste bezüglich Sterben und Tod halten viele Lehrer von einem offenen Gespräch mit dem Schüler ab.

In diesem Zusammenhang erstaunt, dass die Ängste der Lehrer häufig die Art und Weise des Sterbens betreffen: Ersticken, Erschossen werden, Ertrinken oder Verbrennen werden als furchterregende Todesarten genannt. Auch die Angst vor einem schmerzhaften, qualvollen Sterben wurde wiederholt geäußert.

„Und ich hätte auch Angst davor, weil ich das auch gesehen habe, dass Sterben nicht immer so leicht ist, vor diesen Schmerzen, die unter Umständen damit verbunden sind, die sehr übermächtig werden können“ (Interview Nr. 9, S. 114).

Ebenso nannte eine Lehrerin den Wunsch, nicht durch lebensverlängernde Maßnahmen am Leben gehalten zu werden. Nur einmal wurde die Angst vor dem Alleinsein im Sterben angedeutet:

„Ich sage immer ... so im letzten Moment, man sagt immer: Nicht alleine sterben. Möchte ich auch nicht. Ich möchte auch, dass mir jemand die Hand hält“ (Interview Nr. 10, S. 122).

Wir haben zeigen können, dass die bewusste Auseinandersetzung des Lehrers mit dem eigenen Sterben und Tod eine wesentliche Voraussetzung für die Begleitung sterbender Schüler ist. Allerdings haben wir auch gesehen, dass wiederholt Widersprüche zwischen dem eigentlichen Verständnis der Lehrer von Sterben und Tod und ihrem Handeln in der Begleitung auftreten.

5.3 Ansätze in der Sterbebegleitung

5.3.1 Dimensionen der Begleitung

Mit Aspekten des Sterbens und des Todes aus medizinischer, sozialwissenschaftlicher und geisteswissenschaftlicher Sicht befasst sich das interdisziplinäre Forschungsgebiet der *Thanatologie* (vgl. Kasteel, 1986, S. 50).

Ein Pädagoge, der einen lebensbedrohlich erkrankten Schüler im Prozess des Sterbens begleitet, könnte als „thanato-therapeutisch" Tätiger bezeichnet werden. Neuerdings wird auch im Bereich der Pädagogik der Terminus „prä-/peri-/postthanatale Pädagogik" bzw. „Pädagogik im prä-/peri-/postthanatalen Problemkreis" verwendet (vgl. u. a. Ortmann, 1996). Es fragt sich grundsätzlich, was damit gewonnen ist, wenn für mitmenschlichen Beistand ein scheinbar schwergewichtiges altgriechisches Vokabular benutzt wird. Damit wird Wissenschaftlichkeit nur dem Anschein nach hergestellt. Zudem ist zu bedenken, inwieweit mit einer spezifizierenden Abgrenzung des pädagogischen Handlungsfeldes nicht auch eine ausgliedernde Funktion verbunden sein kann. Kinder bleiben Kinder, Menschen bleiben Menschen und Pädagogik bleibt Pädagogik, gleichwie, ob diese Menschen behindert, final erkrankt oder nichtbehindert genannt werden.

Die Aufgaben des Lehrers können in der sozialen, psychischen und pädagogischen Betreuung des Schülers liegen. Seine Tätigkeit bezieht sich auf vier Ebenen:

- Die *intrapersonale Ebene*: Diese umfasst das individuelle Sterbeerleben des Kindes, die verschiedenen Todeseinstellungen und den Trauerprozess.
- Die *interpersonelle Ebene*: Diese bezieht sich auf den Umgang mit dem sterbenden Schüler, der durch vielfältige Bedingungen beeinflusst wird.
- Die *institutionelle Ebene*: Diese betrifft die Sterbesituation in Institutionen wie beispielsweise im Krankenhaus. Auch Todes- und Trauerriten sowie der „gesellschaftlich legitimierte Umgang mit dem Tod" (Kasteel, 1986, S. 88) gehören in diesen Bereich.
- Die *ideelle Ebene*: Diese beschäftigt sich mit Fragen der Ethik unter theologischen und philosophischen Gesichtspunkten.

5.3.2 Professionalisierung der Begleitung?

Es entspricht einer allgemeinen Tendenz in modernen Gesellschaften, dass sich diese in ihren Aufgaben immer stärker differenziert, spezifiziert und delegiert. Dementsprechend werden auch viele Formen und Aufgaben mitmenschlicher Hilfe professionalisiert. Von daher mag es nur folgerichtig sein, auch für Lehrer eine Ausbildung in Sterbebegleitung zu fordern.

Doch dies geschieht kaum.

Wolff, 1979, S. 90, konstatierte:

„Die Voraussetzungen für eine solche psychologische Betreuung der lebensbedrohlich erkrankten Kinder und ihrer Familien wird von vielen bisher als sehr unzulänglich erlebt."

In der Zwischenzeit scheint sich an dieser Situation nicht viel verändert zu haben. So berichtete in unseren Interviews lediglich ein Lehrer davon, sich während seines Studiums mit der Sterbebegleitung beschäftigt zu haben. Deshalb fordert auch Höhn (1996, S.59), dass die Lehrer geschult sein müssen, um auf die Bedürfnisse eines lebensbedrohlich erkrankten oder sterbenden Schülers eingehen zu können; und Ortmann (1997, S. 35) ergänzt:

„Diejenigen Lehrer, die den Anspruch der pädagogischen Begleitung ihrer progredient erkrankten Schüler ohne eine professionelle Vorbereitung und Qualifizierung umzusetzen versuchen, laufen Gefahr, sich selbst einerseits zu überfordern und andererseits dem Kind und seinen Angehörigen keine stetige, entkrampfte Zuwendung zukommen lassen zu können. Aufgrund eigener, unverarbeiteter Ängste und der erlebten Bedrohung der eigenen physiologischen und psychischen Integrität kann es vorkommen, dass ihr pädagogisches Handeln erhebliche Diskontinuitäten aufweist und sich auf der ganzen Bandbreite zwischen ‚overprotection' und ‚Abwehr' bewegt."

Seifert (1991, S. 505) spricht sich in seinem Beitrag gegen eine Begleitung aus, sofern diese nur auf vermittelten Handanweisungen basiere:

„Eine Professionalisierung oder rezepthafte Handlungsanweisungen kann und darf es bei der Begleitung lebensbedrohlich erkrankter Schüler nicht geben, da jegliche Routine die Sensibilität gegenüber den Signalen des Leidenden verschüttet und den Blick für die interindividuell so unterschiedlichen Bemühungen, mit der Existenzbedrohung umzugehen, verstellt."

Sporken (1979, S. 39) betont:

„Jeder ehrliche Versuch, einem Sterbenden zu helfen, ist an sich schon wertvoll. Wir dürfen riskieren, dass wir es noch nicht vollkommen können. Die Erfahrung lehrt, dass dem, der ernsthaft versucht, einem Sterbenden zu helfen, selbst von diesem Sterbenden geholfen wird."

Dies bedeutet, dass es bei den Fragen der Sterbebegleitung nicht so sehr um konkretes Handlungswissen als vielmehr um eine Grundhaltung geht. Durch Reflexion über das eigene Verhältnis zu Sterben und Tod ist schon eine wesentliche Grundlage bereitet. Eine weitere Spezifikation – etwa

i. S. einer thanatotherapeutischen Pädagogik – mag hilfreiche Anstöße geben, steht aber auch in der Gefahr, die Haltung grundsätzlicher Offenheit, die auch das Wagnis der Unvollkommenheit und Unprofessionalität beinhaltet, zu verlieren.

5.3.3 Grundhaltungen des Begleiters

Schmitt (1983, S. 35) fordert drei Grundhaltungen des Begleiters in der Betreuung eines sterbenden Schülers: personale Verfügbarkeit, Aufrichtigkeit und Einfühlungsvermögen.

Personale Verfügbarkeit kennzeichnet die Zeit, die Fähigkeit und den Mut, sich in die psychische Lage des sterbenden Kindes einzufühlen.

Die Unsicherheit eines Lehrers, der sich nicht in der Lage fühlt, ein Kind im Sterben zu begleiten, drückt sich in vielfältigen Abwehrmechanismen aus. Unruhe, Ungeduld oder Geschäftigkeit des Lehrers in der Begleitung äußern sich in seiner Sprache, Gestik und Mimik. Das sterbende Kind nimmt solche – auch unbewussten – Signale der Umwelt sehr genau wahr und reagiert mit Rückzugsverhalten.

Die zweite der von Schmitt genannten Grundhaltungen in der Begleitung ist die Aufrichtigkeit: Sie ermöglicht dem sterbenden Schüler, Vertrauen zu fassen.

> „Der häufig zu beobachtende emotionale Rückzug krebskranker Kinder, der sich in Schweigen, aber auch in Passivität und übertriebener Kooperation äußern kann, verliert an Intensität, wenn das ärztliche und pflegerische Personal ein Modell für offenes Verhalten bietet“ (Schmitt, 1983, S. 37).

Eine aufrichtige Haltung lässt eine Vertrauensbeziehung zwischen dem Lehrer und dem Kind entstehen. Es ist für den Schüler von Bedeutung, den Lehrer auch von seiner menschlichen Seite zu erleben, nicht immer nur dessen Zuversicht und Sympathie zu spüren, sondern auch Ungeduld und Ärger. Schmitt (1983, S. 38) schließt daraus:

> „Der Patient fühlt sich ernst genommen und ebenfalls ermutigt, ehrlich und angstfrei Enttäuschung, Trauer und Wut zu zeigen.“

Der Lehrer soll dem Schüler in der Begleitung nicht nur mit bewährten Erziehungs- und Leistungsvorstellungen, sondern auch als Weggefährte begegnen. Viele der interviewten Lehrer beschreiben die Begleitung als „Beziehungsarbeit“:

„Das macht auch einen Unterschied in der Art der Arbeit, wie man auch an die Kinder heran kommt bzw. was für eine Beziehung man überhaupt aufbauen kann. Und die Begleitung kann eigentlich nur über Beziehung laufen“ (Interview Nr. 9, S. 99–100).

Auch die Grundhaltung der Einfühlung ist eine wichtige Voraussetzung für eine vertrauensvolle und tragfähige Beziehung zwischen Lehrer und Schüler. Indem der Lehrer versucht, sich in die Situation des Kindes einzufühlen, stärkt er die Selbstachtung des Schülers, welche dieser im Verlauf der Krankheit zu verlieren scheint. Dazu sind entwicklungspsychologische Kenntnisse hilfreich; damit kann sich der Lehrer leichter in die Befindlichkeit des Schülers einfühlen. Der Lehrer muss sensibel sein für die seelische Befindlichkeit und die Ausdrucksformen des Kindes, welche vielfach nonverbaler Art sind.

Schmitt (1983, S. 40) konstatiert aber auch:

„Die Empathie mit dem kranken Kind ist in vieler Weise störanfällig.“

Es besteht die Gefahr, dass der Begleiter emotional von der Situation überwältigt wird.

„Angst, tiefe Niedergeschlagenheit und das Gefühl von Sinnlosigkeit ärztlichen und pflegerischen Tuns können sie schutzlos machen und in ihren vielfältigen Pflichten verunsichern.“

Insgesamt muss die Grundhaltung Verfügbarkeit signalisieren, aufrichtig und einfühlsam sein; sie muss sich soweit öffnen, dass sie das Wagnis des Scheiterns einschließt.

5.3.4 Die nicht-direktive Kinderpsychotherapie

Die nicht-direktive bzw. kindzentrierte Psychotherapie orientiert sich an Prinzipien, die in der Begleitung bei lebensbedrohlich erkrankten und sterbenden Kindern hilfreich sein können. Dieser therapeutische Ansatz ist insbesondere von Haupt (1983; 1996) für die Arbeit mit körperbehinderten und lebensbedrohlich erkrankten Schülern propagiert worden. Auch in unseren Interviews erklärten zwei Lehrer, dass sie sich in ihrer Arbeit an den Prinzipien des kindzentrierten Konzepts von Rogers orientieren.

Die Methode der nicht-direktiven bzw. personenzentrierten Psychotherapie wurde von Rogers (1942) ursprünglich für Erwachsene konzipiert. Axline entwickelte sie weiter zu einer Kinderpsychotherapie.

Der personenzentrierten Arbeitsweise liegt folgende wesentliche Annahme zu Grunde:

„Jedes Individuum hat die Fähigkeit, seine eigenen Probleme der Störung befriedigend zu lösen, und zwar besser, als das irgendwie ein Außenstehender vermag. Jedes Individuum hat einen entscheidenden Drang zu wachsen, zu reifen und zur Selbstverwirklichung zu gelangen. Diese Kräfte bestimmen entscheidend das Verhalten des Individuums. Im Zuge dieser Kräfte erscheint auch dem Individuum ein reiferes Verhalten im Allgemeinen befriedigender als unreifes Verhalten" (Tausch u. Tausch, 1956, S. 22).

Die Grundkonzeption der nicht-direktiven Psychotherapie besagt, dass jedes Individuum über die Fähigkeit zur Selbstverwirklichung verfügt.

„Dieser Drang, sich selbst zu realisieren, unabhängig und selbständig zu werden, Entscheidungen zu treffen, vor der Umwelt zu bestehen, ist so immanent wirksam, dass man seinem Wirken häufig keine besondere Beachtung schenkt. Erst dann, wenn er in einigen Situationen nicht wirksam ist, gewinnt man eklatante Anhaltspunkte für seine immanente Existenz" (Tausch u. Tausch, 1956, S. 23).

Eine lebensbedrohliche Erkrankung stellt eine Situation dar, in der das Bestreben, sich selbst zu realisieren, begrenzt wird oder fehl schlägt. Der lebensbedrohlich erkrankte Schüler verfügt über keine adäquaten Verhaltenskonzepte, um diese Situation allein zu bewältigen.

Nach den Prinzipien der nicht-direktiven Kinderpsychotherapie wird eine Änderung des inneren Erlebens und des äußeren Verhaltens angestrebt. Bei lebensbedrohlich erkrankten Kindern wird eher auf die Veränderung des inneren Erlebens hingearbeitet werden müssen, um dem Kind zu ermöglichen, seine verbleibende Lebenszeit erfüllt leben zu können.

Die Wirkungsweise der Therapie ist abhängig von einigen Grundprinzipien therapeutischen Verhaltens. Axline hat acht Grundprinzipien zusammengestellt:

- *Der Therapeut versucht nicht, Handlungen oder Gespräche des Kindes in irgend einer Weise zu lenken. Das Kind führt den Weg, der Therapeut folgt.*
  Die Handlungen in der Interaktion zwischen Therapeut und Kind werden vom Kind bestimmt, der Therapeut darf nicht durch Lob, Tadel oder Kritik beeinflussen und muss seine eigene Meinung, seine Gefühle und Ansichten für sich behalten.

  Das Ziel des Prinzips des Nicht-Lenkens liegt in der Selbststeuerung, durch die das Kind sich zu einer selbstständigen und kritischen Persönlichkeit entwickeln kann.

Der Lehrer wird in der Arbeit mit einem lebensbedrohlich erkrankten Schüler versuchen, diesen die Situation gestalten zu lassen. Der Schüler kann eine Einstellung zu sich selbst finden, die ihn befähigt, sein Handeln selbst einzuschätzen.

Dazu kann passives Zuhören (Schweigen) genügen. Schweigen ist eine wirksame, nicht verbale Botschaft, die dem Schüler das Gefühl geben kann, wirklich angenommen zu sein, und ihn ermutigen kann, Andere an seinen Ängsten und Sorgen teilhaben zu lassen. Kleine bestätigende Reaktionen, wie Nicken, sich Vorbeugen, verstärken das Vertrauen des Schülers, wirklich angehört zu werden.

- *Der Therapeut versucht nicht, die Therapie voranzutreiben. Sie ist ein stufenweiser Prozess und muss als solcher vom Therapeuten anerkannt werden.*
  Dieses Verhaltensprinzip impliziert die Annahme, dass das Kind sein Problem schon äußern wird, wenn es in einer geeigneten Situation dazu bereit ist. Jedes Drängen seitens des Therapeuten würde das Schweigen der Kinder provozieren.

  „So kann schon durch eine selbst sehr vorsichtig gestellte Frage die Therapie stark behindert werden. Da also einfach nicht vorauszusehen ist, ob eine Frage die Therapie beschleunigt oder verzögert, ist es immer gefahrvoll, Kindern Fragen zu stellen; und deshalb sollte dieses Wagnis möglichst vermieden werden" (Tausch u. Tausch, 1956, S. 60).

In der Begleitung eines lebensbedrohlich erkrankten Schülers sind Fragen, die auf die psychische Befindlichkeit des Schülers abzielen, zu unterlassen. Der Schüler wird in einer geeigneten Situation, die von verschiedenen, noch zu skizzierenden Faktoren abhängt, seine Probleme ansprechen.

- *Der Therapeut muss eine warme, freundliche Beziehung zum Kind entwickeln, in der so bald wie möglich ein guter Rapport hergestellt wird.*
  Das Prinzip des freundschaftlichen Beziehungsverhältnisses besteht darin, das Kind nicht zu binden und ihm ein Freiheitsgefühl zu vermitteln.

  „Das ganze Auftreten des Therapeuten muss im Kinde den Eindruck eines freundlichen, interessierten und zugewandten, aber doch zurücktretenden und in Grenzen distanzierten Menschen entstehen lassen" (Tausch u. Tausch, 1956, S. 66).

Durch das freundschaftliche Beziehungsverhältnis werden im Kind positive Verhaltensweisen aktiviert. Verteidigung und Opposition nehmen ab, das Kind fühlt sich angenommen und verstanden.

- *Der Therapeut akzeptiert das Kind genauso wie es ist.*
  Das Prinzip des Akzeptierens und Respektierens ermöglicht dem Kind, sein Selbstwertgefühl aufzubauen. Es spürt keine Bedrohung und erfährt eine Bestätigung seiner Persönlichkeit. Jedoch bedeuten Akzeptanz und Respektierung der Persönlichkeit nicht die Billigung jedes Verhaltens.

Für einen lebensbedrohlich erkrankten Schüler ist es von großer Bedeutung, in der pädagogischen Interaktion eine positive Bestätigung des eigenen Selbst zu erfahren, da das medizinische und therapeutische Bemühen zumeist defektorientiert ist.

- *Der Therapeut vermittelt in jeder Beziehung ein Gefühl des Erlaubtseins, so dass das Kind sich frei fühlt, vollständig seine Gefühle auszudrücken.*
  Das Verhaltensprinzip des Gewährens und Erlaubens gesteht dem Kind die Freiheit zu, zu tun, was es möchte. Der Therapeut soll als eine ungefährliche, freundliche Person erkannt werden.

Der Lehrer soll einem lebensbedrohlich erkrankten Schüler ermöglichen, negative Gefühle auszusprechen, um Spannungen im Schüler zu mindern.

- *Der Therapeut bemüht sich, die Gefühle, die das Kind ausdrückt, zu erkennen und reflektiert dem Kind die Gefühle in der Weise zurück, dass es Einsicht in sein Verhalten bekommt.*
  Das Prinzip des Erkennens und Reflektierens der Gefühle ist das entscheidende Prinzip der kindzentrierten Psychotherapie. Der Therapeut versucht, sich in die Gefühle des Kindes hinein zu versetzen, seine Wünsche und Strebungen zu erkennen, muss aber dazu sich selbst zurücknehmen und die Welt mit den Augen des Kindes sehen. Indem der Therapeut die Gefühle des Kindes verbalisiert, fühlt sich das Kind verstanden, ihm wird bewusst, was sonst nur undifferenziert und unbewusst erlebt wurde.

Durch die Reflexion der Gefühle gewinnt das Kind mehr Kenntnis, Distanz und Objektivität gegenüber seinen Gefühlen und Einstellungen. Das Kind kann durch Äußerungen wie „das klingt, als berührt dich das sehr stark", „ich habe den Eindruck, du möchtest mehr darüber erzählen", ermuntert werden, sich zu öffnen und seine Gefühle mitzuteilen.

- *Der Therapeut setzt nur solche Begrenzungen, die notwendig sind, um die Therapie in der Welt der Realität zu verankern und um das Kind seine Verantwortung für diese Beziehung gewahr werden zu lassen.*
  Es sollen so wenig Begrenzungen wie möglich eingesetzt werden, um dem Kind spontane Entfaltung zu ermöglichen; denn die Therapie darf durch die Begrenzung bestimmter Verhaltensweisen nicht behindert werden.

- *Der Therapeut hält einen tiefen Respekt für die Fähigkeit des Kindes aufrecht, seine eigenen Probleme zu lösen, wenn dem Kind dazu Gele-*

genheit gegeben wird. Die Verantwortung, Entscheidungen zu treffen und einen Wechsel eintreten zu lassen, kommt dem Kind zu.
Dieses Prinzip der inneren Sicherheit ist bei Rogers kein Bestandteil der nicht-direktiven Psychotherapie, es ist von Axline hinzugefügt worden.

Die innere Sicherheit des Therapeuten fördert den Therapieerfolg, da dieses Verhalten in entscheidender Weise auf die Befindlichkeit und das Verhalten des Kindes einwirkt.

„Der Therapeut muss also eine gewisse Haltung innerer Neutralität und Affektlosigkeit erlernen. Sie wird ihn befähigen, die therapeutische Situation innerlich sicher und vor allem therapeutisch erfolgreicher zu bewältigen" (Tausch u. Tausch, 1956, S. 126).

Die skizzierten Prinzipien stellen hilfreiche Anhaltspunkte für eine Sterbebegleitung dar.

5.4 Belastung und Bewältigung

5.4.1 Mögliche Belastungen

Der Lehrer, der von einem lebensbedrohlich erkrankten Schüler als Begleiter in dessen Sterbeprozess ausgewählt worden ist, kann vielen psychischen Belastungen ausgesetzt sein. Er erlebt, dass die schwierige Aufgabe der Begleitung ihn immer wieder an die Grenzen seiner Möglichkeiten stoßen lässt.

„... Und bei diesem Kind ist es zum Extremen gekommen, was auch an die Grenze meiner Leistungsfähigkeit ging" (Interview Nr. 5, S. 58).

Sporken (1973, S. 92) merkt an, dass bei Helfern im Sterbeprozess Gefühle der Hilflosigkeit und Ohnmacht festzustellen sind:

„Dieses Gefühl kann ihn manchmal mutlos machen, weil das ganze Zusammensein mit dem Sterbenden nicht zu verhindern vermag, dass dieser letztlich doch allein wird sterben müssen."

Becker (1984, S. 25f) ergänzt:

"Das geht auch heute immer noch all denen so, die sich mit gutem Willen einem solchen Einsatz öffnen wollen."

Und Wienhues (1991, S. 517) meint:

„Das erstmalige Erleben der Umkehr dieser Ausnahme, ein progressiver Abbau von motorischen oder geistigen Fähigkeiten sowie im Bereich der Persönlichkeitsstruktur beim eigenen Schüler führt oft zu tiefgreifenden Erschütterungen auf Seiten des Lehrers."

Einer der befragten Lehrer formulierte seine Schwierigkeiten in der Begleitung lebensbedrohlich erkrankter Schüler:

„Also, das finde ich, ist auch die einzige Form der Behinderung, ich mache das jetzt 15 Jahre lang, wo ich einfach merke, das geht über das normal Menschliche hinaus. Ich finde es unerträglich, dass ich mit jemanden, der jetzt nur noch so und so lange zu leben hat oder dessen Zerfallsprozess ich ja richtig beobachten kann – wenn ich mir das bewusst mache, das ist ein schreckliches Gefühl, da kann man dran zerbrechen; weil ich finde es sehr schwer, einen Zerfallsprozess eines Menschen, der eigentlich auf dem aufsteigenden Ast seines Lebens ist, zu begleiten, das kann einen ganz schön schnell runterholen" (Interview Nr. 8, S. 91–92).

Binger (1969) zeigte in einer Untersuchung die psychischen Belastungen des Begleiters eines sterbenden Kindes auf. Er stellte fest, dass die Begleiter häufig emotional stark mit dem Kind mitleiden und sich schuldig am Scheitern der Therapie fühlen. Von ihren eigenen Ängsten bedroht, sind sie nicht mehr fähig, das sterbende Kind und dessen Eltern angemessen zu unterstützen (vgl. Zünd-Reinecke, 1993, S. 49).

Petermann et al. (1987) haben eine Übersicht über psychische Belastungsfaktoren von Betreuungspersonen lebensbedrohlich erkrankter und sterbender Kinder entworfen. Auch Wolff (1979), Seifert (1991) und Sporken (1979) haben sich mit psychischen Belastungen und Erschwernissen in der Begleitung beschäftigt. Die folgenden Ausführungen orientieren sich z. T. an den Erkenntnissen dieser Autoren.

Zu Beginn ist hervorzuheben, dass die Aufgaben in der Begleitung sterbender Schüler in erheblichem Maße von den Vorstellungen der klassischen Lehrerrolle divergieren:

„Da es hier (in der Begleitung) nicht in erster Linie um die Befähigung für das spätere Erwachsenenleben, sondern um die gemeinsame Sinnfindung in den gegenwärtigen Lebensbezügen geht" (Seifert, 1991, S. 511).

Die Lösung von der gewohnten Lehrerrolle und die Akzeptanz der Aufgaben in der Begleitung gestalten sich schwierig.

Neben dem veränderten Rollenverständnis müssen die verfügbaren Coping- bzw. Bewältigungsstrategien auf ihren Nutzen für den Umgang mit lebensbedrohlich erkrankten Schülern überprüft werden. Vielfach stellen die Bewältigungsstrategien des Lehrers keine Hilfe für den sterbenden Schüler dar, so dass der Lehrer seine unzureichende Sozial- und Handlungskompetenz auf diesem Gebiet erlebt.

Die Unzulänglichkeiten, Ängste und Schwierigkeiten auf Seiten des Lehrers sind vielfältig.

„Ihre Art und Ausprägung sind einerseits persönlichkeits- und erfahrungsabhängig, andererseits werden sie mitbeeinflusst von der Beziehung und Verantwortung, in die der einzelne dem sterbenden Kind gegenüber gestellt ist" (Wolff, 1979, S. 91).

Die enge Beziehung zwischen dem Lehrer und dem lebensbedrohlich erkrankten Schüler kann eine Schwierigkeit in der Begleitung darstellen. Die ständige Konfrontation mit dem menschlichen Leiden ruft psychische Konflikte hervor.

Einerseits bietet der enge Kontakt zum Schüler zwar einen hervorragenden Ansatzpunkt für den Beziehungsaufbau, andererseits besteht die Gefahr, in der engen Beziehung die eigene Selbstkontrolle zu verlieren und in Emotionen verstrickt zu werden. Das Spüren der eigenen Todesängste und das Mitleiden mit dem Kind können zu depressiver Verstimmtheit führen:

„Oft, besonders bei jüngeren Mitarbeiter/innen, ist eine Identifikation mit dem Schicksal der zu betreuenden Kinder zu beobachten" (Zünd-Reinecke, 1993, S. 48).

Ein Lehrer der Schule für Kranke erzählte von der Begleitung einer Schülerin, in die er so stark emotional involviert war, dass die gebotene Distanz zur Schülerin nicht aufrecht gehalten werden konnte:

„Wobei diese Distanz einhalten, das ist immer ganz wichtig. Also, da passierte mir Folgendes: (...) ich habe ein Mädchen, das erkrankte an Leukämie; (...) Aber bei diesem Kind eben, da passierte es nun irgendwann, dass ich mit dem Kind mitgelitten habe. Das ist ein Alarmzeichen. (...) Und als ich das dann merkte, ich leide mit, da hatte ich die Grenze wahrscheinlich überschritten. Ja, also, da musste ich wieder auf Distanz gehen, rein gefühlsmäßig. (...) Es gibt so Fälle, wo Lehrersein die Grenzen überschreitet. (...) auf einmal merke ich, ich kriege richtig mit dem Kind Angst, da war die Grenze überschritten. Gut, ich verstehe mich selber, ich habe ja fast mehr als ein halbes Jahr mit dem Kind in einem Bett gelegen" (Interview Nr. 6, S. 63).

Die Begleitung eines Schülers kann nur gelingen, wenn trotz der engen Beziehung die nötige Distanz zum Schüler gewahrt wird. Bei einer zu starken emotionalen Beteiligung leidet der Lehrer mit dem Kind, kann ihm so aber nicht bei der Bewältigung des Sterbeprozesses helfen.

Auch die psychische Konstitution des Lehrers kann sich belastend auf den Begleitungsprozess auswirken.

Ein Lehrer, der im privaten Bereich Sicherheit verspürt und wenige Probleme hat, wird die Begleitung eines sterbenden Schülers leichter verarbeiten können, als ein Lehrer, der psychisch stark belastet ist.

In unseren Interviews kennzeichnete eine Lehrerin diese Situation:

„Man kommt da auch an eigene Grenzen und das hat auch immer damit zu tun, in welchen Lebensphasen man sich befindet. Ob man selbst Zeiten hat, wo man im Lot ist. Da kann man das sehr viel besser und freier tun, als wenn man vielleicht auch zu Hause sehr belastet ist. Ich bin schon auch an Grenzen gekommen. Ich habe Jahre gehabt, in denen zwei meiner Freunde gestorben sind, an Krebs erkrankt. Das war gleichzeitig mit der Begleitung von zwei anderen Kindern hier. Da bin ich dann schon manchmal einfach auch fix und fertig gewesen, weil das zu Hause weiterging. Oder am Wochenende, diese Auseinandersetzung auch. Da gibt es schon Grenzen, also das muss man ganz klar sehen" (Interview Nr. 9, S. 111–112).

Vielfach hat der Lehrer auch seine eigenen Probleme mit Sterben und Tod noch nicht aufgegriffen. Die bewusste Auseinandersetzung mit dem eigenen Erleben von Krankheit und Sterben sollte jedoch eine Voraussetzung für die Begleitung sein. Erst wenn der Lehrer selber mit seinen Ängsten und Vorstellungen umgehen kann, ist es ihm möglich, sterbende Kinder zu begleiten.

„Da die Begegnung mit progredient erkrankten, sterbenden und trauernden Menschen stets eine Konfrontation mit unserer eigenen Endlichkeit und unserer eigenen, meist ungelebten Trauer hervorruft, wir aber vor der Aufgabe stehen, die Betroffenen pädagogisch zu begleiten und emotional zu entlasten, ist es wichtig für uns, dass wir selbst emotional ausgeglichen mit dem eigenen Sterben umgehen können" (Ortmann, 1997, S. 35).

Das wiederholte Erleben des Sterbens eines liebgewonnenen Kindes beeinflusst auch die eigene Auseinandersetzung mit Sterben und Tod. Mancher Lehrer befürchtet, selbst zu resignieren und mit dem Verlusterleben nicht mehr fertig zu werden.

Eine Therapeutin erklärte die Bewältigung ihrer Ängste durch die bewusste Auseinandersetzung mit dem Sterben und dem Tod:

„..., weil ich mich gerade mit solchen Sachen nun auch privat unheimlich viel beschäftige. Ich habe mal bei der Kübler-Ross ein Seminar mitgemacht und lese da sehr viel drüber. Also, so sehr, ich komme ganz gut klar. Zumal ich auch, also felsenfest davon überzeugt bin, jetzt nicht in religiöser Hinsicht, dass das weitergeht, so in Richtung Karma, eher so" (Interview Nr. 2, S. 23).

Von allen Lehrern wird es als belastend erlebt, mit der Sterbebegleitung alleingelassen zu werden und sich mit niemandem über diese existenzielle Situation austauschen zu können. Mangelnde Unterstützung im Kollegium wird beklagt. Es bieten sich kaum Gelegenheiten zur Thematisierung von Aspekten der Sterbebegleitung, so dass der einzelne auf sich allein gestellt ist.

„Oft kommt hinzu, dass sie dann auch noch von anderen, die noch voll in der Verdrängung ihrer eigenen Empfindungen verharren, belächelt und zurechtgewiesen werden, ja sogar disqualifiziert und ihre Absichten in einer Weise abgewertet und als sinnlos hingestellt werden, dass Ihnen bald aller Mut vergeht und sie recht oft resignieren“ (Becker, 1984, S. 26).

Der Lehrer, der eigene Todesängste spürt und sich mit der schwierigen Begleitung allein gelassen sieht, fühlt sich unfähig, mit dem Kind Gespräche über dessen lebensbedrohliche Erkrankung zu führen. Die Furcht vor diesem Gespräch liegt in der allgemeinen Auffassung, ‚es‘ oder etwas über die Lebensbedrohung sagen zu müssen.

Ebenso belastend für den Lehrer können Aufträge des Kindes sein, die ihn vor schwierige Entscheidungen stellen. So muss der Lehrer mit der Bitte des Kindes, im Sterben bei ihm zu sein, umgehen können. Wenn die Bitte des Kindes nicht mit Bestimmtheit erfüllt werden kann, muss der Lehrer dem Kind dieses mitteilen, um es vor Enttäuschungen zu bewahren.

Auch in unseren Interviews wurde diese Situation von den Lehrern als sehr belastend empfunden. Hilflosigkeit bestand angesichts möglicher Fragen der Schüler. Was soll man den Schülern erklären? Wie soll man es ihnen sagen? Eine Lehrerin beschrieb diese Situation:

„Sicher gibt es Grenzen, weil es immer wieder auch Punkte gibt, an denen man sehr bewusst nachfragt und ich sagen muss, ich weiß es nicht. Ich stelle mir das vielleicht so oder so vor, aber ob das so ist, kann ich dir nicht sagen“ (Interview Nr. 9, S. 111).

Die Schwierigkeiten im Begleitungsprozess können mannigfaltig sind. Der Lehrer ist einer hohen psychischen Belastung ausgesetzt und stößt immer wieder an seine persönlichen Grenzen. Gleichzeitig versucht er, das Kind nicht mit seinen Gefühlen zu belasten:

„Also ich habe schon gemerkt, wie viele Kräfte das auch abzieht ... diese Begleitung zusätzlich und alles“ (Interview Nr. 3, S. 32).

Nur kurz sollen im Zusammenhang mit den psychischen Belastungen des Lehrers in der Begleitung auch jene Belastungen erwähnt werden, denen der Lehrer im Umgang mit den Eltern des sterbenden Kindes ausgesetzt ist.

Durch den engen Kontakt zu den Eltern, der zum einen durch die Schulform (Schule für Körperbehinderte/Schule für Kranke), im Besonderen aber durch die lebensbedrohliche Erkrankung des Kindes bedingt ist, besteht für den Lehrer die Gefahr, sich mit den Eltern zu identifizieren, mit ihnen zu leiden und die eigenen Energien zu verlieren.

Der Lehrer sollte mit der Verzweiflung der Eltern umgehen können, die infauste Prognose akzeptieren und den Eltern Rat gebend und unterstützend zur Seite stehen können.

Der Kontakt zu verzweifelten Eltern kann auch an Grenzen stoßen:

„Wenn ich stundenlang mit einer depressiven Mutter telefoniert habe, die sich am liebsten vor einen Zug werfen würde, weil sie ganz stark suizidgefährdet ist ..." (Interview Nr. 6, S. 69).

Trotzdem: Lebensbeistand, Sterbegleitung und das Miterleben von Tod und Sterben müssen nicht nur negative Belastung bedeuten. Unsere Interviews zeigen, dass nicht alle Lehrer die Begleitung eines lebensbedrohlich erkrankten oder sterbenden Schülers als Belastung empfinden.

Zum einen kann dies in der Tatsache begründet liegen, dass sich diese Lehrer bereits intensiv mit dem eigenen Sterben und Tod auseinandergesetzt haben und ein ausgewogenes und reelles Verhältnis zum Sterben und Tod entwickelt haben, zum anderen kann auch die zunehmende Erfahrung in der Sterbebegleitung zu einer Verminderung der Belastung beitragen.

Vielleicht kann es als „Gewöhnung" bezeichnet werden, wenn ein Lehrer an einer Schule für Kranke sagt:

„Was auch kurios ist, wenn ich mich selber betrachte, früher wusste ich exakt über jedes Krankheitsbild und den Verlauf jeder Krankheit, auch an welcher Stelle ein Tumor saß ... heute interessiert mich das eigentlich gar nicht mehr. Es ist kurios. Wenn Sie mich fragen ‚Was hat das Kind denn?', ja, es ist Onkologie, das Kind hat Krebs. Was ist Krebs? Gut es kann Leukämie sein, das weiß man immer sofort. Auch, dass es da verschiedene Formen gibt, das weiß ich alles, aber beim Kind interessiert mich das eigentlich nicht. (...) Aber ich stelle fest, dass ich da Distanz kriege. Ich weiß, das und das Krankheitsbild, da steht das und das an; aber ein Tumor, ob es den nun im Kopf oder im Bauch hat oder wo auch immer es den Tumor hat, ist kurioserweise für mich nebensächlich geworden. Vielleicht ist das auch eine persönliche Entwicklung, ich weiß es nicht" (Interview Nr. 5, S. 66–67).

Die persönliche Entwicklung kann aber auch bedeuten, dass nicht so sehr die spezifische lebensbedrohliche Krankheit, sondern das Kind im Vordergrund steht.

Andere Lehrer sehen es aber auch kaum als ihre Aufgabe an, einen Schüler bis in den Tod begleiten zu müssen:

„Insofern ist das hier ja nicht wie an einem Krankenbett. Unsere Kinder, die Muskeldystrophiker, sterben meistens ziemlich plötzlich. Es ist nicht so ein dauerndes Durchhaltenmüssen an einem Krankenbett. Und das ist, glaube ich, eine andere Situation. (...) wir müssen nicht mit einem Kind, das schon im Sterben liegt, müssen das nicht längere Zeit begleiten" (Interview Nr. 4, S. 54).

Diese Meinung wird jedoch nur von wenigen Lehrern vertreten.

5.4.2 Bewältigungsmöglichkeiten

Die Begleitung eines lebensbedrohlich erkrankten Kindes während des langen Krankheitsverlaufs und im Sterben kann mit zahlreichen psychischen Belastungen verbunden sein:

„Man muss damit rechnen, tagelang erschöpft und fast am Ende seiner Kräfte zu sein, wenn man beim Sterben eines Menschen lange Zeit der Begleiter gewesen war und nun der Tod eingetreten ist“ (Becker, 1984, S. 26).

Zur Bewältigung der Belastung benötigen die involvierten Lehrer psychische Unterstützung. Ein Lehrer drückte die Notwendigkeit aus, sich aktiv handelnd mit der belastenden Situation auseinanderzusetzen:

„Dann ist es auch wichtig, irgendwelche Techniken zu entwickeln, ja, da halbprofessionell mit umzugehen“ (Interview Nr. 8, S. 93).

Welche Bewältigungsmöglichkeiten bieten sich im schulischen Rahmen an?

Zunächst sind es Gespräche im Team oder im Kollegium, die dem Einzelnen eine Hilfe sein können. Hier können Erfahrungen und Einstellungen ausgetauscht werden:

„Regelmäßige Konferenzen des pädiatrisch-onkologischen Teams, die sowohl dem faktischen Gedankenaustausch und der gemeinsamen Therapieplanung, als auch einer individuellen und gemeinsamen Erlebnisverarbeitung dienen können“ (Wolff, 1979, S. 94).

Diese Ausführungen beziehen sich zwar auf den Krankenhausbereich und das medizinische Team, sind aber prinzipiell auf den schulischen Bereich übertragbar.

So äußerten einige Lehrer in den Interviews das Bedürfnis, sich in Gesprächen über die psychische Belastung in der Begleitung sterbender Schüler austauschen zu können:

„Also, was mir immer sehr hilft, das merke ich immer wieder, ist das offene Gespräch mit Kollegen und mit den Schülern, auch mit den Eltern ... die dann selber offen sind“ (Interview Nr. 12, S. 136).

Auch eine andere Lehrerin drückte ihren Wunsch nach offenen Gesprächen aus:

„Ich weiß, dass ich selber mit Ängsten unbedingt Gesprächspartner haben möchte, wenn ich Situationen vor mir habe, die ich schwer bewältigen kann“ (Interview Nr. 4, S. 53).

Große Bedeutung wird der Zusammenarbeit im Team beigemessen:

„Was ganz wichtig ist, ist, denke ich, einfach das Team in der Klasse selbst, dass man mit dem Kollegen oder der Kollegin intensiv darüber redet. Das ist, glaube ich, so das A und O“ (Interview Nr. 1, S. 14).

Neben den Teamgesprächen besteht auch die Möglichkeit, fachlich kompetente Hilfe zu Rate zu ziehen. Einige Lehrer erwähnen, dass sie Außenstehende als Gesprächspartner wählen: Krankenhausseelsorger, Psychologen etc.

Supervision kann bei der Bewältigung der Belastung hilfreich sein. Außenstehende können häufig besser helfen, Krisen zu bewältigen als jemand, der engen Bezug zur Situation hat.

Jedoch besteht nur an wenigen Schulen das Angebot zur Supervision. Unsere Interviews wurden an sechs Schulen durchgeführt, von denen nur zwei Schulen Supervisionsangebote für die Lehrer machten, zu denen die befragten Lehrer positiv Stellung nahmen.

Einige Lehrer äußerten Interesse und den Wunsch, durch Supervision in der Begleitung sterbender Schüler unterstützt zu werden. So sagte ein Lehrer:

„Supervision haben wir nicht. Das haben wir angeblich nicht nötig, von unserem Dienstherren aus gesehen, obwohl es ja unseriös ist, weil wir ja doch mit einer Menge psychischer Belastungen zu kämpfen haben“ (Interview Nr. 8, S. 93).

Nicht nur während des Begleitungsprozesses brauchen Lehrer Unterstützung, sondern auch nach dem Tod des Schülers ist Hilfe bei der Bewältigung der Trauer angezeigt.

Student (1992, S. 128–141) stellt dar, dass die Bewältigung der psychischen Belastung und der Trauer nach dem Tod eines Schülers im Wesentlichen auf Veränderungen basiert; diese müssen in drei Bereichen geschehen, damit der Verlust konstruktiv bewältigt werden kann:

- der Bereich der Gedanken, Vorstellungen, Auffassungen, Bewertungen und wahrgenommenen Bedeutungen,
- der Bereich der körperlich-seelischen Entspannung,
- der Bereich des Verhaltens.

Um die Trauer des Verlusts eines liebgewonnenen Schülers zu bewältigen, ist eine Änderung in den Gedanken und Vorstellungen notwendig.

„Wenn sich unsere Gedanken, Vorstellungen und Auffassungen ändern, wenn wir das Ereignis in anderer Bedeutung sehen, anders bewerten, dann ändern sich unsere Gefühle von Trauer, Schmerz und Depression“ (Student, 1992, S. 129).

Gespräche sind eine Hilfe zur Bewältigung der Trauer, da sie entlastende Wirkung haben können:

„Ich denke mir, dass ich die Möglichkeit hätte, wenn das für mich ein Problem wäre, auch gezielt Gespräche zu führen. Ich würde mir Leute wählen, die in einer ähnlichen Situation sind, und würde die ganz konkret fragen: Hör mal, wie gehst du damit um? Oder mit meinem besten Freund an dieser Schule ist das auch ein Thema, was da wieder auf den Tisch kommt“ (Interview Nr. 8, S. 93).

Durch ein bewusstes und realistisches Verhältnis zu Sterben und Tod lassen sich die psychischen Belastungen in der Begleitung leichter bewältigen.

„Ja, natürlich ist es eine psychische Belastung. Auf der einen Seite eine psychische Belastung, das finde ich auch gar nicht so schlimm, dass es das ist, denn es gibt ja keinen Grund, das auszuklammern. Das sind ja Dinge, dieses Spannungsfeld zwischen Geboren werden und Sterben, zwischen Geburt und Tod, das, was man Leben nennt, das müssen ja nun alle meistern. Und jeder von uns kommt ja irgendwann in diese Situation, ob früher oder später, dass er sterben muss. Insofern gehen uns diese Kinder ja nur voraus. Sie machen ja nichts Besonderes, sondern sie gehen nur voran. Das Besondere, das Tragische ist ja nur, dass sie so jung sind. Aber im Prinzip muss jeder dadurch, und ich will mich dem gar nicht verweigern. Das ist eine Selbstverständlichkeit, da muss ich gar nicht mein Berufsethos bemühen, sondern das ist eine Selbstverständlichkeit. Was die psychische Belastung oder Nichtbelastung angeht, das muss man sich zumuten und auch deswegen, weil man, nicht nur, weil man ein Mensch ist, sondern auch, weil man beruflich einen derartigen Weg geht. Es gehört zu einer professionellen Einstellung, dass man solche Dinge bewältigt, ohne in Depressionen zu verfallen“ (Interview Nr. 7, S. 85).

Auch philosophische, religiöse oder spirituelle Auffassungen können hilfreich sein:

„Religiös-philosophische Auffassungen sind gleichsam eine höchste, übergeordnete Auffassung, wie wir die Ereignisse in unserem Leben und auf diesem Planeten sehen und einschätzen“ (Student, 1992, S. 130).

Die Ergebnisse unserer Studie zeigen, dass einige der interviewten Lehrer Kraft und Zuversicht im Glauben finden.

„Und ich denke, da muss jeder für sich suchen, wo er sich das herholt. Der eine holt es sich im spirituellen Bereich, also ich habe es mir an allen Ecken eigentlich immer wieder geholt und hole es mir auch, indem ich für mich selbst was tue“ (Interview Nr. 9, S. 112).

Nicht nur der christliche Glaube, sondern auch die Reinkarnationslehre des Buddhismus werden von den Lehrern als Möglichkeiten genannt, Hoffnung zu schöpfen.

Auch philosophische Gedanken und Orientierungen können bei der Bewältigung des Verlustes helfen. Sie wurden in den Interviews jedoch selten thematisiert.

Positives Denken, die Verminderung des sorgenvollen Grübelns und der negativen Gedanken tragen zur Bewältigung der Trauer bei. Es ist hilfreich, an die schönen Erinnerungen mit dem verstorbenen Schüler zurückzudenken.

In unserer Studie bezeichnet ein Lehrer die eigene psychische Konstitution als eine entscheidende Variable im Bewältigungsprozess – auf die Frage, welche Möglichkeiten der Bewältigung er habe:

„Erst mal ein recht sonniges Gemüt. Ich bin von meiner Lebenseinstellung eher positiv. Dafür kann keiner was, es ist einem auch ein bisschen in die Wiege mitgegeben. Wenn man jetzt nun unter manischen Depressionen leidet, da kann nun auch keiner was für. Aber ich habe das Glück, dass ich insgesamt eine recht positive Lebenseinstellung habe und von daher die Dinge, die unabänderlich sind, auch akzeptieren kann" (Interview Nr. 8, S. 85).

Der Lehrer kann auch von Erfahrungen und Bewältigungsformen anderer Menschen, mit der psychischen Belastung umzugehen, profitieren. Im Bekanntenkreis, in Selbsthilfegruppen, aber auch in Medien wie Büchern oder Filmen kann er Hilfen finden.

In zwei der sechs für die Erkundungsstudie besuchten Schulen für Körperbehinderte und Schulen für Kranke gab es Arbeitsgemeinschaften für Lehrer, in denen eine bewusste Auseinandersetzung mit der Begleitung lebensbedrohlich erkrankter und sterbender Schüler und mit dem eigenen Erleben stattfand. Die interviewten Lehrer bedauerten die Auflösung dieser Gruppen, da sie ihnen eine Unterstützung bei der Bewältigung der psychischen Belastung gewesen waren.

„Wir haben am Anfang auch eine Arbeitsgemeinschaft untereinander gegründet, wo wir uns viel auseinandergesetzt haben. Es ist im Laufe der Jahre einfach etwas überlagert worden, aber diese Grundsubstanz ..." (Interview Nr. 9, S. 111).

Zwei Lehrerinnen nannten Bücher und Filme als Bewältigungsmöglichkeiten der psychischen Belastung:

„Ich habe ziemlich viel gelesen, was es darüber gibt. So Leute, die selber was geschrieben haben über lebensbedrohliche Erkrankungen, oder wenn es schon mal Filme gegeben hat. Sehr hat mir das Buch von den Eltern, die von ihrer Tochter schreiben, die an Hautkrebs erkrankt ist, geholfen" (Interview Nr. 13, S. 114).

Eine dauerhafte Bewältigung der psychischen Belastung kann nur im Ausleben der eigenen Gefühle und der Akzeptanz des Verlustes erfolgen. Hierzu nahm ein in der Studie befragter Lehrer Stellung:

„Und wir sollten einfach, wenngleich wir auch wütend sind im Moment und irritiert sind und traurig sind, wir sollten es irgendwie akzeptieren. Wir sollten sagen, es ist halt nicht zu ändern und das Wichtige tun, was man in so einem Moment tun muss, dass man einen solchen Menschen nicht vergisst" (Interview Nr. 7, S. 82).

Ein weiterer, die Bewältigung beeinflussender Faktor ist die Zeit. Neue Erfahrungen und Tätigkeiten eröffnen andere Perspektiven und lassen weniger an den Verlust denken.

Die Begleitung lebensbedrohlich erkrankter Schüler ist Kräfte raubend. Neben der psychischen Belastung fordert der Umgang mit dem sterbenden Schüler auch die physischen Kräfte des Lehrers. Daher ist die körperlich-seelische Entspannung zur Entlastung des Lehrers notwendig, ihre Bedeutung wird jedoch häufig unterschätzt.

Die körperliche Belastung äußert sich in erhöhtem Puls und Blutdruck, in einer höheren Muskelanspannung und einer flachen und schnellen Atmung. Trotz Erschöpfung ist kein Schlaf zu finden, da der Organismus noch immer erregt ist, das Erlebte immer wieder auftaucht und erneut verarbeitet oder bewältigt werden will.

Die Aktivität des sympathischen Nervensystems, das in belastenden Situation verstärkt arbeitet, muss verringert werden. Dazu genügt es, durch Entspannungsübungen einen der aktivierten körperlichen Vorgänge zu mindern (vgl. Student, 1992, S. 138).

Atemmeditation, progressive Muskelentspannung, autogenes Training oder Bewegungstraining, wie z. B. langsames Laufen, sind Techniken zur Verringerung der körperlichen Anspannung. Es ist individuell zu entscheiden, welche Form der Entspannung dem Begleiter angenehm erscheint und auf welche Form er sich einlassen möchte.

Neue Aufgaben und Aktivitäten sind förderlich, um das passive und depressive Verhalten, das nach dem Tod eines Schülers auftreten kann, zu überwinden. Neue Erfahrungen tragen zur Verbesserung des Selbstbefindens und zur Steigerung des Selbstvertrauens bei. Dazu zählt auch ein bewusstes Abschiednehmen, um eine neue Basis für die weitere Lebensorientierung zu finden.

Wir erwähnten bereits, dass es an zwei der in unserer Studie befragten Schulen Arbeitsgemeinschaften gab, in denen die Bewältigung der psychischen Belastung thematisiert wurde.

Eine Lehrerin hat sehr ausführlich über Bewältigungsformen, die in dieser Gruppe nach dem Tod zweier Schülerinnen praktiziert wurden, berichtet:

„Also, ich will jetzt mal Zeit haben, mit den Kollegen, die etwas mit diesen beiden Schülerinnen zu tun hatten, dass wir uns einfach mal selber beraten. Ich hatte eine Art Protokoll gemacht und so einen Überblick, wie ich den Tag gestalten würde mit den Kollegen. (...) Und dann haben wir uns wirklich zusammengesetzt und uns gefragt, wie geht es uns denn dabei. Dafür hat man nämlich vorher gar keine Zeit: Wie ist es uns ergangen in der Begleitung der Eltern, der Schüler, wie ist es uns mit dem Tod ergangen? Wir haben dann auch wirklich den ganzen Tag damit verbracht, um das für uns ein Stück zu verarbeiten. Und das war auch gut so. Also ich habe mehr so die Leitung übernommen und das andere haben wir dann so aufgeteilt. (...) Also vom Team her waren wir da sehr offen und das war auch gut. Also, ich habe schon gemerkt, wie viele Kräfte das auch abzieht ... diese Begleitung zusätzlich alles. (...) Wir haben uns erstmal darüber ausgetauscht, wie wir das selbst erlebt haben. Zum einen, wie wir die Begleitung der Schülerin erlebt haben, und was jeder dazu beigetragen hat. (...) Wie wir das erlebt haben; also, ich fand das nötig und selbstverständlich und gleichzeitig auch sehr kräfteraubend. Da haben wir uns drüber offen ausgetauscht, natürlich auch auf die andere Schülerin hin. Dann haben wir uns darüber ausgetauscht, wie wir die Elternberatung erlebt haben, also auch das, wie die Eltern reagiert haben und wie bei uns der Tod angekommen ist (...).

Wir haben uns dann alle Zeichnungen von A. angeguckt, und zwar haben wir die noch mal alle ausgelegt, so dass wir das auch zusammen noch mal erkennen konnten. Für mich hatte ich das schon gemacht. Und dann konnten wir das auch gemeinsam machen, gucken, was war denn da, was wird ausgedrückt, ohne dass ihr das bewusst war. (...) Ich selbst habe viel mit Farben gearbeitet, habe also ganz viele bunte Tücher gehabt und hatte zur Verarbeitung selbst einiges gelegt. Normalerweise würde ich mit Farben arbeiten, hatte aber nicht so viel Zeit, habe dann mit Tüchern einiges gearbeitet, und was entstanden war, war wie so ein Fisch. Und das habe ich dann noch mal so gelegt, um den Kollegen das noch mal zu zeigen, und natürlich haben wir auch angesprochen, welche Verarbeitungsmöglichkeiten sie gefunden hatten. Ja, das war praktisch der Schwerpunkt. Dann noch mal die Überlegung, wie ist es uns überhaupt ergangen, wie gehen wir überhaupt mit Tod um? (...) Und dann haben wir weiter überlegt, wie könnte die Begleitung weiter aussehen für die Schüler? Was machen wir jetzt weiter mit den Schülern, wie begleiten wir die Eltern weiter? Ja, das waren die Schwerpunkte. Und dafür haben wir also wirklich auch von 9.00 bis 16.00 Uhr die Zeit genutzt, sie zusammen verbracht. Und es war schon gut. Es war eine gute Möglichkeit, das zu verarbeiten“ (Interview Nr. 3, S. 32, 44–47).

5.5 Beziehung, Begleitung und der Sinn von Unterricht

Aufgrund der Arbeitssituation an einer Schule für Körperbehinderte (Ganztagsschule/Klassenlehrerprinzip) hat der Lehrer einen sehr engen Kontakt zu den Schülern. Auch in der Schule für Kranke wird aufgrund des Einzelunterrichts eine sehr enge Beziehung zum Schüler aufgebaut.

Berndt konstatiert, dass die Intimität der Unterrichtssituation das Risiko einer Fehlentwicklung der Lehrer-Schüler-Beziehung erhöht. Durch die enge Beziehung zum Schüler ist der Lehrer emotional am Schicksal des Kindes beteiligt und leidet mit dem Kind.

Berndt (1987, S. 133) formuliert diesen Sachverhalt wie folgt:

„Ich sehe ein Problem von Intimität und Distanz und das Problem der einzugehenden Bindungen.“

Dieser Konflikt wurde bereits eindrucksvoll wiedergegeben in dem Bericht einer Lehrerin (vgl. S. 65).

Das enge Verhältnis zum Schüler kann den Lehrer auch in Rollenkonkurrenz zu den Eltern bringen. Die Begegnung mit dem lebensbedrohlich erkrankten Schüler provoziert den Lehrer zu einer Haltung der Fürsorge und Zärtlichkeit, die der Schüler in seiner Situation bereitwillig respondiert.

Es ist möglich, dass der Lehrer mehr Zeit mit dem Kind verbringt, als die Eltern es können. Außerdem wählt das Kind den Lehrer eher als Gesprächspartner, um über seine existenziell bedrohliche Situation zu reden, als die Eltern.

Bei einer sehr engen Beziehung zum Schüler ist die Unterschreitung einer Mindestdistanz zum Schüler möglich:

„Es ist eine Beziehung entstanden, die mit großer Behutsamkeit gehandhabt werden muss, denn obwohl sie in der Mehrzahl der Fälle gut abgeschlossen werden kann, besteht auch in vielfältiger Weise die Möglichkeit der Entgleisung oder der Fehlinterpretation durch das Kind" (Berndt, 1987, S. 133–134).

Es können Beziehungen zum Kind entstehen, derer sich der Lehrer vorher nicht bewusst war, die er nicht wollte und deren Anforderungen er auch nicht genügen kann. Er ist überfordert, wenn das Kind in ihm einen Mutterersatz oder einen besten Freund sieht. Dieses Risiko sollte dem Lehrer bewusst und Basis seiner Handlungsüberlegungen in der Begleitung sein.

Ein Lehrer beschreibt diese Begrenzung in der Beziehung zu einem lebensbedrohlich erkrankten Schüler:

„Wenn ich als Lehrer ein normales Verhältnis, d. h. normal intensiven Kontakt habe, wie wir es hier an der Sonderschule haben, würde ich einfach sagen, dass bestimmte Bereiche auch wirklich den Eltern belassen sind. Da würde ich mich auch nicht so weit reinhängen, weil ich weiß ja auch, dass ich bestimmte Sachen gar nicht aufarbeiten kann. Ich kann nicht ein Kind aus der Reserve locken und dann sagen: April, April! Ich bin auch nur dein Lehrer! Ich bin weder Psychotherapeut noch bin ich Mediziner, noch bin ich der, der an deinem Sterbebett dabeisitzen wird, und ich bin nicht dein Papa, und ich bin auch nicht der Ersatz für deine Mutter. Von daher kläre ich das vorher mit mir, wieweit ich da gehen will und locke nicht erst etwas aus dem Kind heraus und überlege mir dann, wie ich damit jetzt umgehe. Und ich halte mich da als Lehrer auch für ... ja, dass man es entweder nicht machen sollte ... ich sehe meine Möglichkeiten da, glaube ich, recht realistisch, dass es nicht gut ist, sich zu weit vorzuwagen" (Interview Nr. 8, S. 95).

Die Chance, die sich dem Lehrer in der Begleitung eines sterbenden Kindes bietet, und die der Lehrer dem Kind immer wieder aufzeigen sollte, ist die Zeit, die für gemeinsame Gespräche besteht. Der Lehrer kann zum Gesprächspartner werden, dem das Kind sich anvertraut. Die emotionale

Beziehung, die dabei entsteht, bedarf ständiger Reflexion, damit die erforderliche Distanz zum Schüler bestehen bleibt.

Auch die auseinandergehenden Lebenslinien des lebensbedrohlich erkrankten Kindes und des in der Regel nichtbehinderten Lehrers beeinflussen die Beziehung zueinander. Für das Kind, das eigentlich am Anfang seines Lebensweges steht, ist das Leben schon fast zu Ende, wohingegen der Lehrer noch mitten im Leben unterwegs ist. Die Erkenntnis, dass dem Schüler die vielen Möglichkeiten, die das Leben bietet, verschlossen bleiben, ist belastend:

„Ich finde es unerträglich, dass ich eben mit jemandem, der jetzt nur noch so und so lange zu leben hat oder dessen Zerfallsprozess ich ja richtig beobachten kann – wenn ich mir das so bewusst mache, das ist ein schreckliches Gefühl, da kann man dran zerbrechen“ (Interview Nr. 8, S. 91).

Wie ist es dem Lehrer möglich, sich dem Schüler in seiner existenziell bedrohlichen Situation zu nähern?

Die Begrenzung des Lebens durch eine fortschreitende Behinderung oder Krankheit stellt ein grundsätzliches Problem für die Erziehung dar. Schmeichel (1978 b, S. 83) stellt fest, dass Schule auf eine Zukunftsperspektive hinarbeitet, nämlich auf die, das Individuum „zur verantwortlichen Handlungsfähigkeit für das Leben in der Gesellschaft zu erziehen.“

Überlegungen zum pädagogischen Ziel in der Arbeit mit lebensbedrohlich erkrankten Kindern wurden lange Zeit angesichts der Frage nach dem Sinn pädagogischen Handelns in dieser Situation zurückgestellt.

Die Erfahrung des Sterbens von Schülern stellt – so Bodarwé (1989, S. 48) – jede auf Zukunft gerichtete Aktivität in Frage:

„So gerät das fundamentale Bildungsziel, das gerade auch angesichts einer körperlichen Schädigung und Erkrankung die sensomotorische, kognitive, sprachlich-kommunikative, emotionale und soziale Handlungsfähigkeit und damit den verantwortlichen Mitvollzug und die verantwortliche Mitgestaltung zwischenmenschlicher Verhältnisse und gesellschaftlichen Lebens aufzubauen und zu bewahren sucht, da an eine massive Grenze, wo Zeit nicht mehr in der Eröffnung der Möglichkeiten, sondern gerade umgekehrt in ihrer kontinuierlichen Verringerung auftritt.“

Auch Schmeichel betont diese Schwierigkeiten in der Arbeit mit progressiv erkrankten oder sterbenden Schülern aufgrund ihrer fehlenden Zukunftserwartung.

Ziele, Methoden und berufliche Motivation des Lehrers erscheinen angesichts der Lebensbedrohtheit fragwürdig.

„Angesichts dieser Schüler, die zwar fähig sind zu lernen, die aber keine zeitliche Zukunft haben, weil sie in absehbarer Zeit sterben werden“ (Wienhues, 1991, S. 516), wird die pädagogische Leistungsfähigkeit des Lehrers an eine Grenze geführt.

Die normativen Zielsetzungen pädagogischen Handelns wie beispielsweise Mündigkeit oder Selbständigkeit sind kaum realisierbar:

„Wenn aber die Frage nach Sinn und Ziel nicht be- und verantwortet werden kann, bleibt natürlich auch diejenige nach dem Sinn der pädagogischen Interaktion mit diesem Schüler kaum beantwortbar“ (Wienhues, 1991, S. 516).

Trotz der infausten Prognose sollte dennoch die Zielsetzung des pädagogischen Bemühens die „Befähigung zum Leben“ sein (Schmeichel, 1978 a, S. 35). Der Schwerpunkt der Arbeit mit dem Schüler soll nicht auf die Zukunft, sondern auf die Gegenwart gerichtet werden. Schmeichel (1978 a, S. 35) ergänzt:

„Bemühungen, die nicht (primär) auf einen in Zeitfolgen erreichten Fortschritt gerichtet sind, vollziehen die Gegenwart. Wo man davon nicht mehr überzeugt ist, da gelingt kein Spiel, kein Gesang, kein Wandertag und kein Fest mehr in der Schule.“

Den Gegenwartsbezug des Unterrichts konkretisiert ein Lehrer in unserer Erkundungsstudie:

„Durch die lebensbedrohlich erkrankten Schüler wird mir noch mal vorgeführt, wie wichtig es ist, dass wir nicht zu sehr zukunftsorientiert arbeiten. Aber das ist eigentlich ein generelles Problem von Körperbehindertenschule. Wenn man das ein paar Mal gemacht hat, weiß man, dass man die Leute in eine katastrophale Zukunft entlässt und es ganz wichtig ist, diese Lebensphase hier aktuell wichtig zu gestalten. Aber das nimmt ja für einen Schüler, wo ich jetzt sage: ‚Das machst du für später‘, noch radikalere Züge an. Wenn ich aber generell meinen Unterricht so stricke, dass der jetzt wichtig ist, dann brauche ich für Muskeldystrophiker oder für andere lebensbedrohlich erkrankte Schüler nicht viel anderes. Wenn ich einen total zukunftsorientierten Unterricht mache, ist das schon fast Sarkasmus“ (Interview Nr. 8, S. 93–94).

Leistungsfortschritte, wie z. B. Schulabschlüsse, stehen nicht so sehr im Vordergrund der pädagogischen Arbeit; diese sind zwar möglich, aber nicht Hauptgedanke der pädagogischen Bemühungen. Schmeichel (1978 a, S. 35) formuliert die Intention der pädagogischen Arbeit mit einem lebensbedrohlich erkrankten Schüler sehr verständig:

„Vertiefter Vollzug des gegenwärtigen Lebens – das ist es, was man auch nennen könnte: die ständige Suche nach Möglichkeiten, die konkrete Wirklichkeit anzunehmen und das heißt mehr: Annahme des Lebens in seiner unaufhebbaren Begrenzung.“

Wie beginnt nun die pädagogische Arbeit mit einem lebensbedrohlich erkrankten Schüler?

Beim Eintritt eines muskeldystrophen Schülers in die Schule für Körperbehinderte ist häufig noch kein Anzeichen für eine körperliche Beeinträchtigung ersichtlich. Der Schüler ist sich bei Schuleintritt mit sechs oder sieben Jahren der existenziellen Bedrohung noch nicht bewusst, spürt aber,

„dass er in der Begegnung mit Erwachsenen, die um seine Erkrankung wissen, eine tiefgreifende, von vielen unannehmbare Problematik einbringt" (Wienhues, 1991, S. 517).

Ein muskeldystropher Schüler, der in eine Schule für Körperbehinderte eingeschult wird, ist seinen Klassenkameraden anfangs sowohl kognitiv als auch motorisch weit überlegen. Diese Schüler behaupten zu Beginn ihrer Schullaufbahn eine führende Position in der Klassengemeinschaft.

Die zunehmende Progression der Behinderung bedeutet den Verlust dieser sozialen Rolle.

„Mit zunehmendem Alter und fortschreitendem Abbau der körperlichen Fähigkeiten gerät ihre soziale Rolle und damit das Selbstvertrauen ins Wanken. In dieser Situation kommt es nicht selten zu einer Umstrukturierung von sozialen Beziehungen im Klassenverband, manchmal mit der Folge, dass die progressiv Erkrankten von der Spitze an das Ende der sozialen Rangreihe absteigen, ganz aus der Gesamtstruktur herausfallen, beziehungsweise sich selbst aktiv daraus zurückziehen" (Wienhues, 1991, S. 518–519).

In der Pubertät, in der die Progression der Erkrankung vehement zunimmt, so dass die Schüler kaum noch Handlungsspielraum haben, vereinsamen manche Schüler in Isolation.

Von einem solchen Schüler berichtete eine Lehrerin in einem Interview:

„... hatte (...) einen Muskeldystrophiker dabei. Der ist 14, ganz begrenzt in seinen Möglichkeiten. (...) Wir haben uns während der Zeit unterhalten, da wurde so deutlich, dass ihm im Grunde doch alles egal ist. (...) es war nichts, was er besonders gerne machte. Er sagte mehr so resigniert: ‚Weiß ich nicht'. Ich hatte den Eindruck, es erreichte ihn eigentlich gar nichts so richtig. Die Bedrückung, so eingeschränkt in seinen Möglichkeiten zu sein, ist wirklich schlimm" (Interview Nr.4, S. 52).

Seifert (1991) formuliert als Leitziel, dem Schüler den Verbleib in der vertrauten Klassengemeinschaft sowie ein auf seine Bedürfnisse abgestimmtes Lernen zu ermöglichen.

Ein Lehrer nannte das Beispiel eines muskeldystrophen Schülers, der bis zuletzt in die Klasse integriert war und trotz seiner Einschränkungen einen Bereich hatte, für den er sich besonders interessierte:

„Er war sehr leistungsbewusst, sehr leistungsorientiert, sehr interessiert, besonders in Erdkunde und Geschichte. Das war, er war immer der Beste in Erdkunde und Geschichte einschließlich des Lehrers. Das war eine klare Kiste. Er hatte einen Heidenspaß daran, mich in den Sack zu packen in diesen beiden Fächern, was ich mir mit zunehmend mehr

Freude gefallen ließ. Das ist natürlich eine tolle Sache, wenn so ein Junge einen Bereich hat, der ihn ganz einnimmt" (Interview Nr. 7, S. 77).

In der Frage des Erziehungsverhaltens gegenüber einem lebensbedrohlich erkrankten Schüler gibt es divergierende Positionen.

Einerseits soll Schule ein Schonraum für lebensbedrohlich erkrankte Schüler sein, in dem ihr individuelles Erleben Beachtung findet und sie mehr Freiräume haben, da sie außerhalb der Schule viele Einschränkungen erleben. Die andere Position postuliert die Gleichbehandlung lebensbedrohlich erkrankter und gesunder bzw. nichtbehinderter Kinder.

Auch in unseren Interviews wurden diese beiden Ansichten deutlich. Zwar tendieren die meisten Lehrer dahin, lebensbedrohlich erkrankte Schüler genauso zu behandeln wie ihre Klassenkameraden, es zeigt sich jedoch auch, dass lebensbedrohlich erkrankten Schülern mehr Freiräume gewährt werden. So sagte eine Lehrerin:

„Ich versuche, einmal Spielraum zu geben, sie nicht in Pflichten eingrenzen zu lassen und versuche immer wieder, Ausgleichsmöglichkeiten zu schaffen" (Interview Nr. 4, S. 53).

Auch ein anderer Lehrer drückte aus, dass der Umgang mit lebensbedrohlich erkrankten Schülern sich anders gestaltet als mit anderen Schülern:

„Aber man kann bei diesen Schülern nicht das tun, was man bei allen anderen machen würde. Wenn man merkt, dass sie schwänzen wollen, zu sagen: ‚Ne, Männeken, jetzt kommst du ...', das wird respektiert. Da sind dann irgendwelche Ängste, irgendwelche Abneigungen, warum auch immer, das muss man dann so hinnehmen" (Interview Nr. 7, S. 84).

Bei der Auswahl der Bildungsinhalte sollten besonders die Fächer berücksichtigt werden, in denen schnelle, erlebbare Erfolgserlebnisse erzielt werden können.

Schulische Erfolge tragen zur Stabilisierung des Selbstwertgefühls bei und lassen die Zugehörigkeit zur Klassengemeinschaft erfahren.

Indem der Schwerpunkt auf die musischen Fächer gelegt wird, lassen sich Leistungsdruck und Überforderungssituationen vermeiden. Auch der generalisierenden Lernmüdigkeit wird vorgebeugt.

Die außerschulischen Interessen der lebensbedrohlich erkrankten Schüler können ebenfalls im Unterricht berücksichtigt werden. Besonders für ältere Schüler verliert der eigentliche Unterrichtsstoff zunehmend an Bedeutung. Mehrere Lehrer wiesen auf Spezialgebiete muskeldystropher Schüler hin, in denen diese Schüler Bestätigung erfahren; uns persönlich steht besonders ein Schüler vor Augen, der eine besondere Meisterschaft im Schachspielen entwickelte.

Ein Lehrer beschreibt dies so:

„Da ist es so, dass die natürlich nicht mehr am Stoff interessiert waren, sondern ihre Hobbys so miteinbrachten. Der eine interessierte sich sehr für Astrologie und solche Sachen und Astronomie. Und der andere für Wetterkunde und der dritte für dies oder jenes, was es so an Spezialgebieten gibt. Also, dass man sich darauf einlässt, das zu fördern oder ihnen als Zusatzfutter anzubieten. Oder ein anderer zeichnete sehr gerne" (Interview Nr. 9, S. 101).

Schließlich ist es wichtig, bei jeder Unterrichtsplanung und -durchführung die psychosoziale Verfassung des lebensbedrohlich erkrankten Schülers zu bedenken.

Als Lebensform in der Begleitung hat Schmeichel die so genannte pädagogische Koexistenz i. S. eines Handlungsansatzes mit lebensbedrohlich erkrankten und sterbenden Schülern vorgeschlagen. Unter dem Druck der Zeit entsteht eine wechselseitige Beanspruchung (Schmeichel, 1978 b, S. 91). Damit das Kind sich nicht allein gelassen fühlt, ist die vertrauensvolle Bindung an eine erwachsene Bezugsperson wichtigste Grundlage. Schmeichel bezieht sich bei seinem Konzept einerseits auf Gedanken von Merleau-Ponty (1966), andererseits geht er von dem pschoanalytischen Modell der Regulierungskapazität aus: Übernahme der lebensstärkenden Funktion der Bezugsperson in das eigene Ich-Konzept (Bürgin 1978); dadurch wird das Kind vor der Auflösung der Ich-Du-Beziehung bewahrt. Der andere ist nicht nur Partner, sondern eine „Dimension meines eigenen Seins" (Merleau-Ponty, 1966). Dabei gilt es, der Haltung nahe zu kommen, dass das Leben im Hier und Jetzt wichtig ist. Und es geht auch um ein Mitleiden, um Sympathie in der ursprünglichen Bedeutung des Wortes, aber nicht um „Mitleid", das das kranke Kind allein in seiner Hilflosigkeit bestärkt.

D. h., das Kind muss auch den Freiraum haben, die Nähe, die es zu einer Bezugsperson wünscht, selbst bestimmen zu können. Nur ohne allzu aufgedrängte Angebote wird es Möglichkeiten finden, seine Ängste, Albträume, Fantasien und Ahnungen auszudrücken, auszusprechen und gegebenenfalls gemeinsam zu durchleben.

Pädagogische Koexistenz gründet in personalen Beziehungen und kann in schulischen Aufgabestellungen verwirklicht werden, deren Sinn nicht in schulischen Erfolgen liegt. Angesichts der lebensbedrohlichen Situation versagen gewöhnliche schulische Bildungsbemühungen. Ein zukunftsorientierter Unterricht, der nicht auf die Bedürfnisse des lebensbedrohlich erkrankten Schülers ausgerichtet wäre, würde diese Krise steigern.

Schmeichel (1983) geht davon aus, dass lebensbedrohlich erkrankte Schüler gezwungen sind, ohne Zukunftsorientierung zu leben; somit besteht für die Betroffenen wie für den Begleiter die Aufgabe, gegenwartsorientierte Anregungen für die Gestaltung zwischenmenschlicher Beziehungen zu finden.

> „Die Fähigkeit zur existenziellen Annahme seines Lebens wird vermittelt durch die Erfahrung, angenommen worden zu sein" (Schmeichel, 1978a, S. 44).

Begleitung kann somit als zwischenmenschlicher Prozess angesehen werden, der vor allem gegenwartsorientiert ist und den Schüler befähigt, die unaufhebbare Begrenzung seines Lebens anzunehmen. Es ist nicht Ziel der Begleitung, die Probleme des Begleiteten zu lösen; das weitaus höhere und schwierigere Ziel besteht darin, ihn zu unterstützen, dass er selber Probleme angehen, sein Leben leben und seinen eigenen Tod sterben kann (Grewel, 1988, S. 7).

In der meditativen Selbsterfahrung des möglichen eigenen Sterbens und Todes (vgl. S. 69, 70) wurde von den Teilnehmern immer wieder eine zentrale Vorstellung ausgesprochen: Es ist der persönliche Wunsch und die feste Hoffnung, in den letzten Stunden mit nahen Menschen zusammen zu sein. Es sind weder materielle Wünsche noch besondere Erlebnisse wichtig, sondern das Zusammensein mit Menschen (Umstandensein und Gehaltenwerden von Menschen, die einem im Leben bedeutsam waren) oder das Einsscin mit der Natur (einen Sonnenuntergang erleben und mit der abtauchenden Sonne sterben).

Der Philosoph Lévinas (1986) hat betont, dass vor aller Philosophie die ethische Haltung steht. Ethik ist die Begründung des Verhaltens zum Mitmenschen im Willen, seine Andersheit zu bejahen (Schmeichel, 1994, S. 170). Lévinas (1986) hat das u. a. in dem ethischen Gebot zusammengefasst: Du sollst mich im Sterben nicht allein lassen.

Schmeichel (1978 a, S. 35) führt dazu im Blick auf lebensbedrohlich erkrankte Schüler aus:

> „Die Annahme dieses Lebens ohne Zukunftsperspektive (...) ist möglich durch Vermittlung der Wahrheit, nicht allein zu sein."

In gleicher Weise sagt Bodarwé (1989, S. 51):

> „Die Erfahrung, auch und gerade in der Endzeit eigenen Lebens unbedingt angenommen und nicht verlassen zu sein, vermittelt sich in Beziehungen, in denen diese Grenzsituation gerade nicht verleugnet und umgangen, sondern vielmehr aktualisiert, d. h. zur Sprache gebracht wird."

Wenn es angesichts der Thematisierung der Grenzsituation zu einer Neudefinition der Identität der verschiedenen Partner kommt und gemeinsam neue

Handlungsmöglichkeiten und ein Sinn der Handlungen erschlossen werden, entsteht eine Handlungsgemeinschaft (vgl. Bodarwé, 1989, S. 51).

Schmeichel (1978 b, S. 92) stellt dar, dass das Handeln in pädagogischer Koexistenz weder einen gesellschaftlich verwertbaren Zweck verfolge, noch ein anderes Ziel habe, außer den eigentlichen Ausdruck der Koexistenz. Daher ist die Vermittlung von Sachinhalten nicht vorrangig in einer durch die Haltung der Koexistenz geprägten Beziehungsform.

Das Handeln in pädagogischer Koexistenz, das die Fähigkeit anstrebt, menschliche Beziehungen einzugehen, darf das Vermitteln von Sinn und Hoffnung nicht außer Acht lassen.

Schmeichel (1978 a, S. 47–48) resümiert:

> „Ohne eine Vergegenwärtigung der Gründe für Hoffnung, ohne eine Vermittlung der Hoffnung, dass das Ende keine Vernichtung ist, kann der Tod vielleicht noch hingenommen, aber nicht angenommen werden. Es ist das durch den Menschen vermittelte, aber das Selbstvertrauen und das Vertrauen auf Mitmenschen übersteigende Hoffen auf einen das Dasein tragenden Grund. (...) Der Sinn pädagogischen Handelns bei Kindern und Jugendlichen mit begrenzter Lebenserwartung besteht in der Vergegenwärtigung von Hoffnung. Vermittlung von Hoffnung – das wäre eine Realdefinition von Pädagogik.“

6. Handlungsmöglichkeiten des Pädagogen in der Begleitung oder: Wie wir beistehen können

Die Begleitung eines lebensbedrohlich erkrankten Schülers erstreckt sich von der Diagnosemitteilung bis zum Abschiednehmen von einem Schüler. Jede Sterbebegleitung gestaltet sich unterschiedlich, da die Schüler spezielle Bedürfnisse haben und sowohl die psychische und physische Konstitution des Schülers als auch die Haltung des Lehrers und dessen Erfahrungen den Verlauf der Begleitung bedingen.

Im Folgenden werden wir die verschiedenen Handlungsmöglichkeiten des Lehrers in der Begleitung eines sterbenden Schülers thematisieren; dabei werden wir verschiedene Fragen behandeln:

Wie verläuft die Diagnosemitteilung? Darf der Lehrer den Schüler überhaupt über seine lebensbedrohliche Erkrankung aufklären? Welche Ängste durchlebt ein Schüler, und welche Möglichkeiten hat der Lehrer, die Ängste zu mindern? Wie kann mit einem Schüler über dessen Tod gesprochen werden? Wie äußern sich sterbende Kinder zu Tod und Sterben? Wie gestaltet sich das Abschiednehmen von einem Schüler?

Neben religiösen und spirituellen Aspekten, die in der Begleitung relevant sein können, werden wir auch auf die Betreuung der Eltern eines sterbenden Kindes eingehen.

6.1 Die Diagnosemitteilung

Die Begleitung eines lebensbedrohlich erkrankten Schülers setzt nicht notwendigerweise immer die genaue Diagnosemitteilung voraus; sie geht aber stets von einem intuitiven oder mitgeteilten Wissen über die Lebensbegrenzung oder terminale Erkrankung aus. Mit dem Wissen oder der Diagnosemitteilung beginnt die psychosoziale Betreuung eines lebensbedrohlich erkrankten Kindes und dessen Eltern. Duda (1986) bezeichnet die Diagnosemitteilung als eine der schwierigsten Aufgaben im Begleitungsprozess, die am meisten mit Angst besetzt ist.

Bei lebensbedrohlich erkrankten Kindern und Jugendlichen wird die Diagnose in der Regel zuerst den Erziehungsberechtigten, den Eltern, mitgeteilt. Diese Aufgabe übernimmt der Arzt.

Kroll und Petermann (1993) stellen fest, dass die Zeit der Ungewissheit vor der endgültigen Diagnosenstellung als sehr belastend erlebt wird. Häufig machen sich die Eltern Vorwürfe, die Krankheit selbst verschuldet zu haben; damit versuchen sie, das für sie Unfassbare in einen Erklärungszusammenhang zu bringen.

Die Zeitigkeit der Diagnosenstellung ist abhängig vom jeweiligen Krankheitsbild; es können nur einige Stunden, manchmal aber auch Tage oder Wochen vergehen, bis die Diagnose feststeht.

„Wie schnell und in welcher Form den Eltern und dem betroffenen Kind die Diagnose mitgeteilt wird, beeinflusst in entscheidender Weise ihren späteren Umgang mit der Erkrankung" (Kroll u. Petermann, 1993, S. 20).

Zur Mitteilung sollte Zeit sein: Diese sollte in einem ungestörten persönlichen Gespräch erfolgen. Aspekte, die in diesem Gespräch Berücksichtigung finden, sind die Symptomatik beim Kind, die Bezeichnung und das Wesen der Erkrankung sowie deren Verlauf. Trotz infauster Prognose darf der Aspekt der Hoffnung nicht ausgeschlossen werden:

„Jenseits der Hoffnung auf ‚Heilung' gibt es etwas, das als Hoffnung auf ein ‚erfülltes' Leben mit der Krankheit bezeichnet werden kann" (Kroll u. Petermann, 1993, S. 21–22).

Die Diagnosemitteilung löst meist einen Schock bei den Eltern aus. Reaktionen können Bestürzung, Verzweiflung oder wortlose Resignation sein.

Das Diagnosegespräch wird vielfach von den Eltern als unbefriedigend erfahren. Der Arzt hat nur wenig Zeit für ein ausführliches Gespräch und verwendet medizinische Fachbegriffe, hinter denen sich häufig eigene Ängste verbergen können. Die Eltern werden mit einer Vielzahl an Informationen konfrontiert, die in einem einzigen Gespräch nicht aufgenommen und verarbeitet werden können. Nach der Diagnosemitteilung sind die Eltern häufig sich selbst überlassen.

Um der Informationsflut vorzubeugen, sollten mehrere Gespräche stattfinden, in denen die Eltern immer wieder die Möglichkeit haben, nachzufragen, wenn etwas unverstanden geblieben ist. Schwierige Sachverhalte sollten verständlich dargestellt und Fachbegriffe vermieden bzw. erläutert werden. Neben dem Arzt sollten auch die anderen an der psycho-sozialen Betreuung beteiligten Personen als Ansprechpartner zur Verfügung stehen, so dass also auch ein Lehrer Gesprächspartner der Eltern sein kann. Neben medizinischen Erklärungen können in einem Gespräch mit dem Lehrer die pädagogischen Möglichkeiten im Umgang mit einem lebensbedrohlich erkrankten Kind eröffnet werden.

Bis in die 70er Jahre galt es als umstritten, einem lebensbedrohlich erkrankten Menschen, ob Kind oder Erwachsenem, eine infauste Diagnose mitzuteilen.

Plank (1973) befand, dass einem Kind ein offenes Gespräch nicht zugemutet werden könne, da dies nur eine zusätzliche Belastung darstelle (vgl. Seifert, 1991, S. 508). Ein Kind sei zu schwach, um die Wahrheit zu verkraften, ihm werde dadurch jede Hoffnung genommen.

Kübler-Ross (1973) und Wolff (1978) jedoch vertraten die heute anerkannte Ansicht, dem lebensbedrohlich erkrankten Kind die Wahrheit über seine Diagnose mitzuteilen. Becker (1984, S. 17) betont, dass ein Sterbender ein Anrecht darauf habe, seine letzte Lebensphase bewusst zu erleben.

Das Wissen um die Diagnose kann körperliche und seelische Kräfte im Kranken wecken, so dass die verbleibende Lebenszeit erfüllt gelebt werden kann. Das Wissen um die Diagnose hat zudem befreiende Wirkung, da die Ungewissheit über die Situation als sehr belastend erlebt wird.

Die Verschlechterung des eigenen Befindens sowie die sorgenvolle Atmosphäre der Umwelt verbunden mit plötzlichen Krankenhausaufenthalten und schmerzhaften Therapien signalisieren dem Kind die Bedrohlichkeit seiner Situation. Ängste und Befürchtungen grassieren, wenn das Kind nichts über seinen Zustand erfährt.

Schmitt (1983, S. 16–17) beschreibt die psychische Situation eines Kindes, dem die Wahrheit vorenthalten wird:

> „Dem Kind wichtige Informationen über seine Erkrankung und Therapie vorzuenthalten, aus dem wohlmeinenden Bedürfnis heraus, es zu schonen, erhöht die psychische Labilität des Kindes, isoliert es und gibt seinen Ängsten noch mehr Nahrung."

Auch die eigene Einstellung zur Diagnosevermittlung fließt in die Überlegungen ein, dem Kind die Wahrheit mitzuteilen oder sie ihm vorzuenthalten.

Bowers (1971, S. 104) referiert eine in der Medical Tribune erschienene Studie, in der 1300 Ärzte dazu befragt worden sind, ob sie von der eigenen lebensbedrohlichen Erkrankung wissen wollten: 92% der befragten Ärzte wollten über die Diagnose aufgeklärt werden.

Die Ergebnisse unserer Studie zeigen eine ähnliche Tendenz: Alle befragten Lehrer äußerten sich dahingehend, wissen zu wollen, wenn sie lebensbedrohlich erkrankt wären.

Auch eine von Buckingham (1987) angeführte Untersuchung von Kelly und Friesen (1950) bestätigt dieses Ergebnis: Zwei Gruppen von jeweils 100

Personen wurden dazu befragt, was bei der Diagnose einer unheilbaren Krankheit gesagt werden sollte.

Die erste Gruppe setzte sich aus Patienten mit einer gesicherten Krebsdiagnose zusammen, die zweite Gruppe bestand aus gesunden Versuchsteilnehmern. Trotz dieses Unterschieds zeigen die Ergebnisse der Befragung beider Gruppen fast völlige Übereinstimmung: 89% der ersten Gruppe wollten die Wahrheit über die Diagnose wissen, aus der zweiten Gruppe waren dies 82%. Nur 6% der ersten Gruppe wollen nichts von der infausten Prognose erfahren; diesem Ergebnis standen 14% aus der zweiten Gruppe entgegen.

Ein signifikantes Ergebnis der Studie von Kelly und Friesen, das auch in den Interviews unserer Studie zum Ausdruck kommt, ist, dass nicht alle, die selbst von ihrer unheilbaren Erkrankung erfahren wollen, die Notwendigkeit sehen, auch anderen Menschen eine infauste Prognose mitzuteilen. Buckingham (1987, S. 37) folgert:

„Die Logik, andere seien weniger als man selbst in der Lage, die Wahrheit zu ertragen, kommt auch hier (...), zum Tragen."

In unseren Interviews schildert eine Lehrerin ihre Schwierigkeiten zu entscheiden, ob einem lebensbedrohlich erkrankten Schüler die Wahrheit gesagt werden solle oder nicht:

„Ich kann das nicht so generell sagen. Also, erstmal würde ich das, glaube ich, nicht machen. Ich weiß auch nicht, ob das richtig ist. In der Regel ist es so, dass die das eigentlich alle ganz genau wissen, zumindest die Kinder, die ich so im Laufe der Jahre erlebt habe. Ich bin also nie in der Situation gewesen, dass ich es ihnen hätte eröffnen müssen. Und ich weiß auch nicht, ob das gut gewesen wäre. Denn wenn man so etwas massiv angeht, und darüber waren wir im Kollegium auch schon öfter geteilter Meinung, das ist eine unheimliche Verantwortung, das dann auch aufzufangen. Und ich frage mich, ob wir genügend Background haben, das zu tun. Denn wenn ich da jemanden in eine Krise stürze, dass er das vielleicht zum ersten Mal von mir hört, ich habe eigentlich nicht die Kompetenz, das aufzufangen. Ich bin kein Psychologe, also von daher, ich weiß nicht, ob es richtig ist. Ich kann da nicht ja oder nein sagen" (Interview Nr. 9, S. 113).

Zur Problematik der Mitteilung einer lebensbedrohlichen Krankheit liegen bei Kindern keine Studien vor; es ist jedoch anzunehmen, dass Grundzüge der in den verschiedenen Untersuchungen bei Erwachsenen erarbeiteten Thesen auch auf Kinder zu übertragen sind.

Da Erwachsene das Bedürfnis haben, etwas über ihre Krankheit zu erfahren, sollte dies auch bei Kindern respektiert werden. An den Reaktionen von Kindern, denen die Wahrheit über ihren Zustand gesagt worden ist, ist die positive Wirkung der Mitteilung zu erkennen:

„Dem Kind kann man die Wahrheit Stück um Stück mitteilen, und es scheint glückliche zu sein, wenn es weiß, wie die Dinge stehen" (Bowers et al., 1971, S. 116).

Es wäre auch falsch, zu argumentieren, Kinder seien noch nicht reif genug, ihre lebensbedrohliche Situation zu verstehen. Wie bereits zum Todesverständnis lebensbedrohlich erkrankter Kinder ausgeführt wurde, so bestätigt auch Schmitt (1983), dass selbst junge Kinder die Ernsthaftigkeit ihrer Bedrohung begreifen, wenn auch Sachzusammenhänge nicht immer verstanden werden:

„Außerdem zeigen die Erfahrungen, dass schwerkranke Kinder durchaus in der Lage sind, mit ihren Ängsten und Phantasien hinsichtlich ihrer Erkrankung fertig zu werden, wenn sie zum Sprechen und Ausdrücken ihrer Gefühle ermutigt werden und sie die notwendigen Informationen verfügbar haben" (Schmitt, 1983, S. 17).

Aus diesen Ergebnissen ist nach Seifert (1991, S. 508) abschließend zu folgern:

„Entscheidungen für das ehrliche Gespräch sollten allerdings nicht mehr strittig sein, diskutiert werden muss aber noch viel eingehender, als es bisher geschehen ist, über die Art und Weise der Gesprächsführung sowie über situative Faktoren."

Welche Bedeutung kann dem Lehrer bei der Diagnosemitteilung zukommen? Dazu führt Kasteel an, dass eigentlich immer die Eltern die ersten Gesprächspartner des Kindes über die Diagnose sein sollten. Bode und Hoffmann (1994, S. 51) aber stellen fest:

„Für die meisten Eltern ist es eines der größten Probleme, nach der Diagnosenstellung mit ihrem Kind darüber zu sprechen."

Letztlich jedoch, so befinden die Autoren übereinstimmend, entscheidet das Kind selbst, mit wem es ein Gespräch über die existenziell bedrohliche Situation führen möchte.

Prinzipiell ist es Aufgabe des Arztes, dem Kind die Diagnose gemeinsam mit den Eltern mitzuteilen. Aber auch Krankenschwestern, Therapeuten oder Lehrer können den Eltern bei dem Diagnosegespräch mit dem Kind unterstützend zur Seite stehen.

Wenn die Eltern nicht in der Lage sein sollten, mit dem Kind über die Diagnose zu sprechen, weil sie meinen, dass sie es mit ihrer Trauer zu sehr belasten würden, sollten Fachkräfte die Diagnosemitteilung übernehmen (vgl. Kasteel, 1986, S. 111).

In den Interviews unserer Studie klang vielfach an, dass der Lehrer einen lebensbedrohlich erkrankten Schüler nicht eigenverantwortlich über seine Situation aufklären darf:

„Aber uns sind die Hände gebunden. Wir dürfen von den Eltern aus die Schüler nicht aufklären; wir dürfen das grundsätzlich nicht. (...) Das muss ein Arzt machen" (Interview Nr. 2, S. 20).

Es bedarf der Zustimmung der Eltern, um mit dem Schüler über die existenzielle Bedrohung zu sprechen.

Lehrer und Eltern als die engsten Bezugspersonen eines lebensbedrohlich erkrankten Kindes sollten in einem stetigen Austausch über das Wissen des Schülers, seine Fragen und sein Verhalten stehen, um dem Kind angemessen begegnen zu können. Der Lehrer sollte jedoch berücksichtigen, dass ihm nicht die alleinige Aufgabe der Diagnosemitteilung zusteht.

Die Möglichkeit des Lehrers besteht darin, die Eltern zu bestärken, das Kind über seine existenziell bedrohte Situation aufzuklären. Er kann den Eltern dabei beratend zur Seite stehen. Außerdem kann der Lehrer auf Fragen und Äußerungen des Schülers, die seine Erkrankung betreffen, eingehen, jedoch darf er nicht den Anfang zu einem solchen Gespräch machen.

Ein Aspekt des Diagnosegespräches mit dem Kind betrifft den Zeitpunkt der Diagnosemitteilung.

Leukämiekranke Kinder, die die Bedrohung aufgrund der plötzlichen Krankenhausaufenthalte, der schmerzhaften Therapien und der Verschlechterung ihres Befindens sehr deutlich spüren, werden sehr früh über ihre Erkrankung und die Folgen – einschließlich des möglichen Todes – aufgeklärt. Man verspricht sich dadurch u. a. auch einen besseren Therapieerfolg, da Kinder, die die Realität kennen, bei der Therapie kooperativer sind.

Muskeldystrophe Kinder, bei denen die Verschlechterung des Zustandes langsam progredient ist, werden schrittweise aufgeklärt, indem von einer permanenten Verschlechterung des Zustands gesprochen wird. Der tödliche Ausgang wird häufig erst spät problematisiert, jedoch ist anzunehmen, dass die Kinder durch Erfahrungen im schulischen Umfeld bereits vom Ausgang ihrer Erkrankung wissen.

Wichtig ist jedoch, rechtzeitig mit dem Kind zu sprechen, damit es nicht durch Zufall von seiner tödlich verlaufenden Erkrankung erfährt und möglicherweise falsch informiert wird. Bode und Hoffmann (1994, S. 51) äußern sich hierzu:

„Zu Hause und in der Schule hat das Kind oft die Gelegenheit, heimlich etwas über sich und seinen Zustand zu erfahren. Im Krankenhaus wird es zwangsläufig andere Kinder mit derselben Krankheit sehen und sich mit ihnen unterhalten."

Wie kann die Mitteilung über eine lebensbedrohliche Erkrankung erfolgen?

Herzig (1978, S. 68) zufolge wird die Diagnosemitteilung durch den biologischen Verlauf der Erkrankung und den psychischen Zustand des

Patienten bestimmt. Auch die Interaktionsmuster zwischen dem Kind und der Bezugsperson beeinflussen das Diagnosegespräch.

Voraussetzung für ein Gespräch mit dem Kind über dessen lebensbedrohliche Erkrankung ist ein Vertrauensverhältnis:

„Die wichtigste Voraussetzung für eine gute Beziehung zu ihrem Kind ist, dass sie ihm gegenüber ehrlich sind" (Bode u. Hoffmann, 1994, S. 51).

Das Kind muss spüren, dass jemand da ist, der seine Sorgen versteht und es ermutigt, über alle Fragen, Ängste und Bedürfnisse zu sprechen.

Das Gespräch mit dem Kind bedarf keiner wissenschaftlichen Genauigkeit und Vollständigkeit.

„Die Diagnose sollte nicht als pure Faktenvermittlung oder in Gestalt eines fest umrissenen Schemas mit schon von Anfang an feststehender gesetzmäßiger Eigendynamik vermittelt werden. Eine solche Information müsste auf das Kind wie ein Todesurteil wirken. Steht die Diagnose eindeutig fest, hat das Kind ein Recht, die Ernsthaftigkeit seiner Lage zu erfahren. Gleichsam sollten wir aber seine Hoffnungen nicht zerstören und es all unserer möglichen Bemühungen versichern" (Kasteel, 1986, S. 112).

Das Gespräch mit dem Kind muss sprachlich verständlich und auf die Vorstellungswelt des Kindes bezogen sein. Die Mitteilung kann in Erzählungen eingebunden werden und phantasiehafte Elemente können bei kleinen Kindern als Erläuterungen dienen. Die Mitteilung sollte individuell auf die Sprache und das Ausdrucksverhalten des Kindes bezogen sein und kann auch schriftlich oder bildlich unterstützt werden.

„Auch das Kind soll die Wahrheit soweit kennen, wie es sie ertragen und verstehen kann. Das kranke Kind hat seine ihm eigene Art, inneres Wissen um seine Krankheit wiederzugeben. Seine Äußerungen kommen aus einer unbewussten Stufe wie Träume, spontan gemalte Bilder, im Spiel usw. Die Art und Weise dieser Äußerungen zeigt uns auch den Weg, wie wir seine Fragen seinem Alter und seinen Bedürfnissen entsprechend beantworten können" (Herzig, 1978, S. 70).

Entwicklung und innere Reife des Kindes sollten berücksichtigt werden. Zudem sollte das Kind die Möglichkeit haben, die gleichen Fragen immer wieder zu reflektieren, bis es alles verstanden hat.

Auch Abwehr des Kindes bei dem Versuch der Diagnosemitteilung muss respektiert werden. Dem Kind sollte nur so viel gesagt werden, wie es wissen möchte, um es nicht zu überfordern.

Insofern sollte dem Kind kein Gespräch aufgedrängt werden. Auch im Gespräch sollte aktuell abgeschätzt werden, wie viel der Wahrheit das Kind jetzt schon wissen möchte und verkraften kann.

Zeitpunkt und Rahmen der Diagnosemitteilung können oft nicht exakt geplant und vorherbestimmt werden. Das entscheidende Gespräch entwickelt sich mit dem Begleiter oft aus einer Situation heraus (vgl. Kasteel, 1986, S. 11).

Ein Ansatz für ein Gespräch kann beispielsweise das allgemeine Reden über Krankheit, Sterben und Tod sein. Hierbei sollten die Vorstellungen des Kindes aufgegriffen, ihm aber nicht die rationalen oder gar korrigierenden Vorstellungen des Begleiters aufgedrängt werden.

Bei der Mitteilung darf allerdings nie vergessen werden, dem Kind Hoffnung zur Gestaltung seines Lebens bzw. der verbleibenden Lebenszeit zu vermitteln, damit das Kind sich selbst nicht aufgibt.

Die Reaktionen auf die Diagnosemitteilung hängen vom Alter des Kindes, dem Inhalt und der Art und Weise ab, wie die infauste Prognose vermittelt wird. Auch der Zeitpunkt der Diagnosemitteilung ist von Bedeutung.

Psychisch schwache und labile Kinder können in Verzweiflung verfallen und sich selbst aufgeben, während andere Kinder Kräfte entwickeln und gegen die Erkrankung kämpfen.

Buckingham (1987, S. 42) stellt fest, dass die Diagnosemitteilung einen Schock auslöst, auf den ein psychischer Anpassungsprozess folgt:

> „Einige werden der Wahrheit mit großer Courage und Gleichmut ins Gesicht sehen, Kinder werden manchmal eine Reife, die weit über ihr Alter hinausgeht, zeigen. Andere weigern sich vielleicht, die Nachricht zu akzeptieren, während manche in Verzweiflung und Depression verfallen."

Der Begleiter sollte auch darauf vorbereitet sein, dass das Kind die Wahrheit über seine Diagnose nicht hören will. Es ist möglich, dass das Kind die Wahrheit über den Ernst der Prognose schon ahnt, aber noch Zeit benötigt, um der existenziellen Situation gegenübertreten zu können.

Die Leugnung der Diagnose kann auch Ausdruck des Lebenswillens des Kindes sein.

Aus welchen Gründen auch immer das Kind die lebensbedrohliche Erkrankung verleugnet, diese Haltung muss mit Geduld akzeptiert werden, damit die Wahrheit langsam erarbeitet werden kann.

Da eine tödliche Erkrankung für das Kind nur schwer zu akzeptieren ist, ist es erleichternd, wenn die Bezugspersonen des Kindes die Bedrohung nicht verleugnen, sondern ihm helfen, die Wahrheit anzunehmen.

> „Die Identifikation des Kindes mit den Eltern ist so groß, dass es in sich selbst nicht die Reife finden kann, zu seiner Erkrankung zu stehen, wenn die Eltern ihm nicht ihr Dazustehen vorleben" (Leist, 1979, S. 113).

Neben den Eltern kann auch der Lehrer als eine enge Bezugsperson dem Kind helfen, die lebensbedrohliche Erkrankung anzunehmen.

6.2 Angst vor dem Tod und Todesangst

Die Ängste lebensbedrohlich erkrankter und sterbender Kinder sind vielfältig. Neben der Angst vor Schmerzen, vor Untersuchungen und Therapien sowie deren Nebenwirkungen, wie z. B. Erbrechen, Haarausfall etc., steht die Angst vor dem Tod im Vordergrund. Reed konstatiert, dass 80% der Ängste von Kindern den Tod betreffen (Reed, 1972, S. 7).

Hellbrügge (1979, S. 95) stellt fest, dass der kindlichen Todesangst so genannte *Vorfeldängste* vorausgehen:

> „Sie sind den Sterbens- und Todesängsten zeitlich wie erlebnismäßig vorgelagert, resultieren aus unterschiedlichen Anlässen und nehmen vielfältige Formen an."

Die Verschlechterung der Konstitution des Kindes verbunden mit Krankenhausaufenthalten sowie schmerzhafte und furchteinflößende Untersuchungen als auch das veränderte und unerklärliche Verhalten der Bezugspersonen verursachen die Vorfeldängste der Kinder.

Diese Ängste, die häufig nicht geäußert werden, um die Eltern nicht zu belasten oder zu verärgern, verdichten sich allmählich zur Todesangst des lebensbedrohlich erkrankten Kindes.

Wittkowski unterscheidet begrifflich zwischen der *Angst vor dem Tod* und der *Todesangst*. Er definiert

> „die Todesangst als eine subjektiv erlebte Bedrohung des eigenen Lebens), wohingegen die Angst vor dem Tod als antizipatorische Auseinandersetzung mit der Bedrohung des Lebens ohne akute Gefährdung beschrieben wird" (Wittkowski, 1990, S. 76).

Im Zusammenhang mit lebensbedrohlich erkrankten Kindern ist die Verwendung des Terminus „Todesangst" angebracht.

Bürgin (1978, S. 78) resümiert, dass Todesangst ontogenetisch dann entsteht, wenn sich ein Todeskonzept entwickelt hat, das eine Verbindung zur eigenen Person enthält.

Er stimmt mit Hellbrügge überein, dass die Entwicklung der Todesangst einem Reifungsprozess unterliegt, der drei Stadien umfasst und parallel zum Reifungsprozess des kindlichen Bewusstseins verläuft. Die Todesangst basiere demnach auf drei in der psychischen Entwicklung durchlebten Ängsten:

- die vom Geburtserlebnis abgeleitete Angst vor dem Ersticken,
- die Trennungsangst von Bezugspersonen (bis 5 Jahre),
- die Kastrationsangst bzw. Mutilierungsangst (bis 10 Jahre).

Wittkowski (1990, S. 77) stellt die Todesangst als ein mehrdimensionales Konstrukt dar, das verschiedene Ängste impliziert. Es besteht aus den vier Komponenten:

- Angst vor dem eigenen Sterben,
- Angst vor dem eigenen Tod,
- Angst vor dem Sterben anderer Menschen,
- Angst vor dem Tod anderer Menschen.

Mit der Verringerung des Handlungsspielraums des lebensbedrohlich erkrankten Schülers nimmt die Todesangst zu.

Ein lebensbedrohlich erkrankter Schüler hat Angst vor körperlichem Leiden bzw. vor Schmerzen während des Sterbeprozesses. Auch die Angst vor Abhängigkeit, möglicher Demütigung und Erniedrigung wirkt belastend. Das Kind fürchtet, den Begleitumständen des Sterbeprozesses nicht gewachsen zu sein, und hat Angst vor dem Verlust der persönlichen Würde, da das hohe Maß an Pflegeabhängigkeit unselbstständig macht und die persönliche Entscheidungsfreiheit sehr einschränkt.

Auch der Gedanke, im Sterben alleingelassen zu werden, löst Angst im Kind aus. Es benötigt die Zusicherung, im Sterben Beistand zu erfahren. Ebenso beschäftigt das Kind das Problem, wichtige Ziele aufgeben zu müssen. Pläne für die Zukunft, für die Schullaufbahn, den Beruf oder Freizeitaktivitäten werden unwiederbringlich zerstört.

Die Vorstellung, nicht mehr zu leben und die Ungewissheit dessen, was nach dem Tod ist, verursachen große Ängste. Ebenso beschäftigt sich das Kind mit den Folgen, die der eigene Tod für die Familie haben wird. Es stellt sich vor, wie die Familie weiterleben wird (Wittkowski, 1990, S. 78–80).

Es gilt nun zu fragen, welche *Ausdrucksformen kindliche Todesangst* findet. Da lebensbedrohlich erkrankte Kinder selten offen über ihre Ängste sprechen, sollte der Begleiter die Symptome kennen.

Hellbrügge weist darauf hin, dass Kinder in Todesangst häufig depressiv sind und kaum Interesse an den Dingen des täglichen Lebens zeigen.

In unseren Interviews berichtete eine Lehrerin von einem muskeldystrophen Schüler, der in sich zurückgezogen war und kaum noch Interesse an seiner Umwelt zeigte:

„Ich hatte jetzt auf einer Familienfreizeit einen Muskeldystrophiker dabei, der ist 14, ganz begrenzt mit seinen Möglichkeiten. Ich habe den nicht im Unterricht. Der konnte also aus einem Knetwachs kaum noch etwas formen. Wir haben uns während der Zeit unterhalten, da wurde so deutlich, dass ihm im Grunde doch alles egal ist. Er interessierte sich für keinen wichtigen Film, er hatte nicht irgendeine Sendung, die er besonders gerne sah, es war nichts, was er besonders gerne machte. Er sagte mehr so resigniert:

‚Weiß ich nicht'. Ich hatte den Eindruck, es erreichte ihn gar nichts mehr so richtig" (Interview Nr. 4, S. 52).

Auch andere Verhaltensauffälligkeiten sind nicht selten: Manche Kinder neigen beispielsweise zu unbegründeten Wut- und Zornesausbrüchen.

Diese Beobachtung schilderte eine Therapeutin im Gespräch:

„Und die Kinder selbst reden überhaupt nicht darüber. Die Jüngere wird zusehends aggressiver, und die Ältere, die also auch schon weiter fortgeschritten ist, da braucht man nur ‚Piep' zu sagen, dann fängt die schon an zu weinen" (Interview Nr. 2, S. 20).

Die Todesangst eines lebensbedrohlich erkrankten Kindes kann auch physischen Ausdruck finden: Das Kind reagiert mit schlechtem Appetit, Übelkeit, Leibschmerzen oder mit allgemeinem Energieverlust.

Eine Lehrerin nannte das Beispiel eines lebensbedrohlich erkrankten Schülers, der auf den Tod seiner Großmutter mit physischen Symptomen reagierte und so seiner Todesangst Ausdruck verlieh:

„Und mit dem konnte ich jetzt, nach dem Tod seiner Großmutter, reden. Er selber hatte reagiert, im Sinne von Brechen usw." (Interview Nr. 3, S. 36).

Einige Kinder versuchen mit ihrer Todesangst umzugehen, indem sie ihr Testament machen und sich vorstellen, wie das Leben ohne sie weitergehen kann:

„Ich weiß ein Kind, ein Größeres, das war mit sechs Jahren das erste Mal hier und hat die Leukämie mit sechs Jahren besiegt und kam dann mit 12, 13 wieder. Das Kind hat über den Tod gesprochen, als Verarbeitung dieser Tatsache hat sie ihre Beerdigung geplant, d. h. also, es sollten Lieder von Reinhard Mey gespielt werden, ganz bestimmte, dann sollte der Hund mit ans Grab gehen. Dann hat sie bestimmte Dinge schon vererbt. Das sollte ihre Schwester haben, das sollte ihre Freundin haben ... Dann hat sie ihren Grabstein entworfen, gezeichnet" (Interview Nr. 5, S. 62).

Nur wenige Kinder thematisieren ihre Todesangst offen; mit diesen Kindern muss, ihrem Alter gemäß, ein ebenso offenes Gespräch angestrebt werden. Kinder, die indirekte Symptome der Todesangst zeigen, müssen befähigt werden, aktiv mit ihren Ängsten umzugehen.
Leist (1979, S. 129) stellt fest, dass

„im Ansprechen der Ängste ein heilender Faktor liegt".

Der Umgang mit den Ängsten kann im Gespräch, aber auch durch Bilder, erzählte Träume oder Geschichten der Kinder erfolgen.

In welcher Form über Tod und Todesangst gesprochen werden kann, welche Bedeutung der Selbstmitteilung der Kinder zukommt und wie sie diese ausdrücken, werden wir später (Kap. 6.4 und 6.5) genauer darstellen.

6.3 Lebensbedrohung und Sterbeprozess

Eine lebensbedrohliche Erkrankung bedeutet eine existenzielle Krise für das erkrankte Kind, seine Familie und Freunde. Die Verarbeitung der Belastung ist von den verfügbaren Bewältigungsmöglichkeiten abhängig.

Welche Ressourcen hat ein Kind, die Erkrankung und Lebensbedrohung zu bewältigen?

Dies wird individuell sehr unterschiedlich sein; denn verschiedene Einflussgrößen entscheiden über eine negative oder positive Anpassung und Auseinandersetzung mit der schwierigen Situation. Zum einen wirken die allgemeinen Krankheitserfahrungen, wie beispielsweise Medikation, Diät, Operationen, Schmerzen und Hospitalisierung usw., auf die Art der Krankheitsbewältigung ein. Auch spezifische Krankheitsaspekte wie der Manifestationszeitpunkt, der Verlauf und die Prognose beeinflussen die Bewältigung. Zum anderen spielen entwicklungspsychologische Determinanten eine Rolle. Kinder in verschiedenen Altersstufen verfügen über unterschiedliche Möglichkeiten, die Erkrankung erlebnismäßig zu verarbeiten. Als eine letzte Einflussgröße im Bewältigungsprozess sei auf die Reaktionen des sozialen Umfeldes verwiesen. Besonders das Verhalten der Familie kann den Bewältigungsprozess positiv unterstützen.

Allgemein weiß man aus der Verlaufsforschung über lebensbedrohliche Krankheiten,

> „dass der Erkrankungsprozess und die Lebenserwartung wesentlich von positiven Bewältigungsstrategien abhängen. Offensichtlich wirken hoffnungsvolle Einstellungen und positive Bewältigungsannahmen stärkend auf das Immunsystem, während umgekehrt Gefühle der Depression und Hilflosigkeit die Abwehrmechanismen des Körpers beeinträchtigen“ (Leyendecker, 1992 b, S. 658).

Heim (1988) kennzeichnet die Krankheitsbewältigung als das Bemühen, bestehende oder zu erwartende Belastungen durch die Krankheit innerpsychisch (emotional/kognitiv) oder aktional, d. h. durch zielgerichtetes Handeln zu reduzieren, auszugleichen oder zu verarbeiten. Mit dieser Unterteilung in zwei mögliche Dimensionen der Krankheitsbewältigung bezieht er sich auf Lazarus (1984), ein Stressforscher, der sich vornehmlich mit der Bewältigung von belastenden Ereignissen oder Situationen beschäftigt hat.

6.3.1 Formen der Bewältigung

Formen der erlebnismäßigen Auseinandersetzung oder Bewältigung von belastenden Situationen und Ereignissen werden vielfach unter dem Begriff Coping (engl. handeln, kämpfen mit) zusammen gefasst. Der Begriff bezeichnet eine Vielzahl von Strategien und Verhaltensweisen, die mit der Auseinandersetzung belastender Situationen und Stressoren einher gehen. Belastende Situationen sind ungewohnte Ereignisse, die die Lebenssituation des Individuums verändern und die Bedrohung oder den Verlust der Handlungsfähigkeit einer Person bzw. die Antizipation des Verlustes implizieren.

Von Lazarus stammt die Unterteilung in zwei grundsätzliche Funktionen der Bewältigung:

- eine *instrumentelle Funktion*, in der die Bewältigung auf die Veränderung belastender Umgebungsbedingungen gerichtet ist,
- eine *emotionsorientierte Funktion*, in der die Bewältigung auf die Regulation von Gefühlen abzielt.

Mit Coping-Verhalten werden alle Reaktionen einer Person gefasst; sie betreffen also neben „offenem" Verhalten auch Kognitionen, Emotionen und physiologische Reaktionen. Dies verdeutlicht zum einen, dass Bewältigung nicht das Resultat eines Prozesses sondern vielmehr den Vorgang selbst bezeichnet; zum anderen umfasst der Coping-Prozess neben aktiven Bewältigungsbemühungen auch innerpsychische Mechanismen.

Oft wird auch unterschieden zwischen „Coping" und „Defence"; dabei wird das Coping-Verhalten als adäquate, konstruktive und realitätsgerechte Form der Bewältigung angesehen, während „Defence" i. S. von Abwehrmechanismen inadäquate, destruktive und realitätsverzerrende Bewältigungsformen darstellt.

Ob diese augenscheinlich sinnvolle Unterscheidung auch psychologisch bedeutsam differenziert, kann angezweifelt werden. Gerade im Prozess der Auseinandersetzung mit einer lebensbedrohlichen Erkrankung ist Abwehr nicht zwingenderweise negativ zu bewerten. Abwehr und Bewältigung sind nicht grundsätzliche, einander ausschließende Vorgänge, sondern ergänzen sich zweckdienlich im Prozess des Coping-Verhaltens.

Ebenso können die von Lazarus (1984) grundsätzlich unterschiedenen Dimensionen einer problemzentrierten und einer emotionszentrierten Bewältigung sich ergänzen. Die Bewältigung kann auf vier verschiedenen Wegen vollzogen werden:

- *Informationen suchen*: Der Kranke orientiert sich über Ursachen und Behandlungsmöglichkeiten, Nutzen und Gefahren diagnostischer und therapeutischer Methoden.
- *Direkte Handlungen vornehmen*: Der Kranke versucht selbst etwas zur Heilung zu unternehmen, vergewissert sich seiner körperlichen Fitness durch besondere motorische Aktionen oder äußert laut Affekte, indem er aus Wut über die Krankheit schreit oder um sich schlägt.
- *Handlungen vermeiden*: Der Kranke versucht die Belastungen der Krankheit zu bewältigen, indem er seine Aktionen hemmt; um Kraft zu sparen, werden beispielsweise ermüdende Gespräche gemieden.
- *Intrapsychisch reagieren*: Der Kranke versucht beispielsweise in gedanklich vollzogenen Dialogen mit sich selbst seine Kognitionen und Emotionen zu regulieren.

Diese letzt genannte, palliative Bewältigungsform schließt auch Abwehrmechanismen ein.

Abwehrmechanismen beschreiben grundsätzliche Formen der Auseinandersetzung und Verarbeitung psychischen Erlebens, wie sie von der Psychoanalyse (Freud, 1936) herausgearbeitet worden sind. Abwehrmechanismen, die der Kranke einsetzt, können aktuell eine positive Bewältigungsform darstellen; sie dürfen sich jedoch als alleinige Bewältigungsform nicht chronifizieren; sie müssen sich vielmehr mit anderen aktiven Bewältigungsformen im Coping-Prozess ergänzen.

Wichtige psychische Abwehrmechanismen sind: die *Verdrängung*, bei der die unerwünschten Vorstellungen über die Krankheit aus dem aktuellen Bewusstsein ins Unbewusste verdrängt werden; die *Verleugnung*, mit der die äußeren Gegebenheiten, die Symptome sowie die krankheitsbedingte Schwächung ausgeblendet werden; die *Projektion*, bei der die eigenen Wünsche und Gefühle auf andere, die gesund sind, übertragen werden; die *Rationalisierung* und *Intellektualisierung*, durch die eine Auseinandersetzung mit der Krankheit auf einer anderen Ebene erreicht und ggfs. die Symptome anders begründet werden, solche Kranke *identifizieren* sich gewissermaßen als Fachleute mit dem Ärzteteam. Auch die *Verschiebung* des Problems auf andere Zusammenhänge oder Personen ist ein Abwehrmechanismus, der bei der Bewältigung der Krankheit genutzt wird. Schließlich kann es zur *Regression* kommen, bei der der Kranke auf frühere Entwicklungsstufen zurück fällt. Oder der Kranke kann sich der *Introjektion*, d. h. der Übernahme fremder Anschauungen und Normen bedienen oder auch das Problem durch Umwandlung in andere Aktivitäten *sublimieren*. Schließlich kann der Kranke versuchen, durch *Ritualisieren* von Verhaltensweisen eine (magische) Bewältigung der Krankheit zu erreichen.

6.3.2 Altersabhängige Verhaltensweisen

Die Reaktionen der Kinder auf ihre Erkrankung sind je nach Alter unterschiedlich.

Kleine Kinder *unter fünf Jahren* nehmen vor allem die äußeren Begleitumstände der Erkrankung wahr, haben aber noch keine kognitive Einsicht in die Erkrankung. Hertl (1987) stellt fest, dass Kinder in diesem Alter eine Minderung der Vitalität und Schmerzen erleben. Sie spüren, dass sie sehr krank sind und viele Medikamente nehmen müssen. Sie realisieren, dass die Behandlung notwendig ist, um wieder gesund zu werden.

- Für Kinder im Alter *bis zu fünf Jahren* ist die Trennung von den Eltern und das Alleinsein am schwierigsten zu bewältigen (Bode u. Hoffmann, 1994).
- Kinder im Alter von *sechs bis zehn Jahren* verstehen das ganze Ausmaß der Erkrankung kognitiv noch nicht, spüren aber die Bedrohlichkeit der Erkrankung. Kinder in diesem Alter können ehrlich aufgeklärt werden, ihnen kann gesagt werden, wie der Krankheitsverlauf aussieht und welche Therapie notwendig ist. Auch die Tatsache, dass die Erkrankung möglicherweise nicht heilbar ist, kann ihnen mitgeteilt werden.
- Kinder ab *zehn Jahren* verstehen die Diagnose, die Behandlung sowie die damit verbundenen Schwierigkeiten und ggfs. auch die Aussichtslosigkeit einer Heilung. Für den Jugendlichen bedeutet die Erkrankung vor allem eine massive Einschränkung der beginnenden Selbstständigkeit (Hertl, 1987).
- Die lebensbedrohliche Erkrankung im *Jugendalter* läuft der fortschreitenden Dynamik dieser Phase, in der der junge Mensch sich zur Unabhängigkeit entwickeln will, entgegen. Gleichzeitig haben die Jugendlichen Todesvorstellungen wie Erwachsene entwickelt.

„Junge Menschen haben die Realität, die Vollständigkeit und die Endgültigkeit des Todes erkannt“ (Buckingham, 1987, S. 104).

Eine lebensbedrohliche Erkrankung verändert das *Selbstbild des Jugendlichen*:

„In einem Alter, in dem es sehr wichtig ist, dazu zu gehören, führt die Erkenntnis, an einer Krankheit zu leiden, die eine lange Behandlung erfordert, zu einem Gefühl der Unterlegenheit und einem Verlust der Selbstachtung“ (Buckingham, 1987, S. 105).

Besonders im Jugendalter sind Beziehungen zu Gleichaltrigen von großer Bedeutung; der kranke Jugendliche sorgt sich, wie sein Umfeld die Erkrankung aufnehmen wird und versucht, diese zu verheimlichen, was jedoch mit zunehmender Progression der Erkrankung nicht gelingen kann.

Auch die *Veränderung des Körperbildes* stellt den Jugendlichen vor viele Probleme.

Die körperliche Verfassung eines lebensbedrohlich erkrankten Jugendlichen macht eine selbstbewusste Darstellung seiner selbst, wie sie anderen gelingt, nahezu unmöglich:

„Die Koexistenz von Körper und Welt ist nicht zu halten" (Schmeichel, 1978b, S. 88).

„Da sich bei Jugendlichen das Bild vom eigenen Körper wegen der physiologischen Reifung sehr schnell ändert, erschwert jede Veränderung aufgrund der Therapie (bei Leukämie) die Anpassung an diesen Wechsel nur noch mehr" (Buckingham, 1987, S. 106).

Bei muskeldystrophen Jugendlichen führt die zunehmende Progression der Erkrankung zur Unfähigkeit der Verrichtung alltäglicher Dinge sowie zu vermehrter Pflegeabhängigkeit.

Bei krebskranken Kindern treten Haarausfall, Hautentzündungen etc. auf. Sehr schwierig ist es für Jugendliche, eine notwendige Amputation von Gliedmaßen erlebnismäßig zu verarbeiten:

„Die Furcht, wegen dieser Verunstaltung nicht akzeptiert und isoliert zu werden, kann sehr viel größer sein als die vor dem Tod selbst oder der Wiederkehr der Krebserkrankung" (Buckingham, 1987, S. 107).

Die Möglichkeiten der selbstbewussten Entwicklung des Jugendlichen sind begrenzt. Zum Teil kann in schulischen Erfolgen Bestätigung gefunden werden. Im sozialen Bereich werden die gegenläufigen Entwicklungsprozesse des lebensbedrohlich erkrankten Jugendlichen durch aggressives oder ironisch-kritisches Verhalten aufzufangen versucht (Schmeichel, 1978b).

Ein weiteres von Buckingham angesprochenes Problem lebensbedrohlich erkrankter Jugendlicher stellt die Zukunftsplanung dar, die illusionär anmutet.

„Im Allgemeinen machen Jugendliche, die ihre Erkrankung akzeptiert haben, realistische Pläne für ihre Zukunft. Sie sind sich darüber im Klaren, dass ihre Behandlung diese Pläne irgendwann in der Zukunft vielleicht hinfällig machen wird" (Buckingham, 1987, S. 108).

Das Erleben des Jugendlichen, der sich auf den Sterbeprozess zubewegt, wird von Reich und Feinberg (1974) als eine dreistufig Reaktion beschrieben (Buckingham, 1987, S. 109):

- Die *erste Stufe* ist durch Angst und Depression gekennzeichnet; es findet ein emotionaler Rückzug des Jugendlichen vom Leben statt.
- Die *zweite Stufe* ist durch zunehmende Bewegungsaktivität gekennzeichnet. Die Patienten haben das Gefühl, auf eine frühere Entwick-

lungsstufe zurückfallen zu können, auf der Angst und Anspannung durch Bewegung abgebaut wird. Diese Phase kann auch als eine Verdrängung der wachsenden Immobilität und des allmählich nahenden Todes gesehen werden.

- Die *dritte Phase* dieses Modells des Sterbeprozesses ist durch Regression auf ein früheres Entwicklungsstadium gekennzeichnet, in dem die Mutter als allmächtig erlebt wird und ihre Berührung und ihre Nähe die Angst nimmt, sogar die Angst vor dem Tod.

Andere Autorinnen haben das Erleben der Lebensbedrohung und ein Leben, das sich auf den Sterbeprozess zubewegt, in differenzierten Modellen systematisiert; diese werden im Folgenden dargestellt.

6.3.3 Die Stufen des Erlebens nach Bluebond-Langner

Bluebond-Langner (1978, S. 170) unterscheidet fünf Phasen bzw. fünf Bewusstseinsstufen („Stages of Awareness"):

- *Stufe 1*: In dieser Phase machen die Kinder wiederholt auf ihre Wunden und Pflaster aufmerksam. Nadelstiche oder Narben werden gezählt und dem Gegenüber präsentiert. Bluebond-Langner führt dieses Verhalten darauf zurück, dass die Kinder jede Gelegenheit dazu nutzen wollen, ihr neues Selbstkonzept („Ich bin ernsthaft krank") bestätigt zu finden. Die Reaktionen des Gegenübers zeigen dem Kind, dass ihre Annahme richtig ist und dass sie nunmehr anders als andere Kinder sind.

- *Stufe 2*: Bezogen auf den Krankheitsverlauf eines Kindes mit Leukämie entspricht diese Stufe der ersten Remissionsphase. Das Kind wird von allen wieder „normal" behandelt. Vergangene Erfahrungen, wie z. B. der ersten Diagnosestellung und der Intensivtherapie, werden verdrängt. Es steigt die Hoffnung auf einen positiven Ausgang des Krankheitsverlaufes.

- *Stufe 3*: Wiederum bezogen auf den phasischen Krankheitsverlauf bei leukämiekranken Kindern würde diese Phase dem ersten Rezidiv entsprechen. Die Krankheitssymptome kehren zurück, die selben Behandlungsmethoden folgen. Die Reaktionen auf die erneute Diagnose sind oft noch massiver als nach der ersten Diagnose. Gedanken und Gefühle sind zu reorganisieren, Eltern und Kind müssen sich mit der „bitteren" Realität auseinander setzen.

- *Stufe 4*: Diese bezieht sich auf eine späte Phase des Krankheitsverlaufs, Remission und Rezidiv haben einander in immer kürzer werdenden Zeiträumen abgewechselt. Dem Kind wird immer mehr bewusst, dass es immer weniger Möglichkeiten gibt, etwas gegen die Krankheit zu tun. Es werden keine Pläne mehr geschmiedet, die die ferne Zukunft betreffen.
- *Stufe 5*: Diese entspricht dem letzten Krankheitsabschnitt. Diese „Bewusstseinsstufe" erreicht ein Kind, sobald es erfährt, dass ein anderes Kind an der gleichen Krankheit gestorben ist. Die Lebensbedrohung wird akut; den Kindern wird bewusst, dass sie nicht nur die gleichen Erfahrungen mit den gleich Betroffenen teilen, sondern auch dieselbe Prognose. Die Kinder versuchen häufig, sich vor der bitteren Erkenntnis zu schützen, indem sie auf den Tod eines anderen Kindes so reagieren, als ob sich nichts geändert habe.

6.3.4 Die Phasen-Lehre nach Kübler-Ross

Die Ärztin Elisabeth Kübler-Ross hat in ihrer Arbeit mit vielen sterbenden Menschen einen wiederkehrenden, phasenhaften Verlauf des Sterbeprozesses beobachtet. Sie hat daraus eine Phasen-Lehre entwickelt.

Viele Modelle der Krankheitsbewältigung und des Sterbeprozesses haben sich an diesen Phasen orientiert; insofern kann ihrer Phasen-Lehre eine gewisse konstruktive Validität zugesprochen werden.

Die Erkenntnisse von Kübler-Ross (1990) basieren auf 200 Interviews, die sie mit sterbenskranken Menschen geführt hat; sie hat diese Interviews hinsichtlich des phasischen Verlaufs des Sterbeprozesses ausgewertet und in fünf Phasen systematisiert:

- erste Phase: Nicht wahrhaben wollen,
- zweite Phase: Zorn und Wut,
- dritte Phase: Verhandeln,
- vierte Phase: Depression,
- fünfte Phase: Annahme/Zustimmung.

Allen Phasen des Sterbeprozesses ist gemeinsam, dass sie von einem Gefühl der Hoffnung begleitet werden.

> „Wir stellen fest, dass alle Patienten Hoffnung hegten und sich in besonders schwierigen Perioden von ihr tragen ließen" (Kübler-Ross, 1990, S. 96).

Es ist die Hoffnung auf Heilung, die die kranken Menschen die Leidenszeit ertragen lässt. Erst

„wenn der Kranke keine Hoffnung mehr zu erkennen gibt, ist es meistens ein Zeichen dafür, dass der Tod unmittelbar bevorsteht“ (Kübler-Ross, 1990, S. 96).

- *Die erste Phase: Nicht wahrhaben wollen*
  In dieser ersten Phase,

  „bestreitet der Betroffene die Tatsache des bevorstehenden Todes und lehnt Informationen, die diese Tatsache erhärten, schlichtweg ab“ (Wittkowski, 1990, S. 123).

  Typische Reaktionen auf die Diagnosemitteilung sind:

  „Ich doch nicht“!, „Das ist doch gar nicht möglich!“

  Der kranke Mensch zweifelt die Diagnose an und unterstellt den Ärzten Fehler (Varga, 1991, S. 37).

  Der Kranke möchte dem Ernst der Lage ausweichen. Das hilft ihm, den Schock über die Erkenntnis von seinem bevorstehenden Ende zu dämpfen und sich allmählich darauf einzustellen.

  Das Verhalten des Sterbenden ist oft unkontrolliert und impulsiv, er verfällt vom Schwelgen in Illusionen über seine Heilung in völlige Apathie und Niedergeschlagenheit. In dieser ersten Phase kann versucht werden, mit dem Kranken über den Tod und das Sterben zu sprechen. Die Konfrontation mit dem Tod ist noch nicht akut, so dass es dem Kranken vielleicht leichter fällt, darüber zu sprechen. Er kann in einer noch relativ neutralen Situation über seine Vorstellungen vom Tod sprechen und versuchen, sich darauf einzulassen, ohne bereits direkt betroffen zu sein.

- *Die zweite Phase: Zorn und Wut*
  Die zweite Phase des Sterbeprozesses ist durch Groll, Wut und Neid gekennzeichnet, weil der sterbende Mensch erkennt:

  „O doch, es betrifft mich, ich bin es selbst“ (Kübler-Ross, 1990, S. 26).

  Der Kranke kann sich dem Tod nun nicht länger verschließen. Typische Reaktionen in dieser Phase sind:

  „Warum denn gerade ich?“, „Warum denn nicht der?“, „Konsultieren wir einen anderen Arzt!“, „Vielleicht haben die Ärzte doch etwas versäumt oder übersehen!“ (Varga, 1991, S. 37).

  Der Zorn, vom Schicksal ungerecht behandelt zu sein, richtet sich gegen alle Menschen im Umfeld des Sterbenden. Der sterbende Mensch, der vom vitalen Dasein ausgeschlossen ist, missgönnt seiner Umgebung die

Freude am Leben. Sein häufig aggressives Verhalten ist Ausdruck seiner inneren Befindlichkeit und nicht gegen einen bestimmten Menschen gerichtet. Der Zorn des Kranken richtet sich gegen die Krankheit und den Tod, sucht sich aber dazu in der nächsten Umgebung ein Objekt. Der Kranke beginnt, seinen bedrohlichen Zustand zu erkennen und ernst zu nehmen. Seine Angst und Verzweiflung lassen ihn aggressiv werden.

In dieser Phase ist es von großer Bedeutung, dem sterbenden Menschen mit Verständnis zu begegnen, damit er fühlt, dass er noch gebraucht wird. Man muss

> „lernen, die Gefühlsausbrüche des Patienten als das zu deuten, was sie sind, ein Ausdruck der Auseinanderseztung mit seinem Schicksal, und darf sich nicht ungerecht vom Patienten be- und verurteilt fühlen und entsprechend persönlich, d. h. nach seinem Empfinden (also ebenfalls mit Zorn und Gereiztheit) und nicht im Interesse des Sterbenden reagieren" (Löschner, 1992, S. 364).

- *Die dritte Phase: Verhandeln*
  In dieser Phase des Sterbeprozesses ist sich der Betroffene der Unausweichlichkeit seiner Situation bewusst, ihm gelingt aber noch nicht oder nur zeitweilig die Anerkennung dieser Tatsache. Der sterbenskranke Mensch verhandelt mit Gott, mit seinem Schicksal, mit sich selbst und mit seinen Ärzten, um einen Aufschub des Unausweichlichen zu erreichen.

  Nach dem zornigen Auflehnen versucht er nun, die Tatsache des Todes durch Verhandeln aufzuschieben und zu verdrängen. Unter Umständen versucht er auch, durch Wohlverhalten eine Verlängerung seines Lebens zu erreichen.

  Reaktionen des sterbenden Menschen in dieser Phase, die kurz, aber hilfreich bei der Bewältigung des nahen Todes sind:

  > „Ich tue alles, um wieder gesund zu werden." „Vielleicht hat jemand bereits irgendwo ein neues Medikament entwickelt. Geld spielt keine Rolle" (Varga, 1991, S. 37).

  Hinter dem Feilschen um einen Aufschub kann das Gefühl stehen, das Leben nicht voll ausgeschöpft zu haben. Der Begleiter sollte den Kranken unterstützen, seinem Leben in der Rückschau einen Sinn zu verleihen.

  Der kranke Mensch erkennt die lebensbedrohliche Perspektive und kann sich dieser nicht mehr völlig verschließen. Manchmal versucht er auch, das Beste aus seiner Situation zu machen und setzt sich eine Frist, nach der er nichts mehr erbitten will. In den Interviews von Kübler-Ross wird jedoch deutlich, dass diese selten endgültig ist: der Sterbende versucht vielmehr, auch nach Ablauf einer Frist immer wieder, neue Zeitaufschübe zu verhandeln.

- *Die vierte Phase: Depression*
  Das Einsetzen dieser Phase hängt vom körperlichen Befinden des Betroffenen ab.

  „Die vierte Phase der Depression stellt sich mit dem Fortschreiten des Krankheitsprozesses, dem Auftreten neuer Symptome, einer Verschlechterung des körperlichen Zustands usw. ein“ (Howe, 1992, S. 57).

  Typische Reaktionen in dieser Phase sind:

  „Es hilft doch sowieso alles nichts mehr.“ „Ein Gefühl der Müdigkeit und Verzweiflung lastet auf dem Patienten“ (Varga, 1991, S. 38).

  Die Krankheit kann nun nicht länger verleugnet werden und der Kranke trauert darüber, dass er bald alles verlieren wird. Er verfällt in eine Depression, aus der letztlich die Bereitschaft erwächst, den Tod anzunehmen und zu sterben.

  Kübler-Ross unterscheidet zwei Formen der Depression. Die erste Form ist die *reaktive Depression*, in der der kranke Mensch über die Bedeutung seiner Krankheit, erlittene Verluste und Hilflosigkeit reflektiert. Er möchte auch Fragen klären, die über den Tod des kranken Menschen hinausreichen, wie beispielsweise die des Testaments.

  Die zweite Form der Depression ist die *antizipatorische Depression*, auch vorbereitende Depression genannt. Der sterbende Mensch bereitet sich auf den bevorstehenden Tod vor, denkt über das nahende Ende nach und reagiert auf drohende Verluste: des Lebens und der geliebten Menschen. Er braucht Zeit, um seinen Abschied zuzulassen und zu trauern; davon sollte er nicht durch aufmunternde oder beschönigende Worte abgehalten werden. Erst durch das Erleben der Angst und Verzweiflung über den Tod kann die Phase der Zustimmung erreicht werden.

- *Die fünfte Phase: Annahme und Zustimmung*
  Der Betroffene erfährt die Möglichkeit, sein Schicksal anzunehmen:

  „Die fünfte Phase, die Stufe der ‚Zustimmung' ist erreicht, wenn sich der sterbende Mensch mit der Gewissheit seines Todes ausgesöhnt hat, wenn er ‚Ja' zu seinem Sterben sagen kann“ (Löbsack, 1984, S. 65).

  Reaktionen des Sterbenden in dieser Phase sind:

  „Ich will Ruhe haben.“ „Vermindert meine Schmerzen.“ „Ich will in Ruhe sterben“ (Varga, 1991, S. 38).

  „Ja, wenn es sein muss, ich kann!“ (Löschner, 1992, S. 365).

Das Annehmen des Todes in dieser Phase darf nicht mit einem resignierten, hoffnungslosen Aufgeben verwechselt werden. Der Sterbende ist nun in der Lage, seinem Schicksal eher ruhig und gelassen entgegenzusehen, da alle Emotionen, die im Verlauf des Sterbeprozesses aufgebrochen sind, ausgesprochen und durchlebt worden sind.

„Der Sterbende sieht seinem Ende mit mehr oder weniger ruhiger Erwartung entgegen“ (Wittkowski, 1990, S. 124).

Die Phase der Zustimmung kann daher als ein fast gefühlsfreier Zustand beschrieben werden:

„Nun kommt die Zeit der letzten Ruhe vor der langen Reise, wie es ein Patient ausdrückte“ (Kübler-Ross, 1990, S. 78).

Der sterbende Mensch ist körperlich sehr geschwächt, hat ein großes Schlafbedürfnis und will von seiner Umwelt weitestgehend in Ruhe gelassen werden und

„nicht durch Nachrichten und Probleme der Außenwelt aufgestört werden“ (Kübler-Ross, 1990, S. 78).

Nicht alle Sterbenden erreichen die Stufe der Zustimmung. Sterbende müssen in Ruhe gelassen werden, Ruhe finden können. Der Sterbebegleiter sollte daher nie versuchen, dem sterbenden Menschen diese Haltung der Annahme und Zustimmung aufzudrängen.

Die Phasen-Lehre von Kübler-Ross war ursprünglich nur auf den Sterbeprozess erwachsener Menschen bezogen. Bei der Frage, inwieweit sich dieses Modell auf den Sterbeprozess von Kinder übertragen lässt, gehen die Meinungen auseinander. Finger (1998), Haupt (1997), Kremer (1990), Stüben (1999), Varga (1991) und Wittkowski (1990) beschreiben die Relevanz der von Kübler-Ross beobachteten Phasen auch für Kinder. Finger weist allerdings einschränkend darauf hin, dass es bei Kindern schwieriger ist, die unterschiedlichen Phasen zu erkennen und voneinander zu trennen; das Durchleben dieser Stadien bei Kindern hängt von ihrem sozialen Umfeld und von den angebotenen Hilfen ab. Puyn (1984) kommt anhand ihrer Beobachtungen bei 132 Kindern zu dem Ergebnis, dass die von Kübler-Ross beschriebenen Stadien nur zweimal nachgewiesen werden konnten. Dagegen waren sie bei den Eltern der Kinder viel häufiger zu beobachten. Schmeichel (1978b, S. 85) stellt in diesem Zusammenhang fest, dass sterbende Kinder Unterstützung benötigen, um die von Kübler-Ross beschriebenen Phasen zu durchlaufen:

„Die Erwartung, ein seelisches Regulationsprinzip werde in Abfolge bestimmter Stadien – Verleugnung, Empörung, Verhandeln, Depression und dann Zustimmung – die Verarbeitung der Todesgewissheit auch ohne pädagogische Hilfe leisten, ist nicht begründet."

6.3.5 Das Phasenmodell nach Schuchardt

Erika Schuchardt (1987) hat ein Modell entworfen, um Prozesse der Krankheitsbewältigung und der erlebnismäßigen Auseinandersetzung mit Behinderung zu beschreiben. Ihr Modell gliedert sich nicht in klar abgrenzbare Phasen; es ist vielmehr spiralförmig angelegt, indem die einzelnen Prozesse ineinander greifen bzw. auf einer nächsten Ebene in anderer Form erlebnismäßig verarbeitet werden. Schuchard fasst die Krankheitsbewältigung als einen Lernprozess auf, der auf der Interaktion des kranken Menschen mit seiner Umwelt basiert. Entscheidendes Ziel ist, dass in der wechselseitigen Auseinandersetzung mit einer Krankheit oder Behinderung die soziale Integration des Betroffenen erreicht und die soziale Isolation verhindert wird. Nach Schuchard verläuft die Krankheits- oder Behinderungsbewältigung spiralförmig fortschreitend; d. h., der Prozess der Auseinandersetzung bewegt sich zu fortlaufend besseren Stufen der Anpassung empor, an deren Ende die Phasen der Annahme, der Aktivität und der Solidarität stehen.

Die ersten Stufen des Modells von Schuchard orientierten sich eng an der Phasen-Lehre von Kübler-Ross. Schuchard unterteilt in

- Leugnung,
- Gewissheit,
- Aggression,
- Verhandlung,
- Depression,
- Annahme,
- Aktivität,
- Solidarität.

Schuchards Modell bezieht sich nicht nur auf Menschen im Sterbeprozess bzw. auf die Hilfe zur Begleitung Sterbender; ihr Modell systematisiert vielmehr allgemein Prozesse der erlebnismäßigen Auseinandersetzung mit Krankheit oder Behinderung.

Deswegen endet ihr Phasenmodell auch nicht mit der Annahme, sondern weist darüber i. S. aktiver Lebensgestaltung hinaus:

In der *Phase der Aktivität* vollzieht der kranke oder behinderte Mensch nach verarbeiteten Erfahrungen eine Umstrukturierung der Werte und Normen. Die Gegenwart wird bewusster erlebt.

„Der Blickwinkel auf das eigene Handeln und Denken kann sich verändern, alternative Handlungsmöglichkeiten können als Ergebnis eines sich neu Definierens entwickelt werden“ (Schroeder et al., 1996, S. 57).

In der *Phase der Solidarität* wird die Krankheit, die Behinderung, die Lebensbegrenzung oder auch der bevorstehende Tod zu einer Herausforderung zum Leben. Trotz Krankheit, Behinderung und Lebensbegrenzung soll ein erfülltes Leben geführt werden. Die Krankheit oder Behinderung ist nicht länger Zentrum aller Gedanken und Handlungen, vielmehr gewinnt die soziale Teilhabe und das Leben in Gemeinschaft an Bedeutung.

„‚Wir handeln‘ ist der Ausdruck einer erfolgreichen Krisenverarbeitung (...). Die unheilbare Krankheit, der unausweichliche Tod wird zu einer Aufgabe, die es individuell wie solidarisch zu ‚gestalten‘ gilt, als Herausforderung zum Leben“ (Schroeder et al., 1996, S. 58).

6.3.6 Das Bewältigungsmodell nach Shontz

Der Coping-Prozess nach Shontz (1975) bezieht sich auf die Bewältigung einer chronischen Krankheit oder Behinderung; diese wird als diskontinuierlicher Prozess verstanden. Shontz nimmt ausdrücklich Abstand von der Annahme einer Phasenfolge. Gleichwohl hat auch er sein Modell in Phasen unterteilt, die allerdings nur bestimmte Aspekte eines diskontinuierlichen Bewältigungsprozesses kennzeichnen.

Shontz geht grundsätzlich von der Annahme aus, dass die Bewältigung einem Wechselspiel zweier Mechanismen unterliegt, dem der *Annäherung* an die Realität einerseits und dem der *Vermeidung* der Realität andererseits.

Dieses Wechselspiel akzentuiert sich in verschiedenen Phasen:

- Die Phase der *Einleitung*; diese beginnt mit der Wahrnehmung von Symptomen und deren Interpretation als leichte oder vorübergehende Störungen.
- Der Phase der *Warnstufe*; in dieser verstärkt sich die Wahrnehmung einer vorhandenen Beeinträchtigung. Die Person zieht sich aus der bedrohlichen Realität zurück und sucht nach Bestätigung für das Nichtzutreffen der Beeinträchtigung.
- Die Phase der *Einwirkung*; diese beginnt mit dem Erleben eines schockartigen Zustandes; die Person empfindet emotionale Leere oder erfährt

einen Zustand angenehmer Kühle und Distanz. Die Diagnose wird akzeptiert, und es findet eine Neubewertung der Symptome statt.
- Die Phase der *Konfrontation*; die Person erlebt eine psychische Desorganisation, sie empfindet Panik und Hilflosigkeit. Mögliche Konsequenzen der Beeinträchtigung werden realisiert; dieser sehr intensiv erlebten Annäherung an die Realität folgt
- Die Phase der *Nacheinwirkung*; diese vollzieht sich einerseits im Rückzug von der Realität in die Gesundheit und andererseits als Rückzug in die Krankheit bzw. Behinderung.
- Die letzte Phase der *Anerkennung* vollzieht sich im Vergleich zu den vorangehenden Phasen in einem sehr langen Zeitraum und beinhaltet Zyklen der *Annäherung* und *Vermeidung*. Jede Konfrontation und Annäherung an die Realität bewirkt eine weitere Aufnahme von Informationen und somit einen Zuwachs an Reorganisation. Wird die Realität als zu bedrohlich empfunden, endet die Annäherung in dem Verhalten des Rückzugs. Nach Shontz werden die Intervalle der Annäherung und der Vermeidung stetig kürzer und nehmen in ihrer Ausprägung an Intensität ab. Damit nähert sich die Person in einem immer kürzer und schwächer werdenden Wechsel von Annäherung und Vermeidung einem Fließgleichgewicht zwischen beiden, das zur inneren Zufriedenheit, Selbstvertrauen und Steigerung des Selbstwertgefühls führen kann.

Das Interessante an dem Coping-Konzept von Shontz ist, dass es keine kontinuierliche Abfolge von Phasen mit einem optimalen Endziel beinhaltet, sondern den Prozess der Bewältigung als diskontinuierlichen Vorgang kennzeichnet, der in Zyklen von Annäherung und Vermeidung verläuft, kein endgültiges Ziel erreicht, sondern in kürzer werdenden Ausschlägen des Wechsels von Annäherung und Vermeidung gleichsam asymptotisch einem Fließgleichgewicht zwischen beiden zustrebt.

Damit wird erklärbar, dass die Bewältigungsprozesse bei Krankheit und Behinderung ebenso wie die Auseinandersetzung mit Lebensbedrohung und Sterben keine „perfekten" Endzustände erreichen, sondern bis zum Ende einem wechselhaften Prozess unterliegen. Insofern gibt es bei Bewältigungsprozessen keine „fix und fertigen" Lösungen, sondern nur diskontinuierliche Annäherungen (Leyendecker, 2001). Dies entspricht letztlich einem Grundprinzip menschlichen Lebens, das stets in einem Wechselspiel aus Wachstum und Minderung, Lebens- und Todes-„Trieben" fortschreitet, zeitlebens keinen fixen Endzustand erreicht, sondern erst im Tod letzte Ausgeglichenheit und Ruhe findet.

6.3.7 Kritische Bewertung der Modelle

Die Phasen-Lehre von Kübler-Ross ist ein sehr bekanntes und allgemein anerkanntes Modell des Sterbeprozesses.

Es muss jedoch festgestellt werden, dass die empirische Grundlage der Phasen-Lehre nicht hinreichend ist. Mängel im forschungsmethodischen Vorgehen betreffen zum einen die fehlende systematische Beschreibung der Stichprobenmerkmale und zum anderen die fehlenden Angaben, zu welchen Zeitpunkten die Interviews durchgeführt wurden. Auch werden einige Prinzipien wissenschaftlichen Arbeitens außer Acht gelassen: Das klinische Interview verlangt intersubjektive Übereinstimmungen bezüglich des Ergebnisses mit anderen Forschern oder Krankenhäusern, die Kübler-Ross nicht erhoben hat. Auch werden die von Kübler-Ross allein gemachten Beobachtungen und Interpretationen ohne eine erneute systematische Überprüfung zu einem generell gültigen Phasenmodell zusammen gefasst (vgl. Wittkowski, 1990, S. 122). Bei einem solchen Vorgehen besteht die Gefahr, dass subjektive Erkenntnisse als wissenschaftlich fundierte Erkenntnisse dargestellt werden. So ist verständlich, wenn Hinton (1976), Kastenbaum und Costa (1977) Kritik an den subjektiv generalisierenden Erklärungen von Kübler-Ross üben. Sie stellen fest, dass ihre Beurteilungen sich eher auf Intuition als auf systematische Antwortmuster verlassen und daher die einzelnen Stufen der Phasen-Lehre nicht klar und einfach identifiziert werden können. So sind die Beobachtungen und Interpretationen mehrdeutig, und es werden keine expliziten Erhebungsprozeduren zur Identifikation der einzelnen Phasen angeboten (vgl. Howe, 1992, S. 598).

Schließlich bildet der Begriff der „Phase“, aufgefasst als Zeitspanne oder Periode, einen Grund für mögliche Missverständnisse. So schreibt Sporken (1985), dass die Phasen, wenn sie als Zeitperioden verstanden werden, oft durcheinander laufen und die Reihenfolge durchbrechen. Die Phasen weisen nach Sporken (1985, S. 65) „vielmehr auf die gefühlsmäßige Kondition hin, in der sich der Sterbende befindet und aus der heraus er auf das Sterbegeschehen und auf seine Umgebung reagiert“.

Eine vergleichbare Kritik könnte auch das erweiterte Modell von Schuchardt treffen. Ein Fortschritt ist allerdings in der Vorstellung eines spiralförmigen Ablaufes zu sehen. Dieser bildet gegenüber einem Phasenmodell einen zusammenhängenden Erlebensprozess adäquater ab, wenngleich auch damit kaum von der Zielvorstellung eines kontinuierlich fortschreitenden Bewältigungsprozesses abgerückt wird.

In dieser Hinsicht beinhaltet das Modell von Shontz einen größeren Erklärungswert, da es ausdrücklich diskontinuierliche Prozesse einschließt. Die Bewältigungsprozesse werden als ein fortwährendes Wechselspiel von

Annäherung und Vermeidung begriffen, die in Zyklen verlaufen und quasi oszillographisch in kürzer werdenden Ausschlägen des Wechsels von Annäherung und Vermeidung einem Fließgleichgewicht zustreben, ohne auch immer einen idealisierten Endzustand vollkommener Annahme zu erreichen. Dass in einem solchen Zustand des Gleichgewichts eine Annahme des Todes erreicht und ein friedliches Sterben eröffnet werden kann, ist ein erstrebenswertes, aber nicht immer erreichbares Ziel am Lebensende.

Allen Modellen ist gemeinsam, dass sie primär von heuristischem Wert sind. Sie bieten Menschen, die mit Sterbenden arbeiten, eine Orientierung in einem kaum strukturierten Feld.

6.4 Gespräche über Sterben und Tod

6.4.1 Grundsätze der Gesprächsführung

In der Kommunikation mit einem sterbenden Kind sollte die Kenntnis allgemeiner Prinzipien der Kommunikation zu Grunde gelegt werden (vgl. Blumenthal-Barby, 1991, S. 79).

Ein einfaches *Kommunikationsmodell* besteht aus drei Komponenten: dem Sender, der Nachricht und dem Empfänger. Der Sender übermittelt dem Empfänger eine Nachricht, auf die der Empfänger eine Rückmeldung gibt.

„Der Grundvorgang zwischenmenschlicher Kommunikation ist schnell beschrieben. Da ist ein Sender, der etwas mitteilen möchte. Er verschlüsselt sein Anliegen in erkennbare Zeichen – wir nennen das, was er von sich gibt, seine Nachricht. Dem Empfänger obliegt es, dieses wahrnehmbare Gebilde zu entschlüsseln. In der Regel stimmen gesendete und empfangene Nachricht leidlich überein, so dass eine Verständigung stattgefunden hat. Häufig machen Sender und Empfänger von der Möglichkeit Gebrauch, die Güte der Verständigung zu überprüfen: Dadurch, dass der Empfänger zurückmeldet, wie er die Nachricht entschlüsselt hat, wie sie bei ihm angekommen ist und was sie bei ihm angerichtet hat, kann der Sender halbwegs überprüfen, ob eine Sende-Absicht mit dem Empfangsresultat übereinstimmt. Eine solche Rückmeldung heißt auch Feedback (Schulz von Thun, 1981, S. 25).

Eine Nachricht beinhaltet zwei Komponenten: einen sachlichen und einen emotionalen Gehalt. Der Sachaspekt beschreibt das „Was“ der Botschaft. Die emotionale Komponente, die auch eine Wertung des Sachverhaltes impliziert, untergliedert sich in Beziehungs-, Selbstoffenbarungs- und Appelaspekt.

Blumenthal-Barby stellt fest, dass jeder der an der Kommunikation beteiligten Partner sein Verhalten durch das Prinzip der Selbstkommunikation reflektieren kann:

„Mit der Wertung des Sachverhaltes durch eine Person ist ein wesentliches Grundprinzip der Kommunikation angesprochen, die Selbstkommunikation“ (Blumenthal-Barby, 1991, S. 80).

Der Lehrer sollte in der Kommunikation mit einem sterbenden Schüler sein Verhalten kontinuierlich reflektieren. Es gilt zu fragen:

„Wie verhalte ich mich? Warum verhalte ich mich so? Entspricht das Verhalten meinen eigenen Vorstellungen und Wünschen? Wird das Verhalten so von anderen empfunden, wie ich es empfinde?“ (Blumenthal-Barby, 1991, S. 80).

In der Selbstkommunikation reflektiert der Lehrer seine Einstellung zu sich selbst. Diese ermöglicht es, Gefühle zu erkennen, zu akzeptieren und zu verstehen sowie Probleme zu lösen. Die Selbstkommunikation generiert Verhaltensweisen, die in konkrete Praxis umgesetzt werden können.

Über die Auswirkungen des gezeigten Verhaltens gibt die Rückmeldung durch den Empfänger Auskunft. Diese Rückmeldung basiert auf verschiedenen Möglichkeiten, eine empfangene Botschaft zu reflektieren. Schulz von Thun spricht von den „vier Ohren“, mit denen eine Botschaft empfangen werden kann:
- das *Beziehungs-Ohr*,
- das *Sach-Ohr*,
- das *Selbstoffenbarungs-Ohr*,
- das *Appell-Ohr*.

„..., dass ein und dieselbe Nachricht stets viele Botschaften gleichzeitig enthält. Dies ist eine Grundtatsache des Lebens, um die wir als Sender und Empfänger nicht herum kommen. Dass jede Nachricht ein ganzes Paket mit vielen Botschaften ist, macht den Vorgang der zwischenmenschlichen Kommunikation so kompliziert und störanfällig, aber auch so aufregend und spannend” (Schulz von Thun, 1981, S. 26).

„Anhand dieser Rückkoppelung ist die notwendige Prüfung des eigenen Verhaltens mit der Wirkung einer bewusst oder unbewusst eingesetzten Absicht möglich“ (Blumenthal-Barby, 1991, S. 8).

Wenn Absicht und Auswirkung der Mitteilung nicht übereinstimmen, ergibt sich die Notwendigkeit zu korrigieren und neue Verhaltensweisen zu entwickeln.

In Anlehnung an ein von Blumenthal-Barby (1991, S. 80f) skizziertes Beispiel der Selbstkommunikation wird im Folgenden die Übertragung dieses Prinzips auf eine Unterrichtssituation versucht.

Der Lehrer, der mit dem Verhalten eines Schülers konfrontiert ist, nutzt das Kommunikationsprinzip der Selbstkommunikation, um das Verhalten und dessen beabsichtigte und erzielte Wirkung zu reflektieren, es einzuordnen und entsprechend darauf zu reagieren. Die Situation wird wie folgt beschrieben:

Ein Lehrer im Krankenhaus kommt zu einem Schüler, der Schmerzen hat und unzufrieden ist. Der Schüler lehnt den Unterricht ab.

Wie verläuft die Wahrnehmung dieses Verhaltens beim Lehrer?

Der Lehrer kann den Inhalt der Botschaft des Kindes auf unterschiedliche Weise wahrnehmen: Auf *sachlicher Ebene* erkennt der Lehrer, dass der Schüler den Unterricht ablehnt. Auf *emotionaler Ebene* bieten sich mehrere Möglichkeiten an:

- Wenn der *Beziehungsaspekt* der Nachricht für den Lehrer vordergründig ist, kann der Lehrer die Ablehnung des Schülers auf sich persönlich beziehen und möglicherweise mit Verärgerung reagieren.
- Ein Lehrer, der die Nachricht mit dem *Selbstoffenbarungs-Ohr* wahrnimmt, registriert das Missbefinden des Kindes.
- Der *Appell-Charakter* der Botschaft könnte den Hilferuf des Kindes signalisieren, über seine existenzielle Situation sprechen zu wollen.

Es ist Aufgabe des Lehrers, die Beweggründe für das Verhalten des Schülers zu finden.

Die Reflexion des Verhaltens des Schülers sollte in ein situationsgerechtes, auf die Bedürfnisse des Schülers abgestimmtes Feedback umgesetzt werden. Durch das Feedback kann das Verständnis der Botschaft bestätigt werden oder Anlass zur Korrektur geben.

Die Rückmeldung des Lehrers auf die ablehnende Haltung des Schülers wird die beim Schüler wahrgenommenen Gefühle ausdrücken und die Bereitschaft signalisieren, das Verhalten des Schülers zu akzeptieren. Der Lehrer kann andeuten, welche Gefühle das Verhalten des Schülers bei ihm auslöst oder ihm Wege einer Problemlösung aufzeigen.

Eine mögliche Antwort des Lehrers in diesem Fallbeispiel könnte lauten:

Du hast keine Lust auf Unterricht. Ich nehme an, dass es Dir nicht gut geht. Das kann ich mir vorstellen. Vielleicht hilft es Dir, wenn ich einfach nur dableibe. Wir brauchen gar nichts zu sagen. Wenn Du aber über etwas sprechen möchtest, können wir das gerne tun.

6.4.2 Mögliche Gesprächsansätze

Die Frage, ob ein offenes und aufklärendes Gespräch mit dem Kind geführt werden sollte, ist bereits erörtert worden (vgl. Kapitel 6.1).

Entscheidend ist an dieser Stelle nun die Frage, wie ein Gespräch über das bevorstehende Sterben und den Tod gestaltet werden kann.

In der Regel wollen lebensbedrohlich erkrankte und sterbende Kinder die Wahrheit über ihre Situation erfahren; sie suchen in Gesprächen Hilfe, mit der existenziell bedrohlichen Situation umzugehen und neue Ziele für ihre Lebenszeit definieren zu können. Es ist jedoch auch möglich, dass Kinder mit totaler Ablehnung oder Verzweiflung auf die Konfrontation mit der finalen Realität reagieren. Dazu meint Blumenthal-Barby (1991, S. 93), dass sterbenden Kinder auch zugestanden werden muss, nicht über die Lebensbedrohung sprechen zu wollen:

> „Unsere Aufgabe bei der Betreuung Sterbender kann nur darin bestehen, herauszufinden, wie weit sie bereit sind, Probleme anzusprechen und zu ertragen und sie nur bis zu diesem Punkt zu begleiten. Es kann nie unsere Aufgabe sein, einer Erkenntnis von uns folgend, den Sterbenden zu einem bestimmten Punkt, etwa der Annahme seines Schicksals zu führen, wenn er nicht dazu bereit ist."

Bei einem Gespräch über die Erkrankung, das Sterben und den Tod muss das psychische Tempo des Kindes – wie Student es formuliert – berücksichtigt werden. Das Kind fragt immer nur so viel, wie es wissen will und verarbeiten kann. Dem Kind sollte die ständige Bereitschaft des Begleiters zum Gespräch signalisiert werden.

Wie kann nun ein Gespräch über das bevorstehende Sterben und den Tod gestaltet werden?

Leist (1979) nennt als einen möglichen Ansatzpunkt für ein Gespräch über das bevorstehende Sterben die Krankheits- und Sterbenserlebnisse des Kindes in der Familie. Daraus kann sich ein Gespräch über Krankheit und Tod im Allgemeinen sowie über die Gefühle des Kindes bezüglich des Todes und der Angst vor dem Sterben entwickeln.

Aber auch das Erleben des Sterbens anderer Kinder mit der gleichen Krankheit kann Ausgangspunkt eines Gespräches sein. Ein Kind, das diesen Weg wählt, fragt indirekt auch danach, wie es ihm selber einmal ergehen wird. Bilderbücher und Geschichten zum Thema „Sterben und Tod" können Gesprächsanlass sein. Schubert (1996) stellt heraus, dass das Sprechen über Tod, Sterben und Jenseits ein Sprechen in Bildern, Vergleichen und Symbolen ist. Besonders jüngere Kinder sind sehr empfänglich für bildhaftes Reden. Beispielhaft sei auf die Bilderbücher „Abschied von Rune" von Kaldohl und Oyen und „Pele und das neue Leben" von Schindler und

Heyduck-Huth verwiesen. Bücher können helfen, die anfängliche Sprachlosigkeit zu überwinden. Das Lesen bzw. Vorlesen aber auch das Verfassen eigener Texte bietet vielfältige Möglichkeiten. Es kann dazu beitragen, Kommunikation in Situationen zu ermöglichen, die von Sprachlosigkeit und Isolation geprägt sind, und dazu anregen, sich mit der eigenen Krankheitssituation auseinanderzusetzen. Schmidt (1999) hat relevante *Kinder- und Jugendbücher* systematisch gesichtet. Sie unterscheidet in Bücher,

- die der Aufklärung und Information dienen (z. B. Schlichting, G. und Schmitz, D.: Prinzessin Luzie und die Chemo-Ritter. Deutsche-Kinder-Krebs-Stiftung. Bonn 1998),
- eigene Beiträge lebensbedrohlich erkrankter Kinder und Jugendlicher (z. B. Klemm, M., Heberle, G. und Häcker, W. (Hrsg.): Tränen im Regenbogen. Phantastisches und Wirkliches – Aufgeschrieben von Mädchen und Jungen der Kinderklinik Tübingen 1991),
- Autobiographien betroffener Kinder und Jugendlicher (z. B. Mohr, M.: Ein Elefant gab mir die Hand. Ein junges Mädchen kämpft gegen Leukämie. Stuttgart 1997),
- phantastische Erzählungen (z. B. Lindgren, A.: Die Brüder Löwenherz. Hamburg 1973) sowie
- realistische Erzählungen, die meist aus der Perspektive von Geschwistern oder Freunden erzählt werden (z. B. Hill, D.: Bis dann, Simon. Weinheim 1995).

Außerdem sollte man mit wacher Aufmerksamkeit Äußerungen der Kinder aufgreifen:

> „Kinder äußern manchmal aus irgendeiner Begebenheit heraus ihre Meinung zu Leben, Sterben und Tod“ (Kremer, 1990, S. 7).

Äußerungen der Kinder in diese Richtung sollten stets aufgegriffen werden. Selbstverständlich sollte in Gesprächen über den Tod neben der inhaltlichen auch stets die emotionale Ebene angesprochen werden. Der Begleiter sollte dem Kind im Gespräch die eigene Betroffenheit und Trauer angesichts des bevorstehenden Todes zeigen, den Aspekt der Hoffnung auf ein erfülltes Leben im Hier und Jetzt jedoch nicht außer Acht lassen.

Offene persönliche Stellungnahmen über die eigenen Vorstellungen von Sterben und Tod können dem Kind Kraft und Hoffnung vermitteln, um die letzte Lebensphase erfüllt leben zu können:

> „Es sind schon Freunde von mir gestorben, die ich sehr gerne habe. Ich glaube, dass ich diese Freunde im Leben nach dem Tod wiedertreffe, dass sie auf mich warten“ (Kremer, 1990, S.7).

Die Frage, was nach dem Tod ist, ist für lebensbedrohlich erkrankte und sterbende Kinder von sehr großer Relevanz. Kremer (1990, S. 7) führt dazu aus:

„Die Kinder denken nicht nur bis zum Tod, sie fragen weiter, sie wollen wissen, wie man sich ein Leben nach dem Tod vorstellt."

Leist (1979) betont, dass weder eine perfekte Theologie noch schlüssige Antworten auf Fragen nach dem Sinn des Lebens, sondern vielmehr die Bereitschaft, dem Kind Verständnis entgegenzubringen und mit ihm gemeinsam nach Lösungen zu suchen, vom Begleiter gefordert werden.

Kübler-Ross verwendet als einleitende Frage, um über die innere Befindlichkeit des Sterbenden zu sprechen:

„Ist es sehr schlimm?"

Diese Frage berührt die Emotionen eines verzweifelten Menschen und eröffnet ihm einen Gesprächspartner, der bereit ist, im zuzuhören.

„Eine ganz allgemein klingende, aber scheinbar banale Frage, die aber dem anderen ermöglicht, das auszusprechen, was ihn belastet" (Leist, 1979, S. 231).

Hertl (1987, S. 327) fasst die verschiedenen Perspektiven der Kommunikation mit einem sterbenden Schüler zusammen:

„Es muss gar nicht unbedingt ein direktes Gespräch mit den Vokabeln ‚Sterben' und ‚Tod' sein. Das auf den Tod kranke Kind braucht einfach das Gefühl, dass seine Gefühle und Ängste angenommen werden, dass man auf der emotionalen Ebene der Zuneigung dieses Signal der Verunsicherung und Angst aufgenommen hat und dass man kommunizieren, da sein und begleiten will. Muss man ein Kind oder einen Jugendlichen noch weiter führen, könnte man über ernste Erkrankungen in der Familie, bei den Eltern, Geschwistern oder Großeltern sprechen. Man kann Gedanken und Worte auf den Tod lenken, sollte aber immer die grundsätzliche Hoffnung auf Besserung daneben setzen, und wenn man auf ein besseres Land ohne Angst und Schmerz als jenseitiges Land hinweist, von dem man bisher nur geträumt hat in seiner Krankheitsbelastung. Ein Land, in dem man nicht allein sein wird. Die vertrauten Eltern, Freunde und Geschwister kommen nach. Ein schwer Leidender hat oft eine große Nähe zum erlösenden Tod gefühlsmäßig schon seit längerer Zeit bekommen, selbst wenn er nicht direkt darüber spricht."

6.5 Die Selbstmitteilung sterbender Kinder

Lebensbedrohlich erkrankte Kinder wissen häufig intuitiv aufgrund ihrer eigenen Leibeserfahrung und des Verhaltens der Umwelt, wie es um sie steht. Die Form der Mitteilung über das Wissen und die Auseinandersetzung mit der existenziell bedrohlichen Situation erfolgt selten in direkten Gesprächen, häufig aber auf symbolischer Ebene. In dieser Hinsicht ist Symbol im Sinne von C.G. Jung als ein Bild zu verstehen, das die nur dunkel geahnte Natur des Geistes bestmöglich bezeichnen soll (vgl. Schubert, 1996, S. 24).

Die Kinder setzen sich in Bildern, Geschichten oder Spielhandlungen mit ihrer Grenzsituation, den Ängsten und Erfahrungen auseinander (vgl. Haupt, 1988, S. 8).

Ein offenes Gespräch über die Lebensbedrohung ist selten. Puyn (1984, S. 46) stellt dar, dass ältere Kinder manchmal unmittelbar über ihre Ängste sprechen:

„So ein 12-jähriger Junge, der seit vier Jahren dialysiert werden muss: ‚Und ich will nicht sterben, auch wenn ich diesen Apparat hasse. Warum gibt es unter den Millionen Menschen keinen, der mir eine Niere spendet, wenn er doch sowieso tot ist; es kann doch jedem gleichgültig sein, was dann mit ihm geschieht. Und dann denke ich wieder, stirb doch, das Sterben kann nicht so schwer sein wie dieses Leben. Helfen Sie mir zu sterben?!'"

Meist sprechen die Kinder aber nur mittelbar über ihr Wissen um die eigene Lebensbedrohung. Auch hier führt Puyn (1984, S. 46) ein Beispiel an:

„Der vier Jahre alte Klaus, an einem inoperablen Hirntumor erkrankt, bat seinen Urgroßvater, ihm seine Taschenuhr zu leihen, wenn er im Krankenhaus liegen müsse. Beim Öffnen der Uhr ertönte ‚Eine kleine Tanzmusik'. Zunehmend häufiger hörten wir Klaus die Uhr öffnen, vor allem nachts. Ruhig und ernst schien er ihr zu lauschen, nie erlaubte er einem anderen, die Uhr anzufassen. Eines Abends gab er sie mir mit den Worten: ‚Sie kann nicht mehr helfen'. Deutlich spürbares Erleben des Am-Ende-Angekommen-Seins? Vier Stunden später starb Klaus."

Das Beispiel zeigt die intuitive Vorahnung sterbender Kinder.

Auch wenn nicht offen über das bewusste oder vorbewusste Wissen um die Lebensbedrohung gesprochen wird, spiegeln doch zahlreiche Ausdrucksformen die Befindlichkeit des Kindes wieder. Dazu zählen kreatives Gestalten, das Verhalten im Spiel, Träume und phantastische Geschichten; auch psychosoziale Reaktionen können über das innere Wissen der Kinder Auskunft geben.

Seifert (1991, S. 507) warnt jedoch vor einer vorschnellen Interpretation der symbolischen Ausdrucksweise der Kinder:

„Die Signale lebensbedrohlich erkrankter Schüler sollten als Herausforderung der Phantasie des Sonderpädagogen verstanden werden, um auf der Grundlage sorgfältiger Wahrnehmungen umsichtig abwägen zu können, welche Bedeutung die vermittelte Botschaft haben könnte."

6.5.1 Mitteilung in Bildern

Das lebensbedrohlich erkrankte oder sterbende Kind kann im kreativen Gestalten, wie z. B. im Zeichnen, Malen oder Modellieren, seinen Gefühlen Ausdruck geben. Puyn (1984) betont, dass diese Techniken dem Kind vertraute Hilfsmittel sind, sich auszudrücken und Erlebnisse zu verarbeiten. Auch Leist (1979) meint, dass Kinder ihr Wissen um die Erkrankung und ihre Reaktionen auf die Erkrankung symbolhaft darstellen.

In diesem Zusammenhang nimmt die Londoner Analytikerin Susann Bach eine herausragende Rolle ein. Auf der Grundlage der psychoanalytischen Konzeption C.G. Jungs hat sie sich in langer Forschungsarbeit mit den Zeichnungen schwerkranker Kinder beschäftigt. Bereits 1961 veröffentlichte sie einen Aufsatz zum Thema „Spontanes Malen und Zeichnen im neurochirurgischen Bereich". Innerhalb von zehn Jahren wurden unter ihrer Leitung ca. 300 Kinderzeichnungen drei- bis 17-jähriger Patienten gesammelt, analysiert und mit den Krankengeschichten verglichen. Dabei hat sie wissenschaftliche Standards im Sinne vergleichbarer Untersuchungsbedingungen eingehalten. Bach nennt in ihrem Aufsatz folgende grundlegende Voraussetzungen zur Interpretation der Bilder:

- *„Blind"* Lesen; d. h., die Bilder sollten ohne Kenntnis der Krankengeschichte interpretiert werden.

- *Haltung und Einstellung*
  Die Haltung des Betrachters sollte unvoreingenommen sein:

  „Herauszufinden, was uns ein Kind mit seiner wortlosen Kommunikation sagen will, erfordert, dass wir bereit sind zu staunen (‚to wonder')" (Bach, 1974, S. 86).

- *Vergleich mit der natürlichen Umwelt*
  Der Betrachter sollte Abweichendes, unerwartete Farbe und sonderbare Form als auch merkwürdige Verschiebungen von Gegenständen vergleichsweise erkennen.

  „Jedes Detail trägt Bedeutung" (Bach, 1961, S. 49).

- *Bedeutung des Zufälligen*

  „Auffallende oder ungewöhnliche Farben, Formen und Zahlenwerte besonders wenn sie wiederholt auftreten, sind selten zufällig oder einem Mangel an technischem Können zuzuschreiben" (Bach, 1961, S. 49).

- *Das Fehlende*
  Das Fehlende in einem Bild ist genauso bedeutend wie das Vorhandene:
  - Ist z. B. ein Boden unter den Füßen?
  - Kommt Rauch aus dem Schornstein?
  - Hat ein Baum Wurzeln?
  - Wird das Auto gefahren oder ist es führerlos?

- *Bedeutung von Richtungen*
  „Linkswendungen" von Menschen oder Tieren werden gleichgesetzt mit dem „Ins-Dunkle oder Ins-Unbewusste-gehen". Eine Linkswendung deutet in der Kinderzeichnung einen regressiven Prozess an.
  „Rechtswendungen" werden als Hinweis darauf gedeutet, dass „das gegenwärtige Leben und die äußere Welt neu zugänglich und belebt werden". Die Rechtswendung steht für einen erhofften erfolgreichen Verlauf und einen Gesundungsprozess.

- *Gemalte Gegenstände als Entsprechungen des eigenen Körpers*
  Ein Haus, ein Schiff oder ein Auto können als Darstellung des eigenen Körpers aufgefasst werden. Entsprechend kann ein vom Kind gemaltes brennendes Dach ein Hinweis darauf sein, dass etwas im Kopf (= „Oberstübchen") nicht in Ordnung ist.

- *Erlebnismäßiges Hineinversetzen*
  Bach empfiehlt, sich den jeweiligen gemalten Gegenstand „so konkret wie möglich vorzustellen". Der Betrachter sollte sich in die Situation hineinversetzen, um „leibhaftig zu empfinden", was das Kind in dieser Zeichnung ausdrücken will; z. B.:

  > „Wie ist es, wenn ein Nagetier einem ungehemmt die Krone des Lebensbaumes abfrisst und gleichzeitig den Ast auf dem es sitzt?" (Bach, 1961, S.49).

Bach ist davon überzeugt, dass die psychische Situation und der körperliche Zustand der Kinder in ihren Bildern ausgedrückt wird. Die Zeichnungen sind als bildnerische Reflexe auf Ausnahmesituationen („critical moments of life") anzusehen. Die Bilder sind Ausdruck tiefer seelischer Vorgänge; sie geben das wieder, was die Kinder nicht in Worte zu fassen vermögen.

Kranke und sterbende Kinder verwenden bestimmte Zeichen, Farben, Formen, Zahlen, Symbole und Malrichtungen, um ihre teilweise unbewussten Empfindungen auszudrücken.

Es ist allerdings fraglich, ob diese in Form eines Item-Katalogs einfach zu übersetzen sind. Hier ist eine individuelle Vorgehensweise angesagt, die neben dem bildnerischen Bestand auch die biographisch-anamnestischen Daten einbezieht. Erst die Verbindung beider Zugriffsweisen führt zur

„strukturanalytisch-biographischen Interpretation“ (Richter, 1997, S. 216), in der auch der Bedeutungsgehalt erschlossen werden kann.

Mit Bildern können Kinder auf nonverbaler Ebene ihr Wissen und ihre Ängste mitteilen. Die Bilder können in indirekter Weise Hilferufe signalisieren. Eine Einbeziehung des Ausdrucks und des unbewussten Wissens in Bildern kann einen Weg zur angemessenen Form der Begleitung lebensbedrohlich erkrankter Kinder eröffnen, wenn gleich auch nicht klar vorgeben.

Im Folgenden soll anhand einiger praktischer Beispiele aus der Literatur und den Ergebnissen unserer Erkundungsstudie die Bildersprache sterbender Kinder verdeutlicht werden:

„So wenden sich ihre gezeichneten Gestalten, wenn sich das Kind bedroht fühlt, zu bestimmten Bildrandseiten, oder es werden bestimmte Farben benutzt. Um die erlebte Gefährdung zu signalisieren, verlieren Bäume, Häuser, Personen den Boden unter den Füßen als Zeichen dafür, dass das Kind sich einem unsicheren Schicksal ausgeliefert fühlt“ (Puyn, 1984, S. 47).

In Anlehnung an Bach beschreibt Schubert die Bedeutung der Farben in den Bildern sterbender Kinder:

„Die Farbe Schwarz symbolisiert Kummer, Trauer und Tod. Hellblau ist bezeichnend für Frieden und Kontemplation. Der Verlust an Lebenskraft wird durch ein blasses Braun, Grün oder Blau gekennzeichnet“ (Schubert, 1996, S. 28).

Einzelne Bildmotive können Aufschluss über die unbewussten und unausgesprochenen Ahnungen der Kinder geben:

„Eine weinende Sonne, ein Männchen mit nur einem Arm, welkende Blumen, ein weinender Clown mit einem grauen Anzug, Häuser mit vergitterten Fenstern, Autounfälle, ein Krokodil, das Kinder bedroht und zerstörte Dinge sind mögliche Motive, die Hinweise auf das seelische Befinden und das Wissen der Kinder geben“ (Leist, 1979, S.129).

„So kann das Bild eines Kindes, das sich selbst als Arzt darstellt und jemandem eine Spritze gibt, die es selber vom Arzt bekommen wird, signalisieren, dass das Kind nicht immer nur Objekt sein möchte, dem Schmerzen zugefügt werden, sondern das selbst auch schmerzen will“ (Leist, 1979, S. 130).

Student (1992, S. 81) schildert einen Jungen, der versucht, durch das Malen seine Erkrankung zu verdrängen und an der gesunden, besseren Zeit festzuhalten. Dieser 12-jährige Junge malte den ganzen Tag über Ottifanten:

„Sie stammten aus einer besseren Zeit, deshalb hielt er an ihnen fest. Sie konnten aber nichts von seiner augenblicklichen Situation sagen und dienten der Abwehr seiner Ängste. ‚Solange ich sie male, sterbe ich nicht‘ sagte er und zeigte damit, dass sie die Funktion eines magischen Zaubers hatten und Repräsentanten seiner längst verlorenen Hoffnung waren.“

Häufig drücken Kinder, die die Bedrohung ihrer Existenz durch den Tod realisiert haben, diese Ängste in ihren Bildern aus.

Seifert (1991) nennt verschiedene Beispiele, in denen sich die erlebte Bedrohung ausdrückt.

„So malte ein 7-jähriger Junge ein einstürzendes Haus über dem Abgrund. Auch ein Vogel mit abgerissenen Flügeln, der nicht mehr fliegen kann, oder Naturkatastrophen sind Motive, die die erlebte Bedrohung signalisieren."

Auch Haupt (1996, S. 147) schildert das Bild eines Jungens mit progredienter Muskeldystrophie, der ein Haus auf einem Gletscher zeichnet. Das Haus ist mit Fallschirmen versehen, damit das Abrutschen, Abstürzen in der Wucht gemildert wird. Haupt interpretiert diese Art der Bilder wie folgt:

„Im Motiv des gefährdeten oder einstürzenden Hauses drücken betroffene Jungen die Bedrohung ihres Körpers durch die fortschreitende Erkrankung aus. Sogleich ist es die Bedrohung des ihnen bekannten Lebensraumes, ihrer eigenen Bewusstseinswelt."

In vielen Bildern wird auch die Einsamkeit der Kinder, die sich unverstanden fühlen, deutlich. So beschreibt Student (1992, S. 43):

„Das Bild einer Burg auf einem Felsen, der steil zum Meer hin abfällt. Die Burg ist grau, die Fensterkreuze vor den leeren Fenstern ähneln Gittern und erwecken den Eindruck eines Gefängnisses."

In diesem Bild ist die verzweifelte, erzwungene Einsamkeit des Kindes zu erkennen. Dasselbe Kind malte kurz vor dem Tod ein ähnliches Bild, dies spiegelte eine völlig veränderte innere Befindlichkeit wieder. Das Bild war nicht mehr kalt und unerbittlich gestaltet:

„Felsen, Wasser und Himmel haben etwas Leichtes. Die Burg in zarten Farben gemalt, wirkt wie ein Luftschloss. Die Fenster sind diesmal mit Blumen und Gardinen geschmückt, die darauf hinweisen, dass das Gebäude bewohnt wird" (Student, 1992, S. 43).

In einem solchen Bild kommt auch die Übergangssymbolik zum Ausdruck:

„So sind ein Baum, der alle Jahreszeiten gleichzeitig repräsentiert, ein Vogel, der eine Nachricht aus einer anderen Dimension bringt und ein Boot für die Überfahrt an einen anderen Ort zu sehen.

So kann angenommen werden, dass das Kind in dieser Situation nicht mehr in tiefer Verzweiflung auf die Einsamkeit fixiert war" (Student, 1992, S. 44).

Das Leben wird als vollendeter Kreislauf dargestellt; das Kind hat seine Angst überwunden und kann den Tod annehmen.

Viele Bilder lebensbedrohlich erkrankter Kinder fallen durch ihre *Gesichtslosigkeit* auf.

Die Gesichtslosigkeit drückt aus, dass die Kinder sich selbst fremd sind. Sie spüren, dass sie nicht mehr zur Gesellschaft der Gesunden gehören und ihnen eine Zukunftsperspektive fehlt.

Auch *farblos* gestaltete Bilder, Bilder, die nur mit Bleistift gemalt sind, wirken leblos und geben Hinweise auf die Verzweiflung des Kindes.

Schließlich sei auch auf die in manchen Bildern versteckte Zahlensymbolik hingewiesen. Wie bereits zu Beginn des Kapitels angedeutet, ahnen Kinder ihren Tod häufig voraus. In ihren Bildern werden die noch verbleibenden Lebenstage symbolisch in Form von Blütenblättern, Blumeneinkerbungen und Strichen dargestellt.

Abschließend möchten wir noch verdeutlichen, welche Rolle der Selbstmitteilung in Bildern in unserer Erkundungsstudie beigemessen wurde. Die Interpretation von Bildern ist kritisch zu sehen; dementsprechend teilten uns nur wenige Lehrer mit, dass sie die innere Befindlichkeit eines Kindes anhand der gemalten Selbstmitteilungen erschließen.

Lediglich zwei der dreizehn befragten Lehrer hatten anhand von Bildern lebensbedrohlich erkrankter Kinder deren emotionales Befinden analysiert. Zur Veranschaulichung sei aus den zwei Interviews ausschnittweise zitiert.

Im *ersten Fallbeispiel* beschreibt eine Lehrerin Bilder einer Schülerin, deren Eltern nicht mit ihrer Tochter über die lebensbedrohliche Situation gesprochen haben. Das Mädchen spürte die Bedrohung und drückt sie in ihren Bildern aus:

„Dieses Mädchen (...) hat sich über Zeichnungen ausgedrückt. Ganz schematische Zeichnungen, sehr ausdrucksstark (...). Sie hätte niemals das Thema Tod angesprochen. Aber wenn man sich hinterher die Zeichnungen in der Reihenfolge, in der sie gemalt hat, anguckt, waren das ganz schematische Zeichnungen. Und die waren nach außen offen, wenn es ihr besser ging, und sie waren eingekastelt wie Särge, wenn es ihr schlechter ging. Das konnte man ganz deutlich sehen. (...) Wir haben uns dann alle Zeichnungen von Annika angeguckt, so dass wir das auch zusammen noch mal erkennen konnten (...), und dann konnten wir das auch gemeinsam machen, gucken, was war denn da, was wird ausgedrückt, ohne dass ihr das bewusst war. Es ist trotzdem alles da“ (Interview Nr. 3, S. 30, 45).

In dem *zweiten Fallbeispiel* hat eine Lehrerin die Schüler einer Klasse, unter denen ein muskeldystrophischer Schüler war, im Religionsunterricht zum Thema Tod malen lassen. Während des Interviews schildert sie die Bilder, die durch ihre und der Schüler Erläuterungen bildhaft vor Augen treten:

„Und ich dachte, wir machen jetzt nicht ein Gespräch oder Fragen usw., sondern in Erinnerung an den verstorbenen Schüler haben wir dann in der Religionsgruppe zu dem Thema gemalt. (...) und es sind ganz verschiedene Bilder herausgekommen. (...) Ich habe irgendwie so gesagt ‚Was stellt ihr euch vom Sterben oder vom Tod vor? Kommt etwas danach? Wie ist das?‘

Und dann haben die Jugendlichen eben häufig so einen Bereich gemalt. Hier, das hat er später im Gespräch als Leben bezeichnet. Das ist nicht so ganz heiter, das ist ganz normal. Und das Schwarze war die Durchgangszone. Und dann stellte er sich, aber so mit einem Fragezeichen, eventuell etwas Helles am Ende vor.

Eine ähnliche Vorstellung haben mehrere. Also hier war auch das Braune mehr so das Normale, und es war (...) er hatte das so unterschiedlich gemalt. Er hat erst so Hügel gemalt, und dann verschwinden die irgendwie im Himmel. Und dann war ihm das irgendwie zu kindisch erschienen, und dann hat er hier so eine schwarze Durchgangsphase gemacht und sich dann vorgestellt, dass dann was Helles und Unbeschwertes kommt, das mit dem Regenbogen hier und den Leuten anscheinend auf Wolken.

Hier hat es jemand das Leben durchsetzt von Schönem und Dunklem, so, und wie das dann weitergeht, das wird da nicht so raus deutlich. Hier ist auch so eine Zeichnung. Die Menschen so ganz normal, die leben hier und rücken allmählich ins Dunkle und verschwinden im Dunklen. Nicht, es bleibt dieses, dahin fällt man. Es ist im Grunde ein sehr pessimistisches Bild. Hier oben so heiter mit Wölkchen und Autos und Menschen usw., und hier ist eben das, was einen dann erreicht. Und dieses Bild war auch von einem recht pessimistischen Mädchen gemalt, ich weiß nicht mehr, was sie im Einzelnen dazu gesagt hat, aber die Pfeilrichtung geht nach unten. Es war aber auch irgendwie etwas Hoffnung, diese gepünkelte Figur hier bedeutet etwas von Hoffnung, dass man auch Anteil daran hätte.

Also man sah auf diesen Bildern, dass das so eine Mischung Nicht-Wissen, ein bisschen Hoffnung, so etwas Ungewisses war.

Und der Junge, um den es jetzt ging, der malte diesen schwarzen großen Fleck in die Mitte und die blaue Fläche ringsrum. Und als ich mich mal zu ihm setzte und er erzählte, da sagte er: ‚Dies ist das Leben. Das ist so ganz locker und häufig ein bisschen gleichmäßig', aber das war schon das meiste, was er dazu sagen konnte. ‚Und das ist der Tod'. Und es war ganz deutlich, der Tod in der Mitte als schwarzes Loch, in das man hinein fällt sozusagen. Und er drückte ganz deutlich seine Angst aus. (...) Wir hatten dann in der Klasse die Möglichkeit gegeben, dass jeder noch einmal zu seinem Bild erzählt. Und da hat er es umgekehrt erzählt. Da hat er gesagt, nachdem er schon alles mögliche gehört hatte (...): ‚Das ist das Leben. Das ist oft ein bisschen düster. Und das ist das, was später kommt.' (...) Er sagte dann auch weiter nichts. (...) Aber mir war der Wechsel schon sehr erstaunlich. Hat er jetzt angesichts der anderen Schüler, die alle oder zum Teil etwas von Hoffnung sagten, hat er da gedacht, da kann ich jetzt nicht so etwas Negatives sagen, oder hatte er seine Meinung geändert? Das war ja nur eine Woche später. Ich weiß es nicht" (Interview Nr. 4, S. 48–50).

6.5.2 Mitteilungen im Spiel

Neben dem kreativen Gestalten ist das freie Spiel ein schöpferisches Element, das zur Verarbeitung von Gefühlen beitragen kann.

Im Spiel findet eine Lösung von starren Funktionen und Normen statt. Das Handeln im Spiel ist zweckfrei; es können Ängste, Wünsche oder Freude ausgedrückt werden, jedoch kann sich das Kind in die schützende Anonymität der Spielsituation zurückziehen und sich mit der im Spiel freigesetzten Fantasie gegen die Zweckorientierung und Verplanung, der er es ausgesetzt ist, wehren.

„Auch im Krankenhaus kann das Spiel von vitaler Bedeutung für das Kind sein, da es mit seiner spielerisch geschaffenen Eigenwelt einen Gegenpol zu dem ihm bedrohlichen Milieu errichten und seine Ängste zu einem Teil verarbeiten kann“ (Kasteel, 1986, S. 57).

Neben dem freien Spiel kann auch das Rollenspiel eine Hilfe sein, angestaute Emotionen aufzubrechen und psychisch entlastend zu wirken. Die situationsgebundene Einschränkung wird kompensiert und neue Erlebnisqualitäten können hervortreten. Die psychische, soziale und körperliche Entwicklung wird durch das Spiel gefördert (Kasteel, 1986, S. 58). Besonders wenn die Motorik des Kindes so stark eingeschränkt ist, dass aggressive Gefühle nicht mehr in Bewegung umgesetzt werden können, kann das Spiel eine Möglichkeit sein, Aggressionen abzubauen. Kinder können versuchen, durch Hineinversetzen in phantastische, mächtige Rollen sowie in Kriegsspiele oder Heldentaten ihre Erkrankung abzuwehren.

Neben den psychischen Kompensationsmöglichkeiten des Spieles hat das Spiel im Krankenhaus auch seine Bedeutung als Beschäftigungsmöglichkeit:

„Das Spiel kann zum Verarbeiten der Gefühle, zur sozialen und individuellen Beschäftigung und zur Äußerung des Tätigkeitsdranges verhelfen, der schon durch die „Fesselung“ ans Bett stark eingeschränkt ist“ (Kasteel, 1986, S. 50).

Leist (1979) führt an, dass das Spielen der Erkrankung Ängste vor Behandlungen und vor Eingriffen ausdrücken kann. So kann das Kind möglicherweise eine ihm bevorstehende Operation, wie z. B. die Amputation eines Beines, an seinem Teddy vornehmen. Andere Kinder wiederum sehen im Teddy ihr intaktes und unangetastetes Selbst und wollen den Teddy daher nicht beschädigen.

Die Spiele lebensbedrohlich erkrankter oder sterbender Kinder bedürfen der einfühlenden Beobachtung, um die innere Befindlichkeit des Kindes zu erkennen. Spiele stellen ein Hilfe zur Verarbeitung der Ängste dar, können jedoch nicht die alleinige Lösung der seelischen Probleme sein.

6.5.3 Mitteilungen im Verhalten

Neben den schöpferischen Ausdrucksformen gibt auch das Verhalten des lebensbedrohlich erkrankten oder sterbenden Kindes Aufschluss über die innere Befindlichkeit.

Puyn beobachtete, dass lebensbedrohlich erkrankte Kinder rasch und häufig ihr Verhalten wechseln. So kann es sein, dass Kinder sich in verzweifelter Wut gegen ihre Erkrankung wehren, vor Angst schreien und kaum zu beruhigen sind, dann aber wenig später scheinbar alles vergessen haben und fröhlich spielen.

Puyn (1984, S. 48) schließt aus den wechselhaften Verhaltensweisen:

> „Solange ihr körperlicher Zustand es noch zulässt, versuchen sie zu leben, sich nicht hängen zu lassen. Man muss schon gut beobachten können, um zu spüren, wie es wirklich um sie steht, was sie empfinden und erleiden, diese trotzigen, tapferen, schwerkranken Kinder."

So können z. B. Schlafstörungen ein Zeichen dafür sein, dass unbewusste Inhalte schon zu bewusstseinsnah sind, um sie genügend verdrängen zu können. Durch das Erwachen versucht das Kind, die Kontrolle über die unterdrückten Fantasien zu bewahren, um nicht von den Ängsten überwältigt zu werden.

Oft sind zwei gegensätzliche Verhaltensweisen bei lebensbedrohlich erkrankten und sterbenden Kindern zu beobachten und in beiden drücken die Kinder ihre Ängste und ihr Wissen um die erlebte Bedrohung aus. Dies kann sich zum einen in aggressiver Abwehr, zum anderen in Schweigen ausdrücken (Puyn, 1984, S. 50).

Für das Verständnis des *aggressiven Verhaltens* der Kinder ist wenig getan, wenn man dies nur als Verhaltensstörung kennzeichnete; es ist sinnvoller – wie auch Wolff (1979) bemerkt – von Signalverhalten zu sprechen. Das Kind signalisiert: „Ich kann das nicht mehr ertragen, helft mir doch" (Puyn, 1986, S. 50).

Aggressives Verhalten ist bei progredient erkrankten Kindern und Jugendlichen auch empirisch belegt (Wansorra, 1998): Nicht realisierbare vitale Impulse und motorisch expansive Aktivitäten finden häufig im extremen sprachlichen Verhalten ihren kompensatorischen Ausdruck. Das Verhalten signalisiert, dass die Kinder sich in einer Krisensituation befinden, die ihr Selbstkonzept extrem erschüttert. Die Erkrankung und die schwindenden Kräfte, die Angst vor dem, wie es weitergehen soll, werde als bedrohlich erlebt; und hinter den aggressiven Ausbrüchen steht auch die Intention der Kinder, die Umgebung herauszufordern.

Die Aggressivität mancher Kinder ist für die Bezugspersonen nur schwer auszuhalten. So entwickeln diese selbst Aggressionen gegen das Kind, die sie entweder durch verstärkte Liebeszuwendung zu überdecken versuchen oder aber dem Kind offen Vorwürfe machen. Das Signalverhalten, der in der Aggressivität implizierte Hilferuf, wird häufig nicht erkannt.

Bei schwerkranken und körperbehinderten Kindern ist häufig auch ein stiller Rückzug in eine Welt internalisierter Gefühle zu beobachten (Steinhausen und Wefers, 1977).

Diese stille Gehemmtheit, das *Schweigen* des lebensbedrohlich erkrankten Kindes ist sowohl für das Kind als auch für den Begleiter belastender als aggressives Verhalten, da es die Vorfeldängste des Kindes steigert und Versuche erschwert, dem Kind zu helfen. Puyn (1984, S. 50) stellt fest:

„Dieses schwer zu ertragende Schweigen des leidenden Kindes wird oft gedeutet als Verleugnen-, Verdrängenwollen, ist jedoch keine Verdrängung, sondern ein Hilferuf des Kindes."

Auch Ortmann (1995, S. 163) beschreibt, dass lebensbedrohlich erkrankte Kinder, die angesichts ihres Zustandes mehr denn je auf Erwachsene angewiesen sind, aus Angst vor dem Verlust der wichtigsten zwischenmenschlichen Kontakte zu ihren Bezugspersonen schweigen:

„Das Schweigen dieser Kinder stellt einen vergeblichen Versuch dar, sich gegen soziale Isolierung, emotionale Kälte und ihre eigene Annullierung zu schützen."

Die beiden konträren Verhaltensweisen – aggressives Verhalten einerseits und Schweigen andererseits – wurden auch in unserer Studie von mehreren Lehrern geschildert. Das aggressive Verhalten scheint häufiger aufzutreten als das Schweigen, zumindest wird die erste Verhaltensweise öfter erwähnt. Es ist jedoch zu fragen, ob aggressives Verhalten tatsächlich häufiger auftritt oder nur auffälliger als das Schweigen ist und daher eher Beachtung findet.

„Also, was ich davon bisher mitbekommen habe, sind es zwei Varianten, die so auch in der Literatur stehen. Es gibt Leute, die sehr stark in die Reserve gehen, also das depressive Verhaltensmuster wählen und sich stark zurückziehen, sehr leidend werden oder sehr misserfolgsorientiert – alles, was man sich so vorstellen kann, was halt passiert, wenn jemandem der Lebensmut schwindet. Das eben auch bei Kindern. Und dann gibt es eben die aggressive Variante, dass Leute echte Kotzbrocken werden, Ekelpakete, die sehr, ein bisschen zum Sadistischen hin mit ihren Mitmenschen umgehen: Also wirklich auf Tuchfühlung beständig provozieren, einfach richtig, oft kämpfen. Die anderen tun das auch, aber im Stillen. Und diese beiden Formenkreise habe ich bisher nur kennengelernt. Entweder geht es in den depressiven oder in den aggressiven Bereich. Es gibt selten Leute, die dazwischen bleiben. Was ganz selten der Fall ist, dass offen darüber gesprochen wird" (Interview Nr. 8, S. 90–91).

Puyn (1984) stellte in einer Untersuchung fest, dass die meisten lebensbedrohlich erkrankten Kinder über ihre Ängste sprechen wollen. Von 132 hatten 112 Kinder das Bedürfnis, über die existenzielle Bedrohung zu sprechen; sie hatten auch versucht, dies über Signale mitzuteilen.

Der Begleiter muss die Signale des Kindes jedoch verstehen können.

Seifert (1991, S. 507) erkennt den Grund für das Schweigen im Verhalten der Bezugspersonen:

„In den meisten Fällen schweigen sie und bringen sich damit in geheime Übereinstimmung mit ihren Bezugspersonen, nicht über ihre existenziellen Nöte und das möglicherweise bevorstehende Lebensende zu sprechen."

Puyn (1984, S. 50) ergänzt:

„Warum schweigen wir? Weil in unserer heutigen Zeit das Sterben und der Tod noch immer tabuisiert und verdrängt werden, vor allem aber, weil wir es zunehmend verlernen, mit den Ängsten und Gefühlen anderer, mit dem Leiden und Tod umzugehen, uns auf den Mitmenschen, aber auch auf uns selbst einzulassen."

Diese Situation beschreibt eine Lehrerin auch in unserer Erkundungsstudie:

„... und mit der Mutter, die wollte am Anfang überhaupt nicht über die Möglichkeit sprechen, dass die Tochter eventuell was fragen könnte. Also: ‚Muss ich sterben?' oder so. Und wir haben lange Gespräche geführt, wo ich versucht habe, zu erklären, wenn sie das nicht macht, wenn sie nicht bereit sei zu antworten, ihre Tochter spüre, dass sie nicht wolle, dann würde diese sie das auch nie fragen" (Interview Nr. 3, S. 30).

Gründe für die Kommunikationshemmung liegen nach Seifert (1991) zum einen in der Scheu, die Bezugspersonen mit Ängsten zu belasten oder zu verärgern, und zum anderen in der Akzeptanz der reaktiven Emotionen des Begleiters, dem durch das Schweigen Kummer erspart werden soll.

Das Schweigen des Kindes kann aber auch resignativer Art sein, wenn es die Erkrankung als Strafe erlebt.

Außerdem wird das offene Gespräch aus der Angst heraus vermieden, dass durch die Offenheit wichtige zwischenmenschliche Kontakte abbrechen. Es sollte daher Ziel eines jeden in der Begleitung sein, dafür Sorge zu tragen, dass nicht die Situation eintritt, die ein 14-jähriger Junge schildert:

„Wir müssen wohl auf die Gesunden Rücksicht nehmen" (Puyn, 1984, S. 50).

6.6 Die Bedeutung des Unterrichts für lebensbedrohlich erkrankte Schüler

Die Frage des Sinns von Unterricht mit lebensbedrohlich erkrankten oder sterbenden Schülern wurde bereits in Kapitel 5.5 ausführlich behandelt.

Im Folgenden soll die Bedeutung, die Schule und Unterricht für lebensbedrohlich erkrankte Kinder haben, dargelegt und konkretisiert werden. Wie kann der Unterricht gestaltet werden, damit er den Bedürfnissen lebensbedrohlich erkrankter Kinder entsprechen kann.

Dazu stellt Kremer (1990, S. 6) zunächst fest:

> „Leben und Lernen mit Kindern und Jugendlichen mit begrenzter Lebenserwartung muss im Bereich der Körperbehindertenpädagogik als pädagogische Aufgabe angesehen werden."

Dies gilt in besonderer Weise, da die Schulzeit für diese Kinder nicht nur eine Durchgangsphase, sondern die „Erfüllungsphase" ihres Lebens ist (Kremer, 1990, S. 6). Daher ist es wichtig, die Schulzeit für diese Kinder so zu gestalten, dass sie bedeutungsvoll ist und das Leben erfüllt.

Berndt (1987, S. 107) führt als zentrales Anliegen an, die letzte Zeit als „Lebenszeit" und nicht als „vorweggenommenen Tod" zu gestalten. Im Unterricht sollen „Inseln des Lebens" im Mittelpunkt stehen, damit das Sterben nicht in den Vordergrund tritt und das Noch-Leben verkannt wird.

Der Schulunterricht, gleich ob er an der Schule für Körperbehinderte oder an der Schule für Kranke stattfindet, bedeutet für lebensbedrohlich erkrankte und sterbende Kinder einen Bereich von „Normalität". Der Unterricht ermöglicht, normale, alltägliche Erfahrungen aufrechtzuerhalten. Das Sterben wird durch den Unterricht nicht verdrängt, es ist aber nicht zentraler Mittelpunkt aller Handlungen.

Einigen lebensbedrohlich erkrankten Schülern ist es wichtig, bis zuletzt Leistung zu erbringen. Dies gibt ihnen das Gefühl, noch etwas wert zu sein. Ein Lehrer berichtet:

> „Dieser andere Junge, dieser Muskeldystrophiker (...) hat noch drei Tage vor seinem Tod ein Diktat geschrieben (...). Er war sehr leistungsbewusst, sehr leistungsorientiert, sehr interessiert, besonders in Erdkunde und in Geschichte (...). Dann passierte etwas, nachdem wir, wie gesagt, das Diktat geschrieben hatten, mit seiner Hand, was ihm natürlich große Mühe machte, aber er bestand darauf und seine Arbeit musste auch benotet werden. Bis zum letzten Tag Leistung bringen, das wollte nicht nur ich, sondern das wollte auch er" (Interview Nr. 7, S. 77–78).

Schroeder et al. beobachtete, dass Schüler, die sehr leistungsorientiert sind, häufig die infauste Prognose noch nicht verkraften können und versuchen, durch den Unterricht am normalen Leben festzuhalten.

Es gibt jedoch auch Schüler, die die Realität der Diagnose klar sehen, aber trotzdem lernen wollen, um Freude und Selbstbestätigung zu erfahren. Anderen Schülern, die lebensbedrohlich erkrankt sind, bedeutet der Leistungsaspekt weniger.

Berndt (1987, S. 110) bekräftigt,

„dass gerade dem Kind, dem es momentan schlecht geht, auch durch weiteres Einbeziehen in die Prozesse des Unterrichts signalisiert werden muss, dass es mir nicht nur so lange wichtig ist, wie es Leistung erbringt".

Jedes Kind soll frei entscheiden können, wie es seine verbleibende Lebenszeit gestalten will: Ob es trotz der Lebensbedrohung die ihm erreichbaren Möglichkeiten ausschöpfen, im Unterricht Leistung erbringen und den Tod „dahingestellt sein lassen" will, oder ob es über sein bevorstehendes Sterben und Abschiednehmen trauern möchte.

Grundsätzlich wird sich Unterricht stets als Teil des Lebensbeistandes verstehen. Die Unterrichtsinhalte sollten auf die Situation des lebensbedrohlich erkrankten Schülers ausgerichtet sein, seine Stärken ansprechen und ihm Freude machen. Neben den vom Lehrplan geforderten „normalen" Unterrichtsinhalten können auch Themen und Angebote einbezogen werden, die die existenzielle Bedrohung des Schülers betreffen. Schroeder et al. (1996, S. 77) meint dazu,

„dass die Einbeziehung anderer Inhalte in den Schulstoff schrittweise erfolgen sollte, um dem lebensbedrohlich erkrankten Schüler Zeit zu geben, sich mit der sich verändernden Situation auseinander zu setzen und die neuen Angebote zu akzeptieren".

In die Unterrichtsüberlegungen ist die Planung der verbleibenden Zeit einzubeziehen. Der Schüler soll die Möglichkeit haben, mit eigenen Ideen und Vorstellungen zur Gestaltung des Unterrichts beizutragen:

„Ich hätte Lust, noch einmal dies oder das zu tun!" (Berndt, 1987, S. 111).

Im Unterricht können kurzfristige Perspektiven entwickelt werden, die dem Schüler einen Anreiz bieten, die Zukunft nicht mit Schrecken zu erwarten.

„Solche thematischen Ansätze aufzugreifen und damit den nächsten Tag zum erwarteten statt zum gefürchteten Tag werden zu lassen, kann ein planerischer Ansatz für unterrichtliche Maßnahmen sein" (Berndt, 1987, S. 111).

Wenn allerdings der Schüler so weit geschwächt ist, dass er Lerninhalte nur noch unvollständig oder gar nicht mehr aufnehmen kann, wird sich das sonderpädagogische Bemühen auf die Förderung der Fertigkeiten und Fähigkeiten beschränken, die das Kind vor dem akuten Schwächerwerden erworben hat; diese gilt es, optimal zu nutzen und möglichst lange zu erhalten.

Der Beschäftigungsspielraum der Kinder wird im Laufe der Zeit immer enger. Berndt (1987, S. 114) führt dazu aus:

„In der Regel verfügt jedes Kind noch über einige begrenzte Interessensgebiete und einen Restbestand an Fähigkeiten und Fertigkeiten, die in einfachen Spielen und kleinen lebenspraktischen und manuellen Arbeiten aufgegriffen werden können. Einbeziehung der Interessensgebiete ist häufig die einzige Möglichkeit, die Kinder bzw. die Jugendlichen zu einer Tätigkeit zu motivieren."

Kinder, die kurz vor dem Tod stehen, machen manchmal gerne Geschenke. Dahinter steht die Intention, durch ein Geschenk nicht in Vergessenheit zu geraten. Das Geschenk übernimmt eine pars-pro-toto-Funktion, d. h., das Kind schenkt sich selbst.

Die Herstellung kleiner Geschenke kann Bestandteil des Unterrichts sein; das Kind wird in seiner Funktionslust und seinem Könnensbewusstsein bestärkt (Berndt, 1987, S. 113).

Auch die Förderung von Selbstfindungsprozessen sowie die Thematisierung von Aspekten von Tod und Sterben können Bestandteile des Unterrichts sein. Für einen lebensbedrohlich erkrankten Schüler, der versucht, durch den Unterricht ein Stück der Normalität zu bewahren, bedeutet der Unterricht nicht nur Schulbildung, sondern auch die Klärung, Vertiefung und Erweiterung der geistigen Welt (Berndt, 1987, S. 117).

Die befragten Lehrer, die sich in unseren Interviews zur Bedeutung des Unterrichts für lebensbedrohlich erkrankte Schüler äußerten, stellten übereinstimmend fest, dass diese Schüler sehr gerne zur Schule kommen:

„Sie kommen z. T. ausgesprochen gerne zur Schule, weil sie sonst wenig Bewegungsmöglichkeiten haben" (Interview Nr. 4, S. 55).

Der Unterricht symbolisiert ein Stück Normalität für die Schüler – eine Normalität, wie sie sie aufgrund der Erkrankung nur noch selten erfahren.

Eine Lehrerin beschreibt die Bedeutung des Unterrichts wie folgt:

„Einmal strukturiert er den Tag. Das ist eine ganz große Lebenshilfe, und wenn mal jemand noch so schlecht zurecht ist (...) aber das, den Unterricht, oder den Rahmen des Unterrichts, des Zugehörigseins zu einer sozialen Gruppe, das Angenommensein, dieses Stück Normalität noch zu erleben, das ist eine ganz wichtige Geschichte" (Interview Nr. 9, S. 106).

Entgegen den Aussagen der Literatur, in der oft auf die Leistungsorientiertheit lebensbedrohlich erkrankter Schüler hingewiesen wird, wurde in unseren Interviews deutlich, dass Schüler, die um ihre Lebensbedrohung wissen, im Unterricht größeren Wert auf die Berücksichtigung ihrer Interessen legen:

„Selbst der Stefan, der gern lernte, sagte: ‚Was soll ich mit dem Handelsschulquatsch. Ja, ich mache gerne Geschichte, ich mache gerne Erdkunde, solche Sachen, aber dieses Fachwissen werde ich nie irgendwo anwenden können'" (Interview Nr. 9, S. 107).

Einige Lehrer thematisieren die verschiedenen Interessensgebiete, die in den Unterricht einfließen können:

„Das ist es so, dass sie natürlich nicht mehr an dem Stoff interessiert waren, sondern ihre Hobbys so miteinbrachten. Der eine interessierte sich sehr für Astrologie und solche Sachen und Astronomie. Und der andere für Wetterkunde und der dritte für dies und jenes, was es so an Spezialgebieten gibt" (Interview Nr. 9, S. 101).

Ein weiterer Lehrer berichtet:

„Das war, er war immer der Beste in Erdkunde und Geschichte einschließlich des Lehrers. Das war eine klare Kiste. Er hatte einen Heidenspaß daran, mich in den Sack zu packen in diesen beiden Fächern, was ich mir mit zunehmend mehr Freude gefallen ließ. Das ist natürlich eine tolle Sache, wenn so ein Junge einen Bereich hat, der ihn ganz einnimmt" (Interview Nr. 7, S. 77).

6.7 Spirituelle Aspekte in der Begleitung

In der heutigen säkularisierten Gesellschaft fehlt vielen Menschen der Zugang zum Glauben; so ist es kaum noch üblich, innere Kraft aus dem Glauben – hier ist vor allem der christliche Glauben gemeint – zu schöpfen.

Es gilt daher bei der Einbeziehung spiritueller Aspekte in die Begleitung zu berücksichtigen, ob und welchen Bezug der Schüler zum Glauben hat.

Auch die spirituelle Einstellung des Lehrers beeinflusst die Begleitung. Ein Lehrer, der nicht religiös orientiert ist, wird einen Schüler in anderer Weise auf den Tod vorbereiten als dies ein religiös eingestellter Lehrer tun könnte.

Für einen lebensbedrohlich erkrankten Schüler kann es Trost bedeuten, sich im Glauben geborgen zu fühlen und zu wissen, dass er auch im Tod nicht aus Gottes Liebe entlassen wird.

Jedoch sollten einem Schüler, der keinen Bezug zum Glauben hat, keine religiösen Vorstellungen aufgedrängt werden. Spirituelle Aspekte sollen als Angebote verstanden werden, die vom Schüler akzeptiert oder negiert werden können.

Leist (1979) stellt fest, dass viele Kinder und Jugendliche, die nicht zu glauben meinen, sich doch Gedanken um Gott machen. Sie fragen nach dem Sinn des Lebens, und Gedanken über das Leben nach dem Tod beschäftigen die Schüler.

Ein Lehrer, der spirituelle Aspekte in die Begleitung eines sterbenden Schülers einbezieht, kann Gesprächsangebote machen und versuchen, gemeinsam mit dem Schüler dessen Gefühle, Einstellungen und Erwartungen zu verbalisieren.

Auch rituelle religiöse Elemente können Bestandteil der Begleitungsformen sein.

So können beispielsweise *Gebete* gläubigen Menschen eine Hilfe sein, da im Gebet Gedanken, Ängste und Bitten vor Gott getragen werden können und Vertrauen in den Beistand Gottes gespürt wird.

Gebete dürfen dem lebensbedrohlich erkrankten Schüler nicht aufgedrängt werden.

Selbstverständlich kann auch gemeinsam mit dem Schüler gebetet werden, wenn dieser den Wunsch äußert. Leist (1979, S. 174) beschreibt die Möglichkeiten des Gebets:

> „Insofern ist das Beten mit all seiner Möglichkeit, Angst und Leid auf Gott hin zu verbalisieren, für unsere kranken Kinder eine unmittelbare Hilfe."

Es gibt jedoch nur wenige Gebete, die auf die Situation lebensbedrohlich erkrankter Kinder bezogen sind.

Dem Lehrer bietet sich die Möglichkeit, eigene Gebete mit dem Schüler zu formulieren. Der Schüler kann sich mit seinen Ängsten und Sorgen individuell an Gott wenden, so dass sich durch selbstformulierte Gebete ein intensiver Zugang zum Glauben eröffnet.

> „Wenn unser Kind gelernt hat, sich im Gebet Gott mitzuteilen, ihm vertrauensvoll all das zu sagen, was es bewegt, wird es auch in der Verlassenheit des Sterbens die Gewissheit haben, dass er ihm zugewandt und nah ist" (Leist, 1979, S. 144).

Neben den Gebeten, die in der Interaktion mit einem Schüler entstehen können, gibt es auch weitere religiöse Elemente, die in die Arbeit der Klasse einbezogen werden können.

So können *Geschichten aus der Bibel* mit lebensbedrohlich erkrankten Schülern thematisiert werden.

Neben der Geschichte von der Auferweckung der Tochter des Jairus (Mk 5, 21–43) gibt es zahlreiche andere, die einem lebensbedrohlich erkrankten Schüler Trost spenden und ihm das Gefühl vermitteln, dass er nicht alleine ist. Auch in Psalmen, wie beispielsweise Psalm 38 (Die Klage eines Kranken) oder Psalm 88 (Die Klage eines Kranken und Einsamen), wird die Gewissheit deutlich, dass Gott sich um die kümmert, die in Not sind.

Selbst in der alttestamentlichen Geschichte des leidenden Hiob wird nicht nur die zentrale Frage nach dem „Warum ich?" aufgeworfen, sondern auch ermutigt, sich als gläubiger Mensch nicht mit seinem Schicksal stillschweigend abzufinden, sondern in der fragenden und klagenden Auseinandersetzung mit Gottes Gerechtigkeit, Güte und Allmacht, schließlich Halt,

Kraft, Ermutigung, Identitätsstärkung und Durchhaltevermögen zu gewinnen.

„Wenn uns Kinder oder Jugendliche im Unterricht fragen, ‚Warum Ich ...?', so könnte eine einsteigende Antwort lauten: ‚Warum gerade Du, dass weiß ich auch nicht. Aber Dir geht es jetzt wie Hiob im Alten Testament. Wenn es Dich interessiert, dann können wir uns ja einmal die Geschichte vornehmen und nachsehen, wie Hiob seine Situation durchlebt hat'" (Boenisch, 1999, S. 124–125).

Leist (1979, S. 147) stellt fest:

„Manche Kinder, die in der Gewissheit leben, dass Gott ihnen Tag und Nacht nahe ist, vermögen in Ruhe und Gelassenheit sich dem Tod überlassen, in dem Vertrauen darauf, dass auch der Tod nichts bringen kann, was die Geborgenheit in Gott auflöst."

Ebenso kann auch die *Feier des Gottesdienstes* in der Gemeinschaft dem lebensbedrohlich erkrankten Schüler das Gefühl geben, angenommen und geborgen zu sein. Vor allem ältere Schüler erfahren im Gottesdienst ein Gefühl der Sicherheit und Hilfe, da sie die persönliche Verkündigung als zu intim und distanzlos erfahren.

„In der Gemeinschaft schwerkranker Kinder kann jene Verkündigung geschehen, die der einzelne Kranke oder Sterbende vielleicht nicht mehr zu akzeptieren vermag, wenn sie unmittelbar auf ihn hin gesprochen wird" (Leist, 1979, S. 147).

Welche Perspektive kann dem lebensbedrohlich erkrankten Schüler im Hinblick auf ein Leben nach dem Tod vermittelt werden?

Leist zufolge kann jüngeren Kindern, die noch magisch in Bildern denken, die Perspektive des „Himmels" angeboten werden. Jüngere Kinder vertrauen darauf, dass Gott um ihre Bedürfnisse weiß und all ihr Sehnen und Wünschen erfüllt:

„Pincus berichtet, wie ein kleiner sterbender Junge sich dringlich ein silbernes Fahrrad wünscht. Irgendwie lebt er in der Vorstellung, dass seine Wünsche in Erfüllung gehen. Was sollen die Eltern, die Schwestern, die Ärzte, ja was soll der Krankenhauspfarrer tun, wenn der kleine Junge in der Vorstellung an ihn herantritt, dass Gott ihm ein silbernes Fahrrad schenkt? Pincus erzählt, dass der Betreuer dem Jungen mit Ruhe und Sicherheit versprochen hat, dass Gott ihm ein silbernes Fahrrad schenken wird" (Leist, 1979, S. 147).

Wenn das Kind mit diesen magischen Vorstellungen zu leben vermag, sollte nicht versucht werden, es davon abzubringen.

Mit älteren Schülern kann über den Auferstehungsgedanken und ein Leben in einer vollkommeneren Welt gesprochen werden. Das Leiden am Kreuz und die Auferstehung Jesu können dem Schüler eine Hoffnung vermitteln, die den Kern der Frohen Botschaft ausmacht.

In unseren Interviews wurde deutlich, dass spirituelle und religiöse Aspekte in der Begleitung eines lebensbedrohlich erkrankten oder sterbenden Schülers eine untergeordnete Rolle spielen. Nur noch wenige Lehrer können sterbenden Schülern aus der eigenen Glaubensüberzeugung beistehen.

Lediglich eine Lehrerin, die selber nicht religiös orientiert ist, berichtete von einem muskeldystrophen Schüler, der Kraft aus dem Glauben schöpfen konnte:

„Da habe ich einen Schüler gehabt, da habe ich dann auch einen ganz intensiven Kontakt mit der Mutter gehabt. Das ist mir unheimlich nahe gegangen, weil das so ein ganz lebendiger Schüler war, der leben wollte. Ein Muskeldystrophiker, der Pläne hatte (...). Der wollte aufs Gymnasium, der wollte studieren und ins Kloster. Er hat schon ganz häufig Exerzitien mitgemacht im Kloster und hat sich mit seinem Dasein, so wie es war (...) und er ist sehr religiös geworden, und das ist etwas, was mir recht schwer fällt. Ich bin nicht gebunden an irgendeine Religion" (Interview Nr. 12, S. 135–136).

Es wird vielfach verkannt, dass religiöse Aspekte einem sterbenden Schüler eine Hilfe sein können. Eher lassen sich diese bei der Trauerarbeit in der Klasse, in der ein Schüler gestorben ist, finden; hierbei können religiöse Anschauungen und Rituale den Trauernden Trost spenden.

6.8 Abschied nehmen von einem Kind

In der Begegnung mit lebensbedrohlich erkrankten Schülern stellt sich dem Lehrer nur selten die Aufgabe, diese Schüler bis zum Tod zu begleiten. Die Ergebnisse unserer Befragung zeigen, dass nur wenige Lehrer einem Schüler in der Terminalphase beistehen und in den Tod begleiten.

Es fragt sich, ob die Aufgaben des Lehrers, den Schüler bei der Krankheitsbewältigung zu unterstützen, sich auch in jedem Falle auf die Begleitung in der letzten Lebensphase erstrecken müssen. Dies hängt u. a. vom Engagement des Lehrers, von seiner Beziehung zum Schüler, dessen Wünschen und dem Verhältnis des Lehrers zu den Eltern ab.

Wir werden uns im Folgenden mit der Frage auseinandersetzen, wie die Terminalphase verläuft und wie das Abschiednehmen von einem Schüler gestaltet werden kann.

„Sterben ist ein Stück Leben. Tod und Sterben fallen nicht zusammen. Das Sterben ist der Weg, den der Mensch in seiner letzten Lebensphase zurücklegen muss. Es ist immer ein kürzeres oder längeres Stück Leben. Der Beistand, den wir dem Sterbenden leisten, ist daher immer ein Stück Lebenshilfe, eine Hilfe im letzten beschwerlichen Stück unseres Lebens" (Böckle, 1964).

Selbstverständlich gibt es für die Begleitung lebensbedrohlich erkrankter Kinder keine rezepthaften Handlungsweisen. Nach Grewel (1988) stellt die Begleitung eine Haltung der Aufmerksamkeit und Sorge für einen anderen Menschen dar, die nicht versucht, dessen Probleme zu lösen oder zu übernehmen, sondern ihn dabei unterstützt, seine Probleme selbst anzugehen, sein eigenes Leben zu leben und seinen eigenen Tod sterben zu können.

Puyn (1984, S. 53) weist darauf hin, dass es bei der Begleitung todkranker Kinder von großer Bedeutung ist, ihnen zu ermöglichen, über ihre Ängste zu sprechen, ihnen Geborgenheit und das sichere Wissen zu vermitteln:

„Wir sind ganz für Dich da, bereit, mit Dir das Dunkel auszuhalten, das Qualvolle durchzustehen.“

Raupach (1999, S. 114) nennt in Anlehnung an Rest (1996) drei Prinzipien der Zusprache:

- Du gehörst zu uns.
- Du darfst gehen, musst nicht auf uns warten oder etwas für uns tun.
- Wir lassen Dich los und übergeben Dich dem anderen Weg.

In der Terminalphase sind nach Buckingham (1987, S. 85) drei Phasen zu unterscheiden:

- die Endphase,
- das Sterben,
- der Tod.

Die *Endphase* kann Wochen oder auch Monate dauern. Bei leukämiekranken Kindern setzt die Endphase ein, wenn Rückfälle häufiger werden, die Remissionsphasen schwieriger zu erreichen sind und weitere Komplikationen auftreten.

Muskeldystrophe Kinder zeigen in der Endphase immer größer werdende Atemprobleme.

Wenn medizinisch keine Besserung des Zustandes mehr erreichbar ist, wird das Leiden nur noch medikamentös erleichtert.

Das Kind selbst verliert in der Endphase das Interesse an seiner Umwelt, es wird depressiv. Viele Kinder wünschen den Tod herbei.

„Ältere Kinder und Jugendliche leisten selten Widerstand, wenn es zu Ende geht“ (Buckingham, 1987, S. 86).

Das Unabänderliche wird angenommen, die Vorbereitung auf das Sterben beginnt.

Selbstverständlich gibt es auch Kinder, die nicht bereit sind, sich auf das Sterben einzulassen und Abschied zu nehmen. Sie wehren sich gegen das Sterben, wie uns eine Lehrerin in unserem Interview schildert:

„Und wenn man jetzt ein muskeldystrophes Kind begleitet, es zu Hause besucht und merkt, dass es dem Ende zu geht, dass man sich von diesem Kind verabschieden muss und dass dieses Kind sich nicht verabschieden will" (Interview Nr. 1, S. 15).

Buckingham stellt fest, dass die Stufe des *Sterbens* die Zeit vor dem Tod ist, in der die Unausweichlichkeit des Todes erkannt wird.

„Diese Stufe wird leichter erreicht, wenn die Kinder nicht unter Schmerzen leiden und mit sich Frieden geschlossen haben" (Buckingham, 1987, S. 86).

Heilung, Entlassung oder irgendwelche Zukunftspläne sind keine Gesprächsthemen mehr. Es findet ein Rückzug des lebensbedrohlich erkrankten Kindes statt.

Das Kind braucht nun Zeit für sich alleine, ruht sich aus und schläft viel, um sich innerlich auf den Tod vorzubereiten. Es sollte nicht durch zu viel Besuch und Hektik gestört werden. Sterbende Kinder sind sehr empfindlich; die Entscheidung, wen sie sehen und von wem sie sich verabschieden möchte, sollte ihnen überlassen werden.

Geschenke für ein Kind, das im Sterben liegt, sollten – wenn überhaupt – mit großem Bedacht gewählt sein. So können die Lieblingsmusik des Kindes, Gemaltes oder auch Fotos von gemeinsamen Erinnerungen dem Kind eine Freude machen. Leist (1979, S. 136) merkt in diesem Zusammenhang an:

„Wir sollten ihnen nichts mehr aufdrängen, auch wenn wir meinen, es würde ihnen guttun."

Einige sterbende Kinder wollen jedoch nicht tatenlos auf ihr Sterben warten, sondern jeden Augenblick ihres Lebens ausfüllen:

„Manche Kinder möchten jedoch bis zur letzten Stunde tätig sein. Auch die Erfüllung dieses Wunsches sollten wir den todkranken Kindern ermöglichen" (Leist, 1979, S. 137).

Die letzten Tätigkeiten der Kinder werden wohl von einer unbewussten Motivation geleitet. Daher ist es nicht nötig, das Handeln der Kinder intellektuell aufzulösen oder nach Erklärungen zu suchen, da den Kindern selbst ihre Situation unbewusst bereits klar ist (Leist, 1979, S. 137).

Kinder, die in ihrer letzten Lebensphase gerne puzzeln möchten, können dies aus dem Versuch heraus tun, zu verstehen, wie alles im Leben sinnvoll ineinander greift, auch wenn vieles vorher chaotisch und unlösbar erschien.

Und in einer Maskerade kann das Kind seine Unsicherheit ausdrücken: Wer bin ich eigentlich?

In der Regel nimmt die Schwächung des Kindes vor dem Tod deutlich zu, so dass es zumeist erschöpft im Bett liegt.

Möglich ist aber auch, dass das Kind sich unmittelbar vor seinem Tod noch einmal erholt und erstaunlich munter ist.

In dieser Phase kann jedoch das Kind sein Bewusstsein verlieren und die letzte Zeit im komatösen Zustand erleben. Obwohl das komatöse Kind nicht bei wachem Bewusstsein ist, nimmt es sicherlich auf elementarer Bewusstseinsebene wahr (Leyendecker, 1999). Aus der Reglosigkeit des Kindes sollte nicht auf eine nicht vorhandene Wahrnehmungsfähigkeit geschlossen werden. Im Gegenteil ist es so, dass Menschen in der Extremsituation des Übergangs vom Leben zum Tod in besonderer Weise sensitiv für elementare Wahrnehmungen sind. Dies betrifft insbesondere die basalen Sinne der Berührung und des Gehörs. Demgemäß sollte mit Sterbenden auf taktiler Ebene und durch ruhige Zusprache kommuniziert werden. Am einfachsten ist es, die Hand zu nehmen, rücksichtsvoll zu streicheln und mit dem Sterbenden ruhig zu reden, als sei dieser bei vollem Bewusstsein.

Ein Lehrer berichtet, wie er von einem Schüler im komatösen Zustand Abschied genommen hat:

> „Man hat ihn noch reanimiert, und er ist dann im Krankenhaus noch einige Tage gewesen, aber wie gesagt, im Koma. Ich bin dann sofort hingefahren, als ich das gehört habe (...), bin natürlich auch bei dem Jungen geblieben, so wie ich das vermochte, und habe mit ihm gesprochen und Kontakt aufgenommen, indem ich ihm meine Hände auf die Stirn gelegt habe. Was Leute in dem Zustand aufnehmen, das weiß man nicht, aber es kam immer nur ein ‚Öh, Öh, Öh', und man hat natürlich immer die Hoffnung, dass man auf irgendeiner Ebene die Leute erreicht" (Interview Nr. 7, S. 78–79).

In der letzten Phase wird vieles über nonverbale Beziehungen geschehen. Es kann dem Kind eine Hilfe sein, wenn der Begleiter ihm einfach nahe ist, seine Hand hält und ihm den Schweiß abwischt.

> „Auch wenn es nicht mehr sehr viel davon spürt, wird es dem Kind sicher helfen, wenn Sie dann an seinem Bett sitzen können und seine Hand halten" (Bode u. Hoffmann, 1994, S. 69).

Da ein sterbendes Kind sehr lichtempfindlich ist, sollte das Zimmer leicht verdunkelt und grelles Licht vermieden werden. Auch laute Geräusche wirken störend, was jedoch nicht bedeuten soll, dass das Kind völlig von der Umwelt abgeschirmt werden muss. Allerdings sollten lautes Türenschlagen und Geschrei vermieden werden.

Dem sterbenden Kind muss das Gefühl gegeben werden, dass die Umwelt, die Eltern, Lehrer, Krankenschwestern usw. es gehen lassen.

„Lassen Sie den Betreffenden wissen, dass Sie es schon schaffen werden und ermutigen Sie ihn, sich frei zu fühlen“ (Duda, 1986, S. 178).

Haupt (1997) und Klemm (1997) weisen in diesem Zusammenhang darauf hin, dass es Kinder gibt, die den allerletzten Schritt des Loslassens erst dann tun können, wenn einmal für kurze Zeit niemand bei ihnen ist. Mögliche Gründe dafür können darin liegen, dass jeder Mensch diesen letzten Schritt allein gehen muss und niemanden mitnehmen kann. Vielleicht geschieht es aber auch aus einer unbewussten Haltung heraus, die Bezugspersonen schonen zu wollen. Für die letzte Begleitung sterbender Kinder formulierte die erfahrene Ärztin Puyn (1984, S. 56) sehr eindrucksvoll:

„Jedes Kind stirbt seinen eigenen Tod, jedes Kind braucht unsere Hilfe, um geborgen leben, mehr noch, um geborgen sterben zu können. Nur wenn Kinder nicht mehr schweigen, auf uns Rücksicht nehmen müssen, können sie so tapfer sterben wie der Kleine Prinz von Saint-Exupéry ‚Das ist es. Lass mich einen Schritt ganz alleine tun.‘“

In unseren Interviews berichtete eine Lehrerin von einem Schüler, dessen Mutter Schwierigkeiten hatte, ihren Sohn gehen zu lassen.

„Er hat zu seiner Mutter noch gesagt: ‚Tschüss‘. Sie war nicht bei dem Tod direkt dabei, sie hat ihn vorher begleitet (...). Er hat die Zeit genutzt, als seine Mutter fünf Minuten vor der Tür war, um sich zu verdrücken, sag ich mal. Weil er es wahrscheinlich nicht ertragen könnte, ihr dieses Leiden zuzufügen. Also, so habe ich es erlebt, und ich glaube, dass das so möglich ist. Ich denke, es sind die Eltern und manchmal auch wir, die einfach nicht loslassen können. Also ich habe im Laufe der Jahre meine Einstellung dazu völlig verändert und da auch mehr Einwilligung, wo ich sage: Okay, das kann ich sowieso nicht aufhalten. Und es ist nicht in unserer Hand, wann das sein wird“ (Interview Nr. 9, S. 105–106).

In diesem Zusammenhang weist Haas (1981, S. 24) auch auf einen wenig beachteten positiven Aspekt hin; sie beschreibt, dass lebensbedrohlich erkrankte Kinder dem Begleiter sehr viel geben können und der Umgang mit ihrem Leid nicht nur Traurigkeit hervorruft.

„So geht von diesem Kind dann häufig eine solch wunderbare Reife und innere Heiterkeit aus, dass man dafür dankbar sein muss, sie auf diesem Stück ihres Lebens begleiten zu dürfen. Von diesen Kindern können wir für unser Leben viel lernen, und dafür bin ich ihnen dankbar.“

Wenn in den letzten Stunden der *Tod* sich ankündigt, so äußert sich dies in biologischen Zeichen:

Die körperliche Energie schwindet zusehends, da die Zellen eines Sterbenden in viel größerer Zahl und Geschwindigkeit als im Leben absterben. Auch verströmt der Sterbende einen spezifischen, süßlichen Geruch. Weitere Anzeichen des nahen Todes sind eine dunkle Verfärbung der Körperunterseite, ein offen hängender Mund sowie braune Absonderung im Mund, eine verminderte Reaktion der Pupillen auf Lichteinwirkung und starrer Blick. Auch ein schwacher Puls, bleiche und wächserner Haut und ein eingefallenes Gesicht deuten auf den bevorstehenden Tod hin. Beim Schlafen schließen sich die Augen nicht mehr ganz (vgl. u. a. Duda, 1986, S. 176).

Aufgrund von Stoffwechselveränderungen, die in dieser Phase auftreten, tritt gelegentlich Verwirrtheit auf, so dass Raum, Zeit und Identität der Angehörigen verwechselt werden. Die Atmung geht mühsam, weil sich Flüssigkeit in der Lunge sammelt, so dass weniger Sauerstoff gegen Kohlendioxid ausgetauscht werden kann.

Trotzdem sind einige Sterbende bis zum letzten Augenblick bei sehr vollem und klarem Bewusstsein.

Als ich fünfzehn Jahre war, starb meine Mutter. Es war zwar nicht die erste Tote, die ich in meinem Leben gesehen hatte, aber es war die erste, die ich im Prozess des Sterbens erlebt habe. Ihre Körperhaltung und Motorik waren regungslos, die Mimik und ihre Augen waren starr, aber ihr Geist war hellwach und ihre Sprache ruhig, gelassen und ver ständlich. Sie hat in der letzten halben Stunde vor ihrem Tod jedes einzelne ihrer sechs Kinder zu sich gerufen und im Gespräch Abschied genommen – zuerst von den ältesten, dann von den jüngsten Kindern und schließlich von meinem Vater. In den letzten Minuten hat sie uns dann alle zusammen gerufen, ist bei wachen Verstand gestorben, ihr Gesicht glättete sich und sie war „entrückt". (Leyendecker, p. M.)

In anderer Weise erinnere ich mich, wie mein Großvater bei klarem Bewusstsein und in Frieden mit sich selbst gestorben ist:

Er war ein Mensch, der mit gewissem Stolz behaupten konnte, drei Kriege (den Deutsch-Französischen 1870/71, den Ersten und den Zweiten Weltkrieg) überlebt zu haben. An viele Entbehrungen gewohnt, hatte er einen sehr sparsamen Lebensstil. Viele sagten auch, er sei geizig. Als er auf dem Sterbebett lag und sein gezwirbelter Schnurrbart kaum noch vom Atem zitterte, machten sich seine Haushälterin und meine ältere Schwester schon daran, im Schrank ein passendes Totenhemd zu suchen. Da schlug er hellwach die Augen auf und sagte mit deutlicher Stimme: „Beginnt Ihr schon, das Erbe zu verteilen?" Wenig später bat er mich, der als Junge vor seinem Bett kauerte, ihm einen letzten Wunsch zu erfüllen. Ich sollte eine Dose in seinem Nachtisch öffnen. In diesem befanden sich viele gelbe Zitronenbonbons. Nie in meinem Leben habe ich gesehen, dass mein Opa sich eine solche Süßigkeit gegönnt hätte. Nun nahm er ein Zitronenbonbon, ich durfte es ihm auf seine Zunge schieben. Nach wenigen Minuten starb er mit einem zufriedenen Ausdruck seines Gesichts. (Leyendecker, p. M.)

Der Augenblick des eigentlichen Todes dauert – wie schon der Begriff „Augenblick“ impliziert – nur sehr kurz. Der Tod gleicht einem allmählichen Einschlafen, das Bewusstsein verlässt den Körper, der Tote verspürt keine Schmerzen.

In unseren Interviews haben wir verschiedene Erkenntnisse über Formen des Abschiednehmens nach dem Tod eines Kindes gewinnen können.

So beschreibt eine Lehrerin, die zwar im Augenblick des Todes nicht bei der sterbenden Schülerin gewesen ist, sie aber lange Zeit vorher begleitet hat, wie wichtig es ihr war, die tote Schülerin noch einmal zu sehen, um sich endgültig von ihr zu verabschieden.

In ihren Äußerungen wird auch deutlich, dass es einen Unterschied ausmacht, ob ein Schüler stirbt, den man lange Zeit begleitet hat, oder ob ein Schüler plötzlich stirbt. Bei einem langsamen Sterben kann sich ein Ablösungsprozess vollziehen, an dessen Ende die Bereitschaft steht, den Schüler gehen zu lassen:

„Also wenn es eine lange Phase ist, ist es einfach anders, die Schüler abzugeben, innerlich auch loszulassen. Wenn es aber sehr plötzlich ist, so wie bei dieser Jessica, da war es mir auch ganz wichtig, also hinzugehen. Ich hätte sie gerne gesehen, ich wäre zum Sarg gegangen; da die Mutter das aber nicht wollte, konnte ich, war es im Grunde, stand es mir nicht zu (...). Während bei der Annika, war das ganz klar. Da war ein Gottesdienst, abends vorher, ein Gebetsgottesdienst und da hatte die Familie einen Schlüssel und dann sind wir also auch hingegangen. Ich weiß nicht, haben Sie tote Menschen schon einmal gesehen? Die sehen ja sehr unterschiedlich aus, ob die noch da sind oder sehr weit weg. Ja, und diese Annika war, die war im Grunde schon ganz weit weg. Die lag da natürlich, aber so die Aura, die sie hatte, die schien, als sei sie ganz weit weg“ (Interview Nr. 3, S. 33).

Zum Abschied nehmen von einem verstorbenen Schüler gehört der Besuch der Beerdigung. Alle befragten Lehrer haben die Möglichkeit wahrgenommen, bei der Beerdigung von verstorbenen Schülern Abschied zu nehmen.

Zwei Lehrer berichteten davon, dass die Eltern sie gebeten hatten, die Beerdigung des Kindes mitzugestalten.

Diese besondere Beteiligung beim Abschied nehmen ist nicht die Regel, beinhaltet sowohl eine Chance als auch eine Schwierigkeit, die sich durch die enge emotionale Beteiligung einstellen kann.

So berichtete ein Lehrer einer Schule für Kranke, dass er während der Beerdigung einer Schülerin das Lied „Ich mal‘ mir eine Insel irgendwo“ vorgetragen habe, das er auch mit dem Mädchen im Krankenhaus häufig gesungen hatte.

„Dann bat mich die Mutter während des Sterbens des Kindes, ob ich das Lied nicht auf seiner Beerdigung singen könnte. Dann kann man auch nur zusagen, man hat da keine Wahl, ja oder nein zu sagen. Ich sagte: ‚Wenn ich kann, werde ich es tun.‘ Dann bin ich auf der Beerdigung gewesen, irgendwo auf der einen Seite die Eltern, ich auf der anderen, ich hatte also keinen anzusehen. Habe dann das Lied gesungen und während des Liedes war die Kapelle sehr unruhig. Und ich habe gedacht: ‚Verdammt noch mal. Können die nicht still sein und dem Künstler lauschen?' Aber dann irgendwann hörte ich, die waren alle am Heulen (...). Durch diese Geschichte war der Marcel, so hieß das Kind, plötzlich mitten im Raum gewesen" (Interview Nr. 5, S. 58).

Ein anderer Lehrer hatte die Möglichkeit, die Ansprache im Beerdigungsgottesdienst zu übernehmen, worin er die Chance sah, den Schüler mit all seinen Fähigkeiten und Eigenschaften vorzustellen.

Häufig besteht beim Tod eines behinderten Kindes die Meinung, der Tod sei eine Gnade sowohl für das Kind, das nicht mehr leiden müsse, als auch für die Eltern, die von der Last befreit seien. Der Wert des Lebens dieses Kindes wird dabei jedoch nicht erkannt.

In seiner Ansprache verfolgte der Lehrer die Intention, die Bedeutung, den Wert des Lebens des verstorbenen Schülers herauszuarbeiten:

„Und ich habe dann eine Predigt in dieser Kirche gehalten. (...) Ich habe dann sehr direkt die Dinge angesprochen und wie wir darauf so reagieren. So nach dem Motto: ‚Meine Damen und Herren, sie werden wahrscheinlich heute alle zu diesem Gottesdienst gekommen sein unter der Prämisse ?Na ja, es ist ja im Grunde ein Segen für die Eltern, für diesen armen Jungen, dass er endlich erlöst wird und dass die Eltern erlöst sind von diesem Greuel'. Aber das sehe ich ganz anders. Der Junge brauchte keine Erlösung in dem Sinne, er hat sich selbst erlöst. Denn er hat für sich Wege gefunden, bei seiner schweren Behinderung Möglichkeiten für sich gefunden, sein Leben zu meistern. Er hat es vielleicht in vielen Bereichen besser gemeistert als mancher von uns'. Ich bin dann so angefangen: ‚Kennen Sie eigentlich Belize? Oder kennen Sie den Außenminister von Hinterkatalonien? Sie werden sich wahrscheinlich wundern, dass ich hier so schulmeisterlich in der Kirche anfange und sie so etwas frage. Aber ich habe schon einen Hintergrund. Sie werden es alle nicht wissen. Ich wusste es bis vor kurzer Zeit auch noch nicht, aber X wusste es'. – Ja, da gingen die Ohren natürlich sofort hoch. Und dann eben diese Frage: Wie gehen wir eigentlich um mit solchen Menschen? Wie gehen wir um mit dem Ableben solcher Menschen? Sind wir nicht viel zu schnell damit fertig, so nach dem Motto: Na ja, ist im Grunde ein Segen für alle. Und das war also ein sehr emotionsgeladene Geschichte" (Interview Nr. 7, S. 80–81).

Gleich ob das Kind zu Hause oder im Krankenhaus stirbt – die Möglichkeiten, den Abschied zu gestalten, sind vielfältig.

Allgemein wichtig ist, die letzte Phase des Lebens so zu gestalten, dass sie den Wünschen des Schülers und der Persönlichkeit des Begleiters entspricht. Ein Lehrer, der sich nicht dazu in der Lage fühlt, dem Schüler bis zum Tod beizustehen, sollte diese Aufgabe einem anderen überlassen, um den Schüler nicht mit seiner eigenen Angst zu belasten.

6.9 Zusammenarbeit mit den Eltern

6.9.1 Die Bedeutung der Elternarbeit

Die lebensbedrohliche Erkrankung eines Kindes und dessen Tod bedeuten für die Eltern eine große Belastung, bei deren Bewältigung sie Unterstützung benötigen. Im Gefolge können auch soziale Probleme wie beispielsweise Beziehungsstörungen der Eltern auftreten.

Neben der Hilfe bei der Aufarbeitung sozialer Probleme ist Elternarbeit auch wichtig, um divergierende Zielvorstellungen und Umgangsstile zwischen Elternhaus und Schule erkennen und verringern zu können. Hierzu merkt Seifert (1991, S. 519) an:

„Um derartige Beziehungsfallen zu umgehen, wird der Sonderpädagoge seine Begleitfunktion auf die Interaktion mit den Eltern ausweiten müssen."

Auch Hertl (1987, S. 313) weist auf die Notwendigkeit hin, dass die Eltern einen kompetenten Gesprächspartner brauchen, der auch feierabends und am Wochenende zur Verfügung stehen kann.

Die Aussagen unserer Interviews belegen, dass die Lehrer auch in ihrer privaten Zeit für die Eltern erreichbar sind und ihnen in der Krisensituation zu einem Gespräch zur Verfügung stehen. Diese positive Bereitschaft muss allerdings auch kritisch gesehen werden, insofern die Gefahr einer Rollendiffusion nahe liegt: Der Lehrer, der nicht nur als professioneller Helfer zur Unterstützung bereit ist, sondern der sich in eine persönliche vertraute Beziehung begibt und sich mit intimen, persönlichen Problemen der Eltern verstrickt.

So berichtete uns eine Lehrerin bei einem Seminar über Lebensbeistand und Sterbebegleitung:

„Wie gesagt ... es war ja ganz schrecklich. Diese Mutter war mit ihren muskeldystrophen Kindern ziemlich alleine gelassen. Da habe ich mich dann sehr um sie gekümmert, nicht nur mit helfenden Gesprächen und so, sondern bin auch oft bei ihr zu Hause gewesen, hab' mit ihr was unternommen und bin dann so allmählich zur einzigen und besten Freundin der Mutter geworden. Das war ziemlich am Anfang meiner beruflichen Tätigkeit. Da habe ich mit allem Engagement da rein begeben. Vieles gemeinsam mit der Mutter durchlitten, aber es war dann ganz schwierig, diese enge Bindung später auch wieder zu lösen. Hier wieder Grenzen zu ziehen und ein intimes Verhältnis zu lösen, war eine genauso schwierige Prozedur wie das Erleben, Leiden und Abschied nehmen von den Kindern. Heute würde ich dabei von vornherein klarere Grenzen ziehen. Was nicht heißt, dass ich nicht zur persönlichen Hilfe bereit wäre. Nur würde ich das deutlicher aus meiner beruflichen Rolle heraus sehen und mich nicht mehr wieder auf eine so enge Beziehung einlassen" (p. M.).

Neben der sozialen Unterstütung der Eltern in ihrer schwierigen Lebenssituation sollten Eltern auch befähigt werden, ihr Kind im Sterben begleiten zu können.

An den Problemen und Einstellungen der Eltern lässt sich häufig auch das Verhalten des Kindes erklären, da dieses durch die familiäre Struktur geprägt wird.

Seifert (1991, S. 510) stellt dazu fest:

„Im Übrigen ist wohl die Annahme berechtigt, dass zwischen den Bewältigungsstrategien eines lebensbedrohlich erkrankten Kindes und denen seiner Eltern eine gewisse Affinität und Wechselwirkungen bestehen, da derartige Prozesse intrafamiliär sowohl gelernt als auch über Verstärkungsmechanismen internalisiert werden.“

Die Beratung der Eltern erfolgt meist in Einzelgesprächen, jedoch können Fragen und Problemstellungen auch in der Gruppe mit mehreren betroffenen Eltern besprochen werden.

Doch wird die Möglichkeit zu Gruppengesprächen kaum wahrgenommen bzw. wird bei der Intimität des Themas auch nicht gewünscht. Nach unseren Interviews gab es lediglich an einer der sechs besuchten Schulen einen Elterngesprächskreis, in dem neben allgemeinen Aspekten von Behinderung auch das Problem lebensbedrohlicher Erkrankung und Behinderung thematisiert wurde.

Haupt (1988, S. 12) weist darauf hin:

„Es sollte aber auch zum Angebot jeder Klinik oder Institution, die mit unheilbar kranken Kindern arbeitet, gehören, dass Eltern dort für ihren persönlichen Erlebens- und Verarbeitungsprozess Verständnis und Hilfe finden.“

Im Rahmen der Elternarbeit stellen sich folgende Anliegen:

Zum einen soll innerhalb einer Gruppe betroffener Eltern ein Rahmen zum Austausch und zur Verarbeitung eigener Todeserfahrungen geschaffen werden.

Zum Zweiten sollen in Supervisionsgruppen Erfahrungen und Probleme in der Arbeit mit sterbenden Kindern aufgearbeitet werden.

Und schließlich sollen Kenntnisse über Sterben, Tod und Hoffnung auf ein Leben nach dem Tod vermittelt werden.

Eine Lehrerin berichtete von einem Gesprächsangebot für Eltern zum Thema „Tod und Sterben“, das in Form eines Elternabends in ihrer Klasse stattgefunden hat:

„Dann haben wir uns überlegt, jetzt arbeiten wir hier mit den Schülern daran, aber eigentlich müssten es auch die Eltern wissen. Jetzt wollten wir noch mit den Eltern sprechen. Und haben dann einen Elternbrief geschrieben und erzählt, dass wir mit den Schülern an diesem Thema arbeiten und sie gefragt, ob sie sich einen Elternabend zu diesem Thema vorstellen könnten. Wir haben das einfach angeboten. Wir würden ihnen dann erzählen, wie wir das mit den Schülern bearbeiten und würden auch gerne wissen, was so zu Hause davon ankommt und wie zu Hause damit umgegangen wird. Und dann haben sich drei Mütter gemeldet, die gerne zum Elternabend kommen wollten. Ein Elternpaar hat das klar abgelehnt, die Eltern von den ausländischen haben gar nicht reagiert. Dann haben wir den Abend mit den drei Müttern gemacht, haben uns auch Literatur besorgt (...). Das war ein ganz intensiver, ganz, ganz offener Abend. Da hat besonders eine Mutter, die auch immer damit rechnen muss, dass ihr Kind vielleicht auch plötzlich mal einschläft (...), die selbst aber mit Sterben berührt ist – ihr Mann ist gestorben, ihre Mutter ist vor einem Jahr gestorben – die hat sich da ganz intensiv mit auseinander gesetzt. Und das war ein Abend, zwei Stunden haben wir beieinander gesessen. Die Eltern haben sich auch sehr geöffnet, haben erzählt, wie es ihnen so gegangen ist, wenn die Kinder so in Krisenphasen waren, wie sie jetzt damit umgehen und dass sie eigentlich immer dahin gucken, dass sie mit ihnen leben. Dass der Gedanke, dass es passieren kann, nicht im Vordergrund steht. Sie wollen mit ihren Kindern leben und freuen sich einfach auch darüber" (Interview Nr. 12, S. 134–135).

Wie auch in diesem Fallbeispiel deutlich wurde, beobachtete Kremer (1990, S. 6), dass Eltern sehr unterschiedlich auf Unterstützung durch den Lehrer reagieren.

„Man kann Einstellungen von totaler Ablehnung über Ungewissheit bis hin zu Dankbarkeit, dass jemand sich um die Befindlichkeit des Kindes und der Familie bemüht, finden (...). Mit viel Einfühlungsvermögen und Verfügbarkeit muss er (der Lehrer) versuchen, die Gedanken, Einstellungen, Ängste, Wut und Trauer der Eltern zu erkunden, um mit ihnen gemeinsam eine Möglichkeit zu finden, ihr Kind im letzten Abschnitt seines Lebens zu begleiten."

Die Elternarbeit stellt einen hohen Anspruch an den Lehrer; deshalb sind auch die individuellen Möglichkeiten des Lehrers zu bedenken.

Eine Lehrerin beschreibt ihre Möglichkeiten in der Elternarbeit wie folgt:

„Ja, ich denke, den Eltern so viel Unterstützung zu geben, wie es möglich ist, immer abhängig davon, wie fit die Eltern auch sind, dass ist ein wichtiger Punkt. Und versuchen, ich hab' ja auch meine Grenzen in diesem Prozess, begleiten heißt für mich auch, für sie da sein" (Interview Nr. 6, S. 70).

Die befragten Lehrer maßen der Elternarbeit große Bedeutung bei. Besonders im Sterbeprozess und nach dem Tod des Kindes benötigen die Eltern viel Unterstützung.

„Bei dieser Sterbebegleitung – so würde ich es bezeichnen – standen zum Schluss mehr die Eltern im Mittelpunkt (...)" (Interview Nr. 5, S. 57–58).

Nur ein einziger Lehrer negierte seine Rolle als Gesprächspartner für die Eltern:

„Aber dass ich da als Elternberater auftrete, das habe ich noch nie gemacht. Das ist aber auch noch nie gefordert worden in der Situation. Also hätte ich mich in so eine Situation selber hineindrängen müssen. Halte das aber für eine ganz schwierige Sache weil, wenn ich in so eine Situation hineintrete, in das Thema, dann ist ein riesiges Volumen. Dem muss ich gewachsen sein. Was nützt es denn, wenn ich das Gespräch suche, mit den Eltern und dann bin ich plötzlich deren Ansprechpartner, die ich quasi beraten soll. Da bin ich doch völlig überfordert, da bin ich doch völlig verkehrt, da mach' ich doch die Arbeit des Mediziners, der das nicht vernünftig gemacht hat, versuche ich dann zu kompensieren. Das halte ich für einen ein bisschen größenwahnsinnigen Ansatz. Wir können zwar einiges, sind aber nicht die Ersatzmenschen. Und ich finde, bei dem Thema muss man das vorher gut für sich klären, was man da anbieten möchte. Und dass Eltern auf mich zugekommen sind und um Hilfe gebeten haben, das ist nicht der Fall" (Interview Nr. 8, S. 96–97).

6.9.2 Möglichkeiten der Elternarbeit

Die verschiedenen Möglichkeiten und Aufgaben, die ein Lehrer in der Sterbebegleitung hat, sind nicht klar zu umgrenzen.

Berndt (1987) gelangt zu der grundlegenden Annahme, dass der Kontakt des Lehrers zu den Eltern sich im Krankenhaus anders gestaltet als in der Schule für Körperbehinderte.

In der Schule für Körperbehinderte ist der Lehrer Hauptansprechpartner für die Eltern, wohingegen dem Lehrer im Krankenhaus in der Elternarbeit weniger Bedeutung zu kommt.

Da im Krankenhaus die medizinische Betreuung des Kindes im Vordergrund steht, sind Ärzte und Therapeuten dort wichtige Ansprechpersonen. Der Lehrer wird seltener zu Rate gezogen, da er – anders als der Lehrer an der Schule für Körperbehinderte – weniger Einblick in medizinische und therapeutische Maßnahmen hat.

Die Begleitung der Eltern beginnt nach der Diagnosemitteilung. Auch hier ist ein Unterschied zwischen der Situation an der Schule für Kranke und an der Schule für Körperbehinderte festzustellen.

Der Lehrer an der Schule für Kranke wird häufig mit Eltern konfrontiert, für die die Diagnose noch ganz neu ist, so dass er die akute Erschütterung und Hilflosigkeit der Eltern wahrnimmt, mit der sie auf die infauste Prognose reagieren.

Der Lehrer an der Schule für Körperbehinderte hingegen begegnet zumeist Eltern, die die Prognose schon längere Zeit kennen, sich mit ihr auseinander gesetzt und unter Umständen akzeptiert haben.

Dies wird in aller Regel nicht der Fall sein. Auch wenn die Eltern die Diagnose schon längere Zeit kennen, reagieren einige mit Verzweiflung und Verleugnung; so erwähnt eine Lehrerin:

„Die Mutter hat bei einem Elterngespräch Atembeschwerden bekommen, als wir auf das Thema zu sprechen kamen, so dass wir das erst mal abgebrochen haben und uns natürlich jetzt auch eine Hilfe holen werden“ (Interview Nr. 1, S. 12).

In mehreren Gesprächen kann versucht werden, die Eltern über die Erkrankung und deren Auswirkung aufzuklären und sie beim Versuch, das Schicksal zu akzeptieren, zu unterstützen.

Dieser Prozess der Akzeptierung der infausten Prognose durchläuft nach Hertl (1987, S. 314) mehrere Phasen:

In der *Suchphase* ist die Auflehnung gegen die infauste Prognose charakteristisch. Die Eltern fragen, wie es zu der Erkrankung kommen konnte und machen sich Vorwürfe, die Erkrankung verschuldet zu haben.

Es folgt die *Phase der apathischen und depressiven Erduldung*. Die Eltern sind handlungsunfähig und scheinen zu resignieren.

Aus der Überwindung der Depression entwickelt sich die *Orientierungsphase*, in der die Eltern bestrebt sind, veränderte Handlungsstrategien zu entwerfen, um mit der Situation umgehen zu können.

Die Akzeptanz des Schicksals findet in der *Aktionsphase* statt. Die Eltern versuchen, dem Kind trotz der verringerten Lebenserwartung ein erfülltes Leben zu ermöglichen.

Über die Schwierigkeiten der Eltern, eine infauste Prognose zu akzeptieren, berichtete uns eine Lehrerin im Interview:

„Und da habe ich also jetzt eben den Fall, dass die Mutter das meiner Meinung nach noch nicht so richtig realisiert hat. Der ist neun, und sie wissen erst seit vier Jahren im Prinzip, dass er progressive Muskeldystrophie hat (...), und da haben wir also so ein bisschen angefangen, darauf hinzuarbeiten und sie darauf hinzuweisen, dass er doch immer schwächer werden wird (...), und sie sagte dann im Gespräch mal, wir haben gar nicht übers Sterben gesprochen, sondern nur über den nächsten Schritt quasi (...). Ja, und das wollten die nicht so ganz hören in dem Moment. Und da sagte die Mutter: ‚Soll ich ihm etwa sagen: Mit 25 bist du tot?‘ Da wurde natürlich klar, dass es ihnen schon irgendwie klar ist, nur verdrängt“ (Interview Nr. 10, S. 115–116).

In diesem Zusammenhang stellt sich aber auch die Frage, ob ein gewisses Maß an Verdrängung den Eltern zugestanden werden muss. Verdrängung kann für das „Überleben“ wichtig sein. Eine Pädagogik, die bei progredient erkrankten Kindern nur die Schwächung und den frühzeitigen Tod vor Augen hat, eröffnet weder den Eltern noch dem Schüler einen Beistand und eine Perspektive seines Lebens.

Es ist daher angebracht, den Eltern vielfach Verständnis entgegenzubringen und sie zu ermutigen, mit ihrem Kind zu leben. Ob sie die Kraft aufbringen, mit ihm in aller Offenheit zu reden, muss man dahin gestellt sein lassen. Nur wenige Eltern – so beobachtete auch Kasteel (1986, S. 104) – bringen es fertig, in einen offenen Dialog mit ihrem Kind zu treten.

Zur Begleitung der Eltern eines Kindes, das im Sterben liegt, ist es ratsam, schon vorher mit den Eltern gemeinsam „antizipatorische Trauerarbeit“ zu leisten; d. h., schon vor dem Tod des Kindes sollte der Bewusstseinsprozess der Trennung in Gang gesetzt werden, um sich auf den Tod des Kindes vorzubereiten.

„Es sollte nicht übersehen werden, dass es sicherlich einer sehr langen und tatenreichen Reifungszeit bedarf, um sich von seinem Kind loszulösen und ihm seine eigene Zukunft zu gestehen zu können“ (Kasteel, 1986, S. 104).

Auch Becker (1984) weist auf die Bedeutung einer vorbereitenden Trauerarbeit hin. Es ist zu beobachten, dass beim Sterben des Kindes häufig der Wunsch von den Eltern geäußert wird, der Tod möge bald eintreten, wohingegen im Verlauf der Erkrankung das Sterben durch Anwendung verschiedener medizinischer Maßnahmen aufgehalten werden sollte.

In den Ausführungen von Becker (1984, S. 28) wird dieses Verhalten mit der Unfähigkeit, sich vom Kind zu lösen, erklärt:

„Alle diese Reaktionen sind im Grunde bestimmt von der Tatsache, dass die Angehörigen sich mit dem ihnen bevorstehenden Verlust noch gar nicht oder nicht in der rechten Weise auseinander gesetzt haben.“

In ihrer Betroffenheit erkennen die Eltern nur den eigenen Verlust und berücksichtigen die Perspektive des sterbenden Kindes nicht. Denn das Kind ist es, das sein Leben aufgeben muss, wohingegen die Eltern eines verlieren, worauf sie nicht verzichten wollen.

Die Loslösung vom Kind muss erfolgen, damit das Kind im Sterben keine Schuldgefühle gegenüber seinem Begleiter hat.

Nach dem Tod des Kindes kann ein Bestandteil der Elternarbeit die unterstützende Hilfe beim Abschied nehmen vom Leichnam des Kindes sein. Der Lehrer kann gemeinsam mit den Eltern zum Kind gehen. Student (1992) betont die Bedeutung des Kontaktes zum Körper des verstorbenen Kindes, da diese sinnliche Wahrnehmung förderlich für die seelische Gesundheit der Eltern sei.

Da Eltern behinderter Kinder häufig wenig Beistand nach dem Tod des Kindes erfahren, kann der Lehrer, der Kind und Eltern gut kennt, versuchen, die Trauer mit den Eltern zu teilen und beispielsweise mit ihnen das Grab besuchen. In unseren Interviews beschrieb eine Lehrerin diese Situation:

„Wir waren also zu dem Gottesdienst hin. Dann kamen zwar die Bekannten und Verwandten und sagten: ‚Ja, hallo, alles Gute und so‘. Aber die bleiben eigentlich nicht stehen bei den Eltern und haben also schon Schwierigkeiten, weil es ein behindertes Kind ist, habe ich den Eindruck. Das also in der Luft steht: ‚Sei doch froh!‘ (...) und ich bin dann auch noch mit ihr zum Friedhof gegangen. Sie war noch ganz voll davon. Also, das finde ich ganz wichtig, dass, wenn es eben zeitlich geht und man das entsprechende Verhältnis zu den Leuten hat – ich hatte den Schüler nicht mehr in der Klasse, als er starb – aber ich hatte einen ganz guten Draht zu ihr und wo sie dann sagte: ‚Ach, das war doch gut‘. Ich hatte ihr versprochen, das zu machen, und wenn ich das sage, mache ich das auch. Ja, da habe ich gemerkt, wie wichtig ihr das war“ (Interview Nr. 3, S. 33–34).

Es ist den Eltern auch eine Hilfe, wenn der Lehrer nach dem Tod des Kindes den Kontakt zu ihnen aufrecht erhält und den Prozess der Trauer begleitet.

Auch in unseren Interviews berichteten mehrere Lehrer, dass es ihnen wichtig war, den Kontakt mit den Eltern längere Zeit nach dem Tod des Kindes nicht abzubrechen.

„Was ich erlebt habe und auch ganz gut fand, dass wir mit zwei Eltern von jeweiligen Schülern auch nach dem Tod dieser Schüler längere Zeit Kontakt hatten. Mit dem einen Elternpaar habe ich immer noch Kontakt, das war eigentlich auch gut zu erleben, wie die Eltern das verarbeitet haben und wie die damit umgegangen sind“ (Interview Nr. 1, S. 15).

In der Zeit nach der Beerdigung des Kindes fühlen sich viele Eltern alleine gelassen. Freunde und Bekannte glauben manchmal, aus Rücksichtnahme das Thema von Schmerz, Abschied und Trauer nicht mehr ansprechen zu dürfen. Und so breitet sich ein Mantel des Schweigens aus; das Thema wird nahezu tabuisiert.

Betroffene Eltern erleben dies jedoch anders: Für sie ist nichts schlimmer als das Totschweigen. Dies ist so, als stürbe das Kind noch einmal. Viele Eltern haben deshalb den ausdrücklichen Wunsch, immer wieder über ihr Kind zu reden und im Prozess der Trauer ist ihnen nichts wichtiger als dieses Gespräch über ihr Kind, über ihren Schmerz, aber auch die gelebte Freude. Je intensiver dieses Immer-wieder-reden ist, desto mehr wird der Trauerprozess erleichtert. Dabei sind für viele Eltern die schönen Erinnerungen zu Beginn die schmerzlichsten. Es dauert lange, bis sie wieder schön erlebt werden können.

7. Die Aufarbeitung des Themas „Tod in der Klasse“ oder: Wie wir darüber sprechen können

7.1 Tabuisierung ist keine Lösung

Ich erinnere mich: Es war in den 70er Jahren.

Da war in den Sommerferien der junge griechische Schüler Basil gestorben. Er hatte die Schule für Körperbehinderte besucht. Er litt an Knochenmarkskrebs, und ihm war bereits ein Unterschenkel amputiert worden. Sein Zustand hatte sich in den Sommerferien rapide verschlechtert. Keiner hatte damit gerechnet. Basil starb. Die Lehrerin erreichte die Nachricht kurz vor Schuljahresbeginn. Was war zu tun? Was sollte sie ihren Schülern zu Beginn des neuen Schuljahres sagen? Wie sollte sie auf Fragen, wo denn Basil geblieben sei, antworten?

Und waren da nicht andere Kinder in der Klasse, die auch von einer progredienten Behinderung oder Krankheit betroffen waren? Was war mit den zwei muskeldystrophen Jungen? Würde es sie nicht zu sehr beunruhigen?

Und da waren auch schon Eltern, die vom Tode Basils erfahren hatten. Es war besonders die Mutter eines muskeldystrophen Kindes, die die Lehrerin sogleich bestürmte, dies nur ja nicht in der Klasse bekanntzugeben. Das würde in unvorstellbarer Weise die Kinder, besonders die progredient behinderten, beunruhigen. Man solle doch lieber erst einmal abwarten und später überlegen, wie man das den Kindern – wenn überhaupt – nahe bringen könne.

Schließlich war Basil ein Kind griechischer Eltern; und da wäre es doch leicht, zu sagen, dass Basil mit seinen Eltern in Urlaub in sein Heimatland gefahren sei und jetzt dort bleiben möchte.

Damit war eine einfache Antwort auf all die problematischen Fragen gefunden; die Lehrerin übernahm diese (Leyendecker, p. M.).

War das nun eine einfache und auch richtige Lösung?

So verständig, wie die Reaktionen auch gewesen sein mögen: Sie waren falsch, weil sie etwas außen vor hielten, was zum Leben gehört: den Tod.

7.2 Tod als Thema im Unterricht

Krankheit, Sterben und Tod werden in unserer Gesellschaft weitestgehend tabuisiert. Obgleich es Versuche zur Bewältigung dieses Tabus gibt, besteht bei weitem kein angst- oder vorurteilsfreies Verhältnis zum Tod.

Wir können annehmen, dass das Thema „Sterben und Tod“ in vielen Familien tabuisiert wird. Deshalb ist es wichtig, das Thema als ein zentrales Ereignis des Lebens in der Schule zu behandeln. Wo sonst sollten Kinder und Jugendliche ein angemessenes Verhältnis zur Problematik von Sterben und Tod erhalten und lernen, damit umzugehen.

„Und weil wir davon ausgehen müssen, dass viele Kinder und Jugendliche nur in der Schule auf solche Erwachsene treffen können, die dazu willens sind und in der Lage sind, gehören diese Themen in den allgemeinbildenden Unterricht“ (Schroeder et al., 1986, S. 227).

Neulinger (1975) hat eine Studie zum Thema „Schweigt die Schule den Tod tot?“ durchgeführt. Er untersuchte u. a., inwiefern die Behauptung „Das Thema ‚Tod, sterben müssen, Ende unseres Lebens‘ ist in unserer Gesellschaft tabuisiert“ für unsere Grundschulen zutrifft und welche Einstellungen zu diesem Thema bei Grundschullehrern vorzufinden sind. Er befragte dazu 370 Klassenlehrer an Grundschulen.

Ausgehend von den Ergebnissen seiner Befragung kann nicht davon ausgegangen werden, dass generell von einer Tabuisierung des Themas Tod gesprochen werden kann. Immerhin hatten sich 56 % aller Klassen im Schuljahr 1972/73 mit der Thematik befasst.

„34,6 % aller Klassenlehrer halten die Behandlung des Themas ‚Tod, sterben müssen, Ende unseres Lebens‘ für notwendig, wohingegen 34,9 % der Lehrer die Thematisierung nicht für notwendig erachten. 58,1 % aller befragten Lehrer würden den Tod eines Kindes aus ihrer Klasse zum Anlass nehmen, ausführlich mit den Kindern der Klasse auf das Sterben müssen einzugehen, aber noch 14,9 % der befragten Klassenlehrer würden den Tod eines Kindes nicht zum Anlass nehmen, mit den Kindern der Klasse ausführlich auf das Sterben müssen einzugehen. 71,6 % der befragten Klassenlehrer würden im Falle des Todes eines Kindes aus der Klasse den Kindern der Klasse nahe legen, an der Beerdigung des verstorbenen Kindes teilzunehmen. 15,9 % aller befragten Klassenlehrer haben mit ihren Klassen im Schuljahr 1972/73 einen Lehrgang zum Friedhof unternommen oder geplant“ (Neulinger, 1975, S. 43–62).

Interessanterweise zeigte sich in den Ergebnissen unserer Interviews, dass ältere Lehrer eher geneigt sind, sich mit dem Thema zu befassen, als jüngere Lehrer. So behandelten drei Viertel der Lehrer über 45 Jahre das Thema im Unterricht, wohingegegen nur knapp die Hälfte der Lehrer unter 45 Jahren mit ihrer Klasse über diese Thematik sprachen. Es lässt sich vermuten, dass ältere Lehrer sich mehr mit dem Sterben auseinander gesetzt haben als jüngere Lehrer und es daher eher thematisieren. Insgesamt muss allerdings gesagt werden, dass die meisten Lehrer dem Thema nicht ablehnend gegenüber stehen, vielmehr herrscht bei den meisten eine große Unsicherheit vor, dieses Thema im Unterricht anzusprechen.

Neulinger schloss aus seinen Ergebnissen, dass es übertrieben wäre, von einer Tabuisierung des Themas Tod in der Grundschule zu sprechen. Festgestellt werden muss jedoch, dass diese Thematik noch keinenfalls ein fester Bestandteil des didaktischen Programms ist.

Leider liegt die Studie von Neulinger schon einige Jahre zurück. So bleibt die Frage, ob sich in dieser Hinsicht an den Grundschulen der heutigen Zeit Wesentliches geändert hat. Im Übrigen sind uns keine Studien zur Thematisierung von Tod und Sterben an Sonderschulen oder in den Sekundarstufen I und II bekannt. Außer in einigen Examens- oder Diplomarbeiten ist dieses Thema wenig behandelt.

In unseren Interviews wurde allerdings deutlich, dass alle befragten Sonderschullehrer dem Thema Raum geben, wenn ein konkreter Anlass vorliegt. In einem Fall wurde das Thema sogar ohne einen konkreten Anlass, d. h. ohne einen Sterbefall in der Klasse als eine längere Unterrichtsreihe behandelt.

Bei der Thematisierung von Krankheit, Sterben, Tod und Trauer muss der jeweilige unterrichtliche Kontext berücksichtigt werden. Es ist sicher etwas Anderes, ob das Thema als ein „Sachthema“ ohne konkreten Anlass behandelt wird, ob sich in der Klasse ein lebensbedrohlich erkrankter Schüler befindet oder aber ob die Klasse aktuell in der Trauer um den Verlust eines verstorbenen Schülers steht.

Der Zugang zum Thema als ein Sachthema ohne konkreten Anlass ist für alle Beteiligten leichter. Die Situation ist entspannter und frei von unmittelbar bedrückenden Ereignissen.

Bildungstheoretisch lässt sich die Thematisierung von Sterben und Tod auf anthropologischer Ebene begründen: Der Mensch gewinnt Identität dadurch, indem er weiß, dass er sterben muss und dass er sich mit dieser Gewissheit auseinanderzusetzen hat (Schroeder et al., 1996, S. 227).

Eine offene Auseinandersetzung mit dem Thema ist wie vieles im Unterricht von der Persönlichkeit der Schüler und von der sozialen Struktur der Klassengemeinschaft abhängig – zuvorderst aber von der Bereitschaft des Lehrers, sich dem Thema zu öffnen und der Klasse auch seine eigenen Vorstellungen darzulegen. Wenn der Lehrer sich innerlich gegen das Thema wehrt, wird der Unterricht bei einem so sensiblen Thema nicht wirkungsvoll verlaufen.

Auch wird der Lehrer sich dessen bewusst sein müssen, dass eine derart existenzielle Fragestellung nur offen und ehrlich behandelt werden kann, wenn sie eben darum subjektiv gestaltet wird. Mollenhauer (1983, S. 98) formuliert dies so:

„Wenn wir also den Kindern die ‚Welt' zeigen, dann zeigen wir ihnen nicht die Welt, sondern das, was wir dafür halten, das, was uns an dem, was wir für die Welt halten, zeigenswert oder zuträglich erscheint."

Der Lehrer muss sich dieser Problematik angesichts eines Themas, das Grenzsituationen menschlichen Lebens berührt, bewusst und sich dessen gewiss sein, auch mit unterschiedlichen und nicht mit seinen Vorstellungen übereinstimmenden Ideen konfrontiert zu werden. Jeder Mensch muss seine eigenen Vorstellungen von Sterben und Tod entwickeln, die ihm bei der Bewältigung helfen; dazu kann er von anderen nur angeleitet werden.

Die Behandlung des Themas kann in unterschiedlichen Dimensionen geschehen: Tod und Sterben können eher objektiv und faktenorientiert behandelt werden, es können kulturelle Traditionen und gesellschaftliche Denkweisen diskutiert werden. Die Thematik kann aber auch subjektiv und erfahrungsorientiert Gegenstand von Unterricht sein.

Besonders in der Sonderschule sollte der subjektive Bereich nicht ausgespart werden. Die enge Beziehung zwischen Lehrern und Schülern in dieser Schulform ermöglicht nicht nur, sondern fordert geradezu eine offene und intensive Auseinandersetzung. Außerdem ist es ein wichtiges Förderbedürfnis vieler behinderter Schüler, sie darin zu unterstützen, ihre Gefühle wahrzunehmen und zum Ausdruck zu bringen.

In unseren Interviews berichtete eine Lehrerin, wie eine Unterrichtsreihe zum Thema „Krankheit, Sterben und Tod" gestaltet werden kann. Ausgangspunkt ihres Unterrichtes war der Tod einer Schülerin aus der Nachbarklasse. Die Schüler waren jedoch nicht so stark emotional involviert, dass das Thema Sterben und Tod nicht auch unter sachlichen Aspekten angegangen werden könnte. In dieser Klasse der Mittelstufe einer Schule für Körperbehinderte waren auch zwei muskeldystrophe Jungen, die von der Lebensbedrohung durch ihre Erkrankung wussten. Da diese noch nicht sehr weit fortgeschritten war, betraf sie das Thema nicht akut; so konnten sie mit einer gewissen Distanz darüber sprechen.

„Und jetzt im letzten Herbst starb eine Schülerin aus der Nachbarklasse, ein Mädchen, auch mit Muskeldystrophie (...). Ja, jedenfalls hatten die Schüler meiner Klasse sehr viele Fragen dazu. Unsere sind etwas älter, die sind jetzt zwischen 13 und 15, werden also jetzt 14 bis 16, in dem Übergang sind sie. Hatten also ganz viele Fragen und dann habe ich sie gefragt, ob sie so eine Reihe haben möchten, und dann waren die beiden Muskeldystrophiker die ersten, die gesagt haben ‚Ja'. Und dann war für mich klar, egal, ob die anderen 10 ‚Nein‘ sagen würden, dann würde ich das nur für die Beiden machen. Also ich mache das einmal in der Woche, donnerstags in der fünften Stunde. Dann haben sich aber von 12 Schülern 10 dafür entschieden (...) und die haben zuerst alle ihre Fragen aufgeschrieben, und ich habe die dann nach Themen zusammengestellt. Die haben wirklich alles gefragt, alles, was man sich nur vorstellen kann. Ich habe das mal hier aufgeschrieben. Also ein großer Fragenkomplex:

Woran stirbt man? Natürlicher Tod – die Ursachen dafür. Dann, Mord, was finden Mörder toll am Morden? Dann, warum werden Mörder frei gelassen? Selbstmord. Wieso bringen sich manche um? Das ist so der erste große Bereich.

Dann der Bereich Totsein. Merkt man noch etwas nach dem Tod? Wieso werden Tote bleich? Was machen Ärzte mit Leichen, die sie auseinander nehmen?

Dann kam der nächste große Bereich: Rituale, Beerdigung und Verbrennung. Das hatte ich bis jetzt noch nie, dass Schüler irgendwie nach Verbrennung oder so gefragt haben. Das hat damit zu tun, ob das in der Familie üblich ist, und in einer Familie ist das üblich. Daher kam das. Aber das hatten mehrere. Also: Wieso lagert man Tote? Zur Beerdigung: Was macht man bei einer Beerdigung? Warum ist der Schmerz so groß, wenn man auf eine Beerdigung geht? Wie lange dauert es, bis man aus der Erde verschwunden ist? Dann zur Verbrennung: Wo, wie hat das alles angefangen, die Toten zu verbrennen? Warum verbrennt man Tote? Wie lange dauert es, bis man verbrannt ist? Wie geht das bei einer Verbrennung? Wenn man in eine Urne kommt und verbrennt, lebt man dann im Himmel weiter? Wie tief wird die Urne gesetzt?

Dann nach dem Tod: Hat man im Himmel eine neue Gestalt? Wie lange ist man im Himmel? Gibt es im Himmel Regeln? Dann Auferweckung: Leute, die vier Jahre tot sind, kann man die ins Leben zurückholen? Und dann die Frage: Gibt es Gott wirklich?

Und ich habe also viele Bücher. Ich habe es also so gemacht, dass ich bei den Schülern angefangen bin, d. h., wir haben als aller erstes den Tod des Mädchens als Anlass genommen, das gerade gestorben ist. Dann bin ich auf die Sachen eingegangen, die sie gefragt haben und darauf, was ihre eigene Idee ist. Und dann habe ich entweder aus Büchern oder Zeitungsartikeln oder Tonbandaufnahmen Informationen genommen, je nach dem, was gerade Sache war. Die Schüler waren sehr dabei und das gibt ihnen eben den Freiraum, alles zu fragen, was sie wissen wollen. D. h. also, da hatte sich einer von ihnen schon die Woche über Gedanken gemacht und hatte sich da was überlegt zur Verbrennung. Und dann ging es ganz offen: ‚Und du, und du, und du Frau X?‘, das ist ganz gut so, d. h., sie haben einen Raum, es ist ja wie ein Schonraum, noch nicht ganz so nah (...). Es ist zwar, sie sagen zwar ‚Ich‘, aber da denkt ja in dem Moment nicht jemand: ‚Ich bin das dann‘, sondern es ist noch weit genug weg. Für die Muskeldystrophiker, die ahnen schon etwas, dass es nicht so weit weg ist, aber die haben jetzt in dieser Runde, die sind ja alle vertraut und wir nehmen auch keine Praktikanten dazu in der Stunde, das muss wirklich eine geschlossene Runde sein. Das wissen die Schüler auch, da kommt dann keiner dazu.

(...) und trotzdem ist es nicht so nah, vom Gefühl in dieser Stunde, dass keiner mehr was sagt oder dass einer dem anderen zu nahe tritt. Also wenn jemand z. B. sagt: ‚Also, ich habe mir überlegt (...) und du?‘ Dann kann das ja dadurch, dass jeder dran kommt, die fragen sich dann ja gegenseitig, und jeder kommt dran, hat der, auch der Muskeldystrophiker, einen Schonraum und kann sagen: ‚Ich habe mir das so vorgestellt‘“ (Interview Nr. 3).

7.3 Trauerarbeit in der Klasse

7.3.1 Zum Begriff Trauer-„Arbeit“

Die „Trauer“ umfasst alle Reaktionen auf einen Verlust. Im vorwissenschaftlichen Verständnis verbinden wir damit vorwiegend das Gefühl der Traurigkeit. Der Tod eines Menschen kann jedoch zu weitaus mehr emotionalen Reaktionen bei dem Trauernden führen: Hilflosigkeit, Verzweiflung, Angst, Trotz, Wut, Schuldgefühle, innere Leere, Protest, Aggression, Schluchzen, Weinen, Schreien und vieles anderes mehr können Ausdrucksformen des Verlustes sein.

Jeder Mensch ist, so wird es zumeist in der Fachliteratur vertreten, von Geburt an mit der Fähigkeit zu trauern ausgestattet. Damit ist er vorbereitet, sich mit den verschiedenen Verlusten im Laufe seines Lebens auseinandersetzen zu können. Im verhaltensbiologischen Sinne ist es deshalb aber auch notwendig, die Trauer wirklich zu leben. Diese Möglichkeit muss dem Trauernden durch eine akzeptierende Gemeinschaft gegeben werden, die ihm die innere und äußere Erlaubnis vermittelt, trauern zu dürfen. Es ist notwendig, Ausdrucksmöglichkeiten für die Trauer zu finden und die Trauer zu leben, um nicht zu erkranken oder die Trauer zu einer „lebensbehindernden“ Situation werden zu lassen. Deshalb kommt auch Trauerritualen (vgl. Kap. 8) eine besondere Bedeutung zu.

Wie gesagt: Trauer ist nicht allein mit dem Gefühl der Traurigkeit gleichzusetzen.

„Wenn wir uns ein wenig besinnen, wird sicher klar, dass die mit solchen Situationen verbundenen Gefühle sehr komplex und vielfältig sind. Keineswegs ist das in der Öffentlichkeit skizzierte Bild der Trauer als melancholisch-depressive Verzerrung der Mundwinkel auch nur im Geringsten geeignet, um diesem Gefühl tatsächlich auch nur annähernd gerecht zu werden. Trauer ist viel mehr ein Gefühlsspektrum, eine einzigartige, weil individuell unterschiedliche, zugleich unglaublich vielseitige Empfindung“ (Canacakis, 1992, S. 183).

Es ist wichtig, jegliche Formen der Trauer zuzulassen, damit ein Verlust bewältigt werden kann. Oft wirken allerdings Äußerungsformen wie Schreien, Wut, Aggression und Angst sowohl für den Betroffenen selbst als auch für die Außenstehenden erschreckend. Canacakis (1992, S. 181) führt dies auf unsere gesellschaftlichen Veränderungen zurück:

„... die Trauer ist nach wie vor, in unserem konsumorientierten und nach maschineller Perfektion strebenden Zeitalter, vielleicht sogar mehr denn je, zu einem vergessenen und unterdrückten Stiefkind unserer Gesellschaft herab qualifiziert worden ... Nicht-Fühlen-Wollen und Nicht-Fühlen-Können greifen in diesem Fall stark ineinander und werden als deformierte Trauerkultur auf zahlreichen Ebenen öffentlicher wie privater Natur sorgsam tradiert. Laute emotionale Gefühlsbekundungen gehören in dieser Gesellschaft ohnehin eher zum ‚exotischen' Verhaltensrepertoire, zumal wenn es sich dabei um die sog. Schattenseiten unserer Persönlichkeit, wie Wut, Verzweiflung, Hass, Protest und ähnliche unbequeme Lebensäußerungen handelt."

Trauer ist eine dem Menschen gegebene Verhaltensweise; sie wird in den verschiedenen Wissenschaften unterschiedlich definiert:

„Sozialwissenschaftlich betrachtet ist sie eine vom normalen Verhalten abweichende Emotion, die Psychoanalyse sieht besonders die Analogie der Trauer zur Depression, in der Stress- und Krisentheorie wird die Trauer verglichen mit anderen Stress- und Krisensituationen, soziologisch betrachtet ist die Trauer ein statischer Übergang mit allen Versuchen der Reorganisation des sozialen Bedingungsgefüges und in der Psychosomatik ist sie eine Art Krankheit mit somatischen Symptomen, z. B. Schlaflosigkeit, Appetitlosigkeit, Abmagerung etc." (Mucksch, 1991, S. 11).

In allen Definitionen wird übereinstimmend festgestellt, dass Trauer bei Trennung und Verlust auftritt, prozesshaft ist und Anstrengung erfordert, die geleistet werden muss:

„Festzuhalten ist, dass Trauer als Trauer-‚Arbeit' zu kennzeichnen ist, dass diese ‚Arbeit' in Phasen geschieht, die aufeinander aufbauen" (Mucksch, 1991, S. 22).

Der Begriff „Trauerarbeit" wurde erstmals von Freud 1915 eingeführt. Er bezeichnet Trauerarbeit wie folgt:

„Worin besteht nun die Arbeit, die Trauer leistet? ... Die Realitätsprüfung hat gezeigt, dass das geliebte Objekt nicht mehr besteht, und erlässt nun die Aufforderung, alle Libido aus den Verknüpfungen mit dem Objekt abzuziehen. Jede einzelne der Erinnerungen und Erwartungen, in denen die Libido an das Objekt geknüpft war, wird eingestellt, überbesetzt und an ihr die Lösung der Libido vollzogen" (Freud, 1917, S. 4).

Damit ist die Libido, die Lebensenergie zunächst frei und ohne Ziel. Zur Bewältigung wird sie sich zunächst an „Ersatzobjekte" klammern. Dies können Bilder, Erzählungen oder andere Erinnerungsstücke an den Verstorbenen sein. Dies ist für den Ablösungsprozess wichtig. Im weiteren Prozess der Trauerarbeit wird die Libido allmählich vom geliebten „Objekt" Abschied nehmen und ihre Energie neuen Zielen zuwenden.

Andere Definitionen, wie die von Parkes (1974) und Rauber (1988), orientieren sich weniger an der Psychoanalyse:

„Trauerarbeit ist jener Lernprozess, bei dem jede Veränderung, die von dem Verlust herrührte, schrittweise realisiert (wirklich gemacht) und ein frischer Satz von Weltvoraussetzungen aufgestellt wird" (Parkes, 1974, S. 156).

„Unter Trauerarbeit versteht man einen Prozess, der einen dazu bringen soll, über den Verlust hinweg zu kommen, sich vom Verstorbenen lösen zu können, ohne ihn zu vergessen, und als veränderter Mensch weiterzuleben ... Freude über den gemeinsam zurückgelegten Weg gehört dabei ebenso zur Trauerarbeit, wie die Konflikte und Probleme, die es ergeben hat“ (Rauber, 1988, S. 31).

Der Tod eines Menschen, zu dem eine enge Beziehung bestand, bedeutet für Hinterbliebene eine Lebenswende. Die bisherige Lebenswelt bricht zusammen, viele soziale Bezüge werden durch den Tod zerstört, so dass der Trauernde ein Stück Lebenswirklichkeit verliert und in eine Identitätskrise gerät. Der Trauernde erlebt die Welt verändert. Auch verhält sich die Umwelt dem Trauernden gegenüber verändert, da häufig Unsicherheit und Angst bestehen. Der Trauernde wird in dieser Situation zur Neuorientierung gezwungen, er muss sich ein neues Verhältnis zur Welt schaffen.

7.3.2 Phasenmodelle der Trauer

Trauer äußert sich in individuell unterschiedlichen Formen; gleichwohl können typische Verlaufsformen oder Phasen beobachtet werden, die in Modellen systematisiert werden können. Eine solche Systematisierung der Trauer ermöglicht es zu erkennen, wenn die Trauer stagniert und die Gefahr besteht, dass sie sich zu einer pathologischen Trauer entwickelt.

Kast (1986) hat das Trauerverhalten untersucht und unterscheidet vier Phasen der Trauer:

- *Die Phase des Nicht-Wahrhaben-Wollens*
  Der Betroffene ist fassungs- und hilflos; er ist schockiert und leugnet das Geschehen. Der Verlust führt zu Empfindungslosigkeit und „starrem Funktionieren“.

- *Die Phase der aufbrechenden Emotionen*
  Der Trauernde zeigt Gefühle der Wut, des Zorns, der Angst und Schuld; diese können gegen sich selbst, gegen den Verstorbenen oder gegen jemanden gerichtet sein, dem man die Schuld am Tod gibt. Die Emotionen sind selten kontrollierbar.

- *Die Phase des Suchens und Sich-Trennens*
  Der Verstorbene wird an realen Orten und in inneren Gesprächen gesucht. Der Trauernde realisiert allmählich, dass der Verstorbene sein Leben nicht mehr miterlebt und mitlebt. Er sieht die Notwendigkeit zu einem neuen Selbst- und Weltbezug.

- *Die Phase des neuen Selbst- und Weltbezugs*
  Der Trauernde orientiert sich neu, empfindet wieder Freude am Leben und kann wieder neue Beziehungen eingehen. Er kann die Beziehung zu dem Verstorbenen in sein Leben integrieren. Er schließt Frieden mit dem Verlust.

Ein wenig differenzierter wird der Trauerprozess im Vier-Phasenmodell von Spiegel, 1989 beschrieben. Spiegel unterscheidet:

- *Eine erste Phase des Schocks*
  Diese setzt unmittelbar nach der Benachrichtigung über den Todesfall ein; Dauer und Vehemenz hängen von der Intensität der Beziehung zu der verstorbenen Person ab. Die Phase kann einige Stunden bis zu einer Woche dauern. Die Reaktionen der Trauernden reichen von ruhiger Betroffenheit, Ungläubigkeit bis hin zum psychischen Zusammenbruch. Im Gefolge des Schocks kann ein Gefühl der Empfindungslosigkeit auftreten.

- *In der zweiten, der kontrollierten Phase* wird der Schmerz des Trauernden zu kontrollieren versucht.
  Die Umwelt fordert ein kontrolliertes, beherrschtes Verhalten vom Trauernden. Offene Trauer ist in der Gesellschaft nicht erwünscht. Aber auch der Trauernde selbst kann sich durch vermehrte Aktivität kontrollieren. Mit dieser Kontrolle handeln die Betroffenen vielfach ihren eigentlichen Bedürfnissen und Emotionen entgegen. Die Gefühle werden verdrängt und gelangen nicht nach außen. Häufig tritt nach Abschluss der kontrollierten Phase, wenn die Trauernden nach der Beerdigung alleine gelassen werden, ein Zusammenbruch ein.

  Als der Sohn meines verstorbenen Bruders, der als Pflegekind in meiner Familie gelebt hatte, im jungen Erwachsenenalter starb, meinte ich, bei der Beerdigung besonders stark sein zu müssen, meine Gefühle extrem zu kontrollieren und nach außen hin meine Haltung bewahren zu müssen. Das habe ich auch mit großer Anstrengung geschafft. Nach der Beerdigung war es dann sehr tröstlich, im Kreise der Familie und Verwandten zusammen zu sitzen und miteinander zu sprechen. Doch als sie alle gegangen waren, konnte ich am Abend meine Fassung nicht mehr bewahren. Es brach aus mir heraus und ich konnte den Fluss der Tränen und Gefühle nicht mehr anhalten. Ich habe mich in stundenlangen Weinkrämpfen geschüttelt. Ich war mir scheinbar fremd und doch gewaltig nahe, zu mir selbst und in meinen Gefühlen gegenüber dem Verstorbenen (Leyendecker, p. M.).

- *Die dritte, regressive Phase* ist die kritischste im Trauerprozess. Es kann eine Stagnation der Trauer auftreten, und es entsteht die Gefahr, dass der

Trauernde in pathologische Trauerformen verfällt und in tiefe Depression stürzt.

Diese regressive Phase beginnt etwa eine Woche nach dem Begräbnis, wenn der Trauernde kaum mehr Unterstützung durch die Umwelt erhält. Er erfährt den Zusammenbruch der Welt und muss die Realität des Todes anerkennen.

In dieser Phase muss dem Trauernden immer wieder Gelegenheit gegeben werden, über den Verlust zu reden. Keinenfalls sollte er zur Akzeptanz der Situation gedrängt werden. Der Trauernde braucht viel Zeit zur Aufarbeitung; und dazu ist es wichtig, immer wieder über den Toten und den Verlust reden zu können.

„Was ich als das Schlimmste empfand, war das peinliche Schweigen in meiner Umgebung. Nach der Beerdigung redete keiner mehr mit mir über meinen Sohn, irgendwie war das für die meisten Mitmenschen peinlich. Mein Sohn ist gewissermaßen zum zweiten Mal gestorben, sein Tod wurde totgeschwiegen. Alle dachten wohl, jetzt, nach dem er beerdigt ist, sollte man nicht mehr daran rühren, nicht mehr darüber sprechen. Dabei half mir wirklich nur das Eine, immer wieder über ihn, seinen Tod, den Verlust, meinen Schmerz, meine Sehnsucht, die unerfüllten Visionen zu reden und zu reden und zu reden. Doch dazu bot sich kaum jemand an ..." (Aussage eines Vaters, nach dem Tod seines Kindes).

Die regressive Phase dauert in der Regel vier bis zehn Wochen; sie ist durch Hilflosigkeit und Apathie gekennzeichnet. Die Hilflosigkeit des Trauernden signalisiert der Umwelt, dass er Unterstützung und Trost braucht. Die „Apathie" ist nur eine scheinbare Untätigkeit des Trauernden; dieser versucht vielmehr seine Kräfte zu konzentrieren, um sich psychisch aufrechtzuhalten. Er konzentriert sich ganz auf das, was im Moment für ihn wesentlich ist: Er muss sich der Bedeutung des Verlustes klar werden und ihn erlebnismäßig „verarbeiten".

- *In der vierten, der adaptiven Phase* vollzieht sich der Abschluss der Trauerarbeit. Es kann einige Monate, aber auch Jahre dauern, bis die Trauer überwunden ist. Es ist realistisch, diese Phase mit einer Dauer von etwa 12 Monaten zu beschreiben. In dieser Phase beginnt der Trauernde, sich dem sozialen Umfeld wieder zuzuwenden.

  Mucksch (1991, S. 22) charakterisiert die Arbeit, die der Trauernde in dieser Phase leistet, folgendermaßen:

„Sie schaffen ein neues und wieder lebbares Verhältnis zu der verstorbenen Person. Es gelingt ihnen, in Bezug auf ihre eigene Person wieder so viel Sicherheit zu schaffen, dass sie lebens-,fähig' werden. Und sie stellen auch wieder Bezüge zu ihrer sozialen Umwelt her, d. h., sie isolieren sich nicht mehr, da sie wieder freie Energien für den sozialen Kontakt haben."

Worden (1987) und Schibilsky (1991) äußern Kritik an dem Phasenmodell von Spiegel (1989).

Worden (1987) kritisiert die Passivität des Trauernden in den einzelnen Phasen. Er vertritt die Ansicht, dass der Trauernde nur durch aktives Handeln Wege aus der Trauer finde. Daher formuliert er *vier Traueraufgaben*:

- Verlust als Realität akzeptieren,
- Trauerschmerz erfahren,
- Anpassen an eine Umwelt, in der der Verstorbene fehlt,
- emotionale Energie abziehen und in eine andere Beziehung investieren.

Im Vergleich der Phasenmodelle von Spiegel und Worden fällt auf, dass Spiegels Phasenmodell die Aktivitäten, die in den Traueraufgaben Wordens dargestellt werden, impliziert und lediglich von einem deskriptiven und weniger handlungsorientierten Ansatzpunkt her formuliert ist. Wordens Kritik scheint daher nicht recht begründet.

Weiter führend ist allerdings der Ansatz von Schibilsky, der die Schwierigkeit in Spiegels Phasenmodell darin sieht, dass es zu sehr an der Zeitdimension orientiert ist. Die Bewältigung der Trauer ist nicht nur von dem Faktor Zeit abhängig. Schibilsky stellt heraus, dass sich alle Menschen im Temperament, Lebenseinstellungen und Grundorientierungen unterscheiden und daher verschiedene Bewältigungsstrategien der Trauer haben. Davon ausgehend kennzeichnet er *vier Trauerstile*:

- Unnahbarkeit als Ausdruck eines Schutzraumes,
- Ausdruck von so viel Gefühl, Erschütterung, Fassungslosigkeit,
- Verhalten des Trauernden ist förmlich, korrekt, kontrolliert,
- Gefühle brechen plötzlich hervor, nichts ist geordnet, nichts ist sicher (Schibilsky, 1991).

An dieses Modell anknüpfend lässt sich Trauer als ein Spiralweg durch die vier Dimensionen Vergangenheit, Zukunft, Innen und Außen beschreiben. Indem jede Dimension mehrmals neu durchschritten wird, kann sich dem Trauernden das Leben öffnen.

Trauer ist kein gradliniger, kontinuierlicher Prozess. Die Trauer verläuft nicht geradeaus, sondern kreisförmig. Aus einem solchen Verständnis heraus entwickelte Canacakis (1987, S. 140) sein *Trans-Zyklenmodell*. Er unterscheidet einzelne Zyklen, die

- fließende und grenzüberschreitende Übergänge haben.
- Die Zyklen wiederholen sich im Gegensatz zu den anderen Modellen, die nacheinander verlaufen, „kreisförmig".
- Die Zyklen sind nicht exakt mit Anfang und Ende begrenzt. Oft fangen sie an und enden willkürlich an einem Punkt des sich wiederholenden

Kreislaufes. Oft gibt es Sprünge von der Mitte des einen Zyklus z. B. zum Ende des nächsten Zyklus.

- „Die Wiederholungen ähneln sich mit der Zeit immer weniger und gleichen schließlich einer Spirale“ (Canacakis, 1987, S. 140).
- Zyklische Wiederholungen kommen auch in den einzelnen Trans-Zyklen selbst vor.

Im Einzelnen unterscheidet das Modell *fünf Trans-Zyklen:*

- *Erster Trans-Zyklus: Bewusstwerden des inneren und äußeren Bewegtseins*
  Der Zyklus beschreibt einen Zustand der körperlichen und emotionalen Labilität: Verwirrung, Verzweiflung, Hilflosigkeit und Gefühlschaos.

- *Zweiter Trans-Zyklus: Zeit der Inspiration und des kreativen Sprungs*
  Diese „Zustände“ bestehen in Tagträumen, Auftauchen von Bilden und Szenen der Vergangenheit, innerer Leere, innerer und äußerer Dialog mit dem Toten.
  Verzweiflung und Resignation, die aber durch „kreative Expression“ geordnet werden können.

- *Dritter Trans-Zyklus: Selbstregulierung durch die Dynamik des schöpferischen Tuns*
  Diesen Zyklus beschreibt Canacakis mit dem Begriff „Wandlungsphase“. Das Energiepotential der Trauer wird umgewandelt in Anfänge schöpferischen Tuns: „Der Trauernde taucht hinab in tiefere Ebenen seines Gefühls und seines Körpers und erlebt Momente der Trance und der Extase“ (Canacakis, 1987, S. 141).

- *Vierter Trans-Zyklus: Stabilisierung und erneute Beziehung nach innen und außen*
  Das seelische Gleichgewicht beginnt sich zu festigen. Positive Erinnerungen werden angesammelt, es entstehen Gefühle der Erleichterung, der Annahme und des Verständnisses. Dieser Zyklus kann als Versuch eingeschätzt werden, das eigene Leben ohne den Verstorbenen zu leben.

- *Fünfter Trans-Zyklus: Neu ordnen, Neu anfangen, Neu orientieren*
  ist mit der Bewusstwerdung der veränderten Situation gleichzusetzen. Die Trauernden planen und wenden sich neuen Aufgaben zu. Eine erneute Trauer aufgrund von Erinnerungen oder an Gedächtnistagen wird ohne Angst und weniger Belastung zugelassen.

Canacakis sieht eine Abhängigkeit der Wiederholungen der Zyklen vom Grad der gelungenen Bewältigung bzw. „Trauerarbeit“.

7.3.3 Kindliche Trauerprozesse

Der Prozess der Trauer, wie er beschrieben worden ist, bezieht sich auf die Bewältigung bei Erwachsenen.

Wie aber verarbeiten Kinder die Trauer um den Tod eines Menschen?

Die meisten Autoren stellen wie Raimbault (1981, S. 157) fest, dass der Trauerprozess des Kindes sich nicht wesentlich von dem Erwachsener unterscheidet.

> „Denn wie die Erwachsenen müssen auch die Kinder einerseits ihre Gefühle soweit vom Verstorbenen abziehen, dass sie weder zu Kontakten mit der Außenwelt fähig sind, noch neue Beziehungen eingehen können, und andererseits müssen sie ihr eigenes inneres Empfinden, das durch den Verlust möglicherweise stark geschwächt ist, wieder aufbauen“ (Arens, 1994, S. 94).

Trotz des ähnlich verlaufenden Trauerprozesses bei Kindern und Erwachsenen, hat Furman 1977 ein Modell der Trauerarbeit konzipiert, das im Besonderen für Kinder gültig sein soll. Sie stellt sechs Elemente der Trauerarbeit bei Kindern dar:

- *Begreifen des Todes*

  Das Begreifen des Todes ist eine Voraussetzung für das Kind, um trauern zu können. Es ist jedoch zu bedenken, dass Kinder erst dann trauern können, wenn sie ein reifes Todeskonzept erworben haben.

  Daher ist es verständlich, wenn kleine Kinder nach dem Verlust eines geliebten Menschen nur kurze Zeit traurig sind; sie sind in ihrer Entwicklung noch nicht soweit, dass sie das Ausmaß des Todes voll erfassen können.

  Ältere Kinder hingegen erleben die Trauer häufig intensiver, als man vermutet, jedoch äußern sie ihrer Gefühle nur selten. Vielfach empfinden ältere Kinder starke Schuldgefühle am Tod eines Menschen, weil sie sich vielleicht mit dem Verstorbenen gestritten oder ihm innerlich den Tod gewünscht haben.

  Die Erwachsenen müssen dem Kind die Realität des Todes erklären, gleichwohl jedoch dem Kind die Phantasien belassen, mit denen es die Realität zu verleugnen sucht. Diese Phantasien können als Anfang einer möglichen Trauerarbeit genutzt werden.

Kinder haben größere Schwierigkeiten zu trauern als Erwachsene, da sie ihren Kummer nicht so gut in Worte fassen können. Erwachsene sollten versuchen, für das Kind dessen Ängste, Gefühle und Gedanken zu formulieren und dem Kind ermöglichen, sich auf diese Weise den eigenen Empfindungen zu nähern. Auch ist es wichtig,

> „die Phantasiespiele zu beobachten, in denen das Kind seine Befürchtungen oder Idealisierungen ‚agiert', d. h. im Spiel mit Puppen, Tieren oder in Selbstgesprächen, auf die man hinhören muss. Eltern sollten daher stets wach werden, wenn deutliche Veränderungen im Verhalten eines Kindes in der Nachfolge eines Todeserlebnisses auftreten. Solche Veränderungen sind stets Ausdruck der Trauer, die noch nicht in Worten ausgedrückt werden kann" (Brocher, 1998, S. 31f).

- *Besetzungsabzug*
  Ähnlich wie beim Erwachsenen sind auch die Gefühle eines trauernden Kindes ambivalent. Es spürt Schmerz, aber auch Groll, Hass und Wut.
  So kann es u. a. zu einer Entwertung des Toten kommen, womit die Hilflosigkeit des Kindes deutlich wird. Die Entbehrungen und Sehnsüchte, die dem Toten gegenüber empfunden werden, sind jedoch größer als die Groll- und Hassgefühle.
  Man kann dem Kind helfen, indem man mit ihm auf Dauer ein der Realität entsprechendes Bild des Verstorbenen entwirft, das sowohl die positiven als auch dessen negative Eigenschaften enthält.

- *Erinnern und Sehnen, zugleich Überbesetzung des geliebten, toten Menschen*
  In dieser Phase versucht das Kind, seine Liebe und Bindung von dem Toten abzuziehen; zugleich erfolgt jedoch eine Überbesetzung des Toten mit dessen positiven Eigenschaften, während die negativen verleugnet werden.
  Das Kind versucht die Erinnerung an den Toten wach zu halten, indem es sich beispielsweise mit Dingen des Toten umgibt. Es hat den Anschein, als sei der Verstorbene nun wichtiger für das Kind, als er es im Leben gewesen ist.
  Wenn dieses Bedürfnis über längere Zeit anhält, muss dem Kind geholfen werden, sich von dieser Überbesetzung zu lösen.

- *Identifizierung*
  Das Kind versucht, dem Toten möglichst gleich zu werden, indem es sich z. B. für die gleiche Sportart interessiert oder ähnliche Begabungen zeigt, wie der Tote sie hatte. Diese Identifizierung, zu der Kinder entwicklungsmäßig neigen, kann insofern gefährlich sein, weil das Kind so kein eigenes Ich entwickelt, sondern vielmehr versucht, sich nach dem

vermeintlichen Bild eines anderen zu richten. Es unterbindet seine eigenen Kräfte und Begabungen und lenkt sie fehl.

Der Erwachsene sollte dem Kind helfen, wieder zu seinen eigenen Begabungen und seiner Bestimmung zurückzufinden.

- *Vorgänge der Abwehr gegenüber der Trauer*
  Abwehrmechanismen gegen die Trauer treten bei Kindern immer wieder auf, auch wenn bereits Einsicht in die Realität bestanden hat. Das Kind entwickelt immer dann Abwehrmechanismen, wenn die Realität das schwache Ich zu überwältigen droht und das Kind sich vor der grausamen Wirklichkeit zu retten versucht.

  Neben den Abwehrmechanismen der Regression, Verleugnung, Isolierung, Umkehr der Affekte und Verschiebung kann sich die Trauer der Kinder auch darin ausdrücken, dass sie sich zurückziehen, Mahlzeiten verweigern, Krankheitsvorstellungen haben oder krank werden.

  „Jeder der Abwehrmechanismen muss zunächst einmal respektiert werden als unverzichtbares Mittel, das Äußerste an Verlust und Entbehrung für eine Weile noch von sich fern zu halten und den Schock der Entbehrung erträglicher zu machen" (Leist, 1979, S. 171).

- *Wiederbesetzung mit Zuneigung*
  Die Aufnahme neuer Beziehungen kennzeichnet das Ende der Trauerarbeit. Trauer und Erinnerung sind zwar immer noch gegenwärtig, aber es gelingt den Kindern, damit zu leben, sich der Welt neu zu öffnen.

  Junge Kinder brauchen viel Hilfe und die Möglichkeit, neue Kontakte und Liebesbeziehungen einzugehen, die für sie sehr wichtig sind. Ältere Kinder hingegen sind aufgrund der reifungsbedingten Loslösung von den bisherigen primären Liebesobjekten (den Eltern) im Falle des Todes eines Elternteils nicht so sehr auf eine neue primäre Bindung angewiesen; gleichwohl brauchen sie Hilfe in der Orientierung ihrer Beziehungen.

7.3.4 Die Notwendigkeit der Trauerarbeit mit Kindern

Kinder sind aufgrund ihrer geringen Lebenserfahrung noch nicht in der Lage, die Trauer alleine zu verarbeiten. Sie sind auf Hilfe angewiesen, um Trauer ausdrücken und ausleben zu können, den Schmerz über den Verlust zu verarbeiten und sich im Leben wieder zurecht zu finden.

Je kleiner ein Kind ist, um so mehr Hilfe ist nötig, damit es befähigt wird, neue Kontakte zur Außenwelt aufzunehmen. Der Verlust kann das

Kind in eine Identitätskrise stürzen, wenn es eine enge Beziehung zum Verstorbenen hatte. Das Ich des Kindes ist noch nicht stark genug, um den Verlust zu verarbeiten. Damit sich durch die Trauer beim Kind Entwicklung vollzieht, muss die Trauer ganz durchlebt werden.

„Denn aufgeschobene und verhinderte Trauer, die eingekapselt wurde, kann zu einer Art Zeitbombe werden, deren Auslösung unberechenbare Folgen hat" (Brocher, 1998, S. 37).

Ein Kind kann jedoch nur zu Ausdrucksformen seiner Trauer finden, wenn es mit Erwachsenen zusammenlebt, die ihre Gefühle über einen Verlust nicht verdrängen oder zurückhalten. Die Erfahrungen, die das Kind mit dem Tod macht, sind abhängig von den Einstellungen der Personen, die das Kind in seiner Trauer begleiten. Von diesen Personen lernt das Kind, wie es Trauer leben und Abschied nehmen kann.

Auch in einer Klasse, in der ein Schüler gestorben ist, ist es notwendig, mit den Schülern gemeinsam den Verlust aufzuarbeiten. Auch wenn die Beziehung zu einem verstorbenen Schüler nicht sehr intensiv war, haben die Schüler trotzdem einen Verlust zu bewältigen. Sie werden, auch wenn in jedem Falle nicht so intensiv, die bekannten Trauerphasen durchleben.

„In unserer Gesellschaft, in der es kaum verbindliche Muster für Trauer und das Durchleben von Trauerphasen gibt, findet die antizipierte Trauer der betroffenen Kinder, aber auch die Trauer der Mitschüler nach dem Tod des Klassenkameraden, oft ‚isoliert' und ‚heimlich' statt, häufig mit dem Ergebnis pathologischer, psychosomatischer und psychischer Reaktionen. Die sozialen Bindungen und die Geborgenheit in der Klassengemeinschaft bieten gute Voraussetzungen zum bewussten Durchleben notwendiger Trauerprozesse aller Beteiligten" (Ortmann, 1997, S. 34).

Wie die Trauerarbeit in der Klasse erfolgt, hängt u. a. vom Entwicklungsstand und den kognitiven Möglichkeiten der Schüler ab. Sehr junge Kinder oder auch geistigbehinderte Kinder bringen meist nicht alle Voraussetzungen mit, um die Bedeutung des Todes verstehen zu können. Jedes Kind muss auf seine Weise lernen, mit dem Tod umzugehen.

Deshalb sollten auch Kinder nicht dazu gezwungen werden, über den Tod zu sprechen. Vielmehr sollten die individuellen Hinweise und Äußerungen der Kinder abgewartet werden, um dann mit den Schülern in adäquater Weise über den Verlust zu sprechen oder ihn in anderen Formen erfahrbar zu machen.

Dazu sind altersgerechte Angebote notwendig, in denen Kinder lernen, ihre Trauer auszudrücken und mit ihr umzugehen. Wenn den Schülern daran liegt, die Trauer zu thematisieren, nehmen sie die Angebote an. Jedoch sollte auch immer das spontane Verhalten der Schüler auf einen Verlust hin beachtet werden, auch wenn es gelegentlich befremdlich wirken sollte.

Dem Lehrer sollte bei der Trauerarbeit in einer Klasse bewusst sein, dass sich die Schüler an seinem Verhältnis zum Tod orientieren. Um Tabus oder Ängste, die das Thema Tod umgeben, abzubauen, ist es von großer Bedeutung, dass der Lehrer selbst Bereitschaft signalisiert, über das Thema sprechen zu wollen, dass er den Schülern von seinen Vorstellungen erzählt und für ihre Fragen offen ist.

Schwierig ist es, Trauerarbeit in einer Klasse zu leisten, in der noch andere Schüler mit einer lebensbedrohlichen Erkrankung sind. Unter Umständen hat ein Schüler der Klasse auch dieselbe Erkrankung oder Behinderung, wie sie ein verstorbener Schüler hatte.

Die Ansichten, ob und wie dieser Sachverhalt im Unterricht thematisiert werden sollte, gehen bei den befragten Lehrern unserer Erkundungsstudie auseinander. Sie reichen von der ängstlichen Befürchtung, ein sensibles Tabu ansprechen zu müssen, bis zu offenen Auseinandersetzungen und dem Ertragen der lebensbedrohlichen Wahrheit.

„Die schwierigste Situation, die passieren kann, ist, wenn der Mensch mit der gleichen Behinderung – z. B. letzte Woche ist ein Muskeldystrophiker gestorben und ich habe auch einen Muskeldystrophiker in der Klasse – die gleiche Erscheinungsform auch, wo ich plötzlich merke, da rappelt was im Kopf. So nach dem Motto: ‚Ich habe doch nicht dieselbe Form wie der?' oder ‚Ich bin doch jetzt nicht der Nächste?'" (Interview Nr. 8, S. 89).

Einige Schüler äußern sich selbst zu ihrer Situation:

„Die ganze Klasse war zusammen auf der Beerdigung; und es war ein Muskeldystrophiker, der zurückblieb. Wir waren in der Kapelle gewesen, und der wollte nicht zum Grab gehen. Und wir haben uns dann eine Weile zusammengesetzt; und das war ein sehr offenes Gespräch. Da sagte er: ‚Das kann doch jederzeit auch mir passieren. Das kann ich nicht'" (Interview Nr. 4, S. 51–52).

Häufig ist der Tod eines Mitschülers aber auch Auslöser für eine Reflektion des eigenen Todes:

„Ich habe noch keinen Schüler gesehen, der wirklich offen über seinen Tod sprechen wollte. Es ist eigentlich immer ganz anders gelaufen. Es kam irgendwo immer ein Punkt, an dem die Schüler bereit waren, das Thema aufzugreifen. Und fast immer war es der Tod eines Mitschülers" (Interview Nr. 3, S. 28).

Es ist in jedem Falle wichtig, den Schülern Offenheit und Gesprächsbereitschaft zu zeigen. Mit der gezeigten Bereitschaft, auf ihre Fragen offen zu antworten, kann den Schülern die Angst genommen werden. Denn die Schüler fordern diese Wahrheit, so wie das Beispiel eines Kindes mit Muskelathrophie zeigt, dessen Aussage ein Lehrer in einem Interview wiedergab:

„Ich will Ihnen ganz ehrlich was sagen. Ich weiß, was mit mir los ist. Sie brauchen sich keine Mühe zu geben, da etwas zu verbrämen. Sagen Sie es so, wie es ist. Ich kann die Wahrheit vertragen“ (Interview Nr. 7, S. 77).

7.3.5 Möglichkeit der Trauerarbeit in der Klasse

In der Fachliteratur finden sich nur wenig Vorschläge, wie der Tod eines Mitschülers gemeinsam in der Klasse aufgearbeitet werden kann. Unsere Vorschläge zur Trauerarbeit mit der Klasse stützen sich daher im Wesentlichen auf die Berichte, die uns Lehrer in den Interviews gegeben haben.

Die Mitteilung des Todes an die Mitschüler ist der erste Schritt. Mit ihm beginnt die Trauerarbeit. Vielfach wird dem Lehrer diese schwere Aufgabe abgenommen, weil die Schüler sich bereits untereinander informiert haben.

„Da gibt es nicht viel beizubringen. Das spricht sich immer ganz schnell herum. Das geht ja rum, wie ein Lauffeuer“ (Interview Nr. 7, S. 85).

Auch wenn die Schüler schon informiert sind, wird es dem Lehrer obliegen, die traurige Nachricht aufzugreifen. Wenn er als erster gefordert ist, den Tod eines Mitschülers mitzuteilen, wird er dies in einer der alters- und kognitiven Entwicklungsstufe der Schüler angemessenen Form und in einer ruhigen Atmosphäre tun. Der Lehrer sollte sich auf diese Mitteilung vorbereiten und innerlich einstellen.

„Der Direktor hatte mich informiert, und es war überhaupt nicht abzusehen, dass der Junge also sterbenskrank sein sollte in dem Moment ... und habe mich dann erst mal 10 Minuten in einen leeren Klassenraum gesetzt, um mich mal ganz zu besinnen ...“ (Interview Nr. 3, S. 40).

Im Gespräch mit der Klasse sollte der Lehrer auch die Möglichkeit wahrnehmen, seine eigenen Gefühle über den Verlust zum Ausdruck zu bringen; dies kann eine Hilfe zur gemeinsamen Trauer mit den Schülern sein.

Nach der Mitteilung sollte Zeit gegeben werden und die Reaktionen dcr Schüler abgewartet werden.

„Also, es ist in jeder Klasse so anders; aber was das Allerwichtigste ist, dass der Lehrer sich dem allen stellt, was da kommt“ (Interview Nr. 3, S. 41).

Die Reaktionen der Schüler sind vielfältig. Jeder trauert auf seine eigene Art und Weise.

„Die Klasse hat protestiert, also die haben richtig getobt; ... die Klasse, da flogen Sachen durch die Gegend ...“ (Interview Nr. 3, S 41).

"... da haben einige Kinder wie hysterisch angefangen zu lachen, einige Kinder sind in Tränen ausgebrochen" (Interview Nr. 1, S. 16).

„Also ich glaube, das sind so die ganz normalen Reaktionen von totaler Sprachlosigkeit bis zu ganz traurig sein oder sich überhaupt nicht vorstellen können, dass der jetzt nicht mehr da ist" (Interview Nr. 4, S. 55).

Es ist wichtig, dass der Lehrer auf ganz unterschiedliche Reaktionen der Schüler gefasst sein muss.

„Eine Schülerin der sechsten Klasse einer Gesamtschule starb durch einen Reitunfall. Der Klassenlehrer erhielt die Nachricht am Abend durch die Eltern. Er hatte die Aufgabe, diese Nachricht seiner Klasse am nächsten Morgen mitzuteilen. Die Schüler reagierten schockiert. Einige weinten und schrien, ein Junge reagierte sehr wütend und trat vor die Tische, einige wirkten apathisch. Der Lehrer, selbst sehr verunsichert, schlug vor, an die frische Luft zu gehen ..." (Gößling, 2000, S. 92).

Auch wenn die Reaktionen und Gefühle der Schüler dem Lehrer fremd erscheinen, müssen sie zugelassen werden, damit die Schüler ihre momentanen Erschütterungen und Emotionen zum Ausdruck bringen können. Ohne die Schüler zu drängen, kann der Lehrer seine Bereitschaft zu Gesprächen über den Tod und die damit verbundenen Gefühle signalisieren.

„Man kann den Schülern nicht, oder, ich bin nicht dafür, den Schülern Situationen aufzuoktroyieren, zu sagen: ‚Wir diskutieren jetzt mal. Wir müssen jetzt über dieses Thema reden'" (Interview Nr. 1, S. 17).

Und der eben zitierte Lehrer, der selbst ziemlich verunsichert war, berichtet:

„... so machten alle einen Spaziergang. Mehrere Stunden liefen sie in Gruppen umher. Anfangs herrschte betroffenes Schweigen, dann redeten die Schüler miteinander, ich als Lehrer wurde jedoch nicht als Ansprechpartner gewählt. Die Schüler redeten lieber untereinander über den Tod der Schülerin. Ich ließ die Schüler zeitiger nach Hause gehen" (Gößling, 2000, S. 92).

Das erste Gespräch über den Tod eines Mitschülers kann Anstoß zu aktiver Trauerarbeit in der Klasse sein. Es ist von großer Bedeutung, auf alle Fragen der Schüler einzugehen, da sich hinter diesen Fragen häufig Ängste und Unsicherheiten verbergen.

„Die haben wirklich alles gefragt, alles was man sich vorstellen kann" (Interview Nr. 3, S. 36).

Grundlegende Aufgabe der Trauerarbeit in der Klasse ist, die Schüler zu befähigen, ihre Gefühle und Gedanken zum Tod auszudrücken, auch wenn sie häufig verwirrend und widersprüchlich zu sein scheinen. Zentrale Fragen sind: Was bedeutet der Verlust für den einzelnen Schüler? Wie kann man mit dem Tod umgehen?

Es ist hilfreich, von den Vorstellungen der Schüler auszugehen. Kreative Verarbeitungsformen wie Malen, Schreiben oder auch Gespräche sind Möglichkeiten, sich das, was mit dem Tod zusammenhängt, vorzustellen. Die Schüler können so die Beziehung, die sie zum verstorbenen Schüler hatten, aufarbeiten. Sie können in Bildern und Briefen an das verstorbene Kind ihre Beziehung sowie die Eigenschaften, Vorlieben und Abneigungen darstellen. Erinnerungen können ausgetauscht werden; einem jeden Schüler kann etwas anderes einfallen, was er dem Toten noch sagen wollte, wofür er ihm danken oder ihn um Verzeihung bitten wollte.

„Wir haben eine Bildwand gestaltet für das Kind, also mit Bildern von dem Kind und haben es immer wieder in das Gespräch eingeschlossen, in Erzählungen" (Interview Nr. 11, S. 128).

„Ich fordere die Schüler dazu auf, sich zu äußern. Und auch zu berichten über die Einstellung, die man selber zu diesem Verstorbenen hatte und aus dem eigenen Herzen keine Mördergrube zu machen" (Interview Nr. 7, S. 86).

Der Austausch über gemeinsame Erinnerungen und Erlebnisse hilft, ein Bild des Schülers im Gedächtnis zu behalten; dieses Bild sollte allerdings nicht idealisiert werden, sondern sowohl die positiven als auch die negativen Eigenschaften einschließen.

Bei der Trauerarbeit in der Klasse sollte die Gesamtsituation und die jeweilige Stimmung der Schüler berücksichtigt werden. Es gibt sicher Phasen, in denen die Schüler keine Lust haben, über den erlittenen Verlust zu reden, oder eine Gesprächsanregung abrupt abbrechen.

Diese Haltung muss vom Lehrer akzeptiert werden, da die Kinder neben der Schwere der Trauer immer wieder einen Ausgleich brauchen, um die Freude am Leben und Interesse an normalen, alltäglichen Abläufen nicht zu verlieren. Neben Gesprächen gibt es viele weitere handlungsorientierte Möglichkeiten, die Trauerarbeit zu unterstützen. Kleine Gesten und Handlungen können helfen, den Abschied vom verstorbenen Schüler zu gestalten.

„Also, man muss irgendwie mit diesem Tod umgehen, und da haben wir also immer wieder versucht, irgendwelche rituellen Formen des Abschiednehmens zu finden" (Interview Nr. 9, S. 113).

Dazu zählt, z. B. Dinge, die mit dem verstorbenen Schüler in Zusammenhang gebracht werden, im Klassenraum für einige Zeit nicht wegzuräumen oder zu verändern. Der Platz kann auch besonders geschmückt werden.

„Und wir haben den Platz geschmückt, und es musste erst mal so bleiben, wie es ist. Mit Blumen, und ihre Schreibmaschine musste da stehen bleiben. Es wurde also nach und nach, dann waren die Blumen verwelkt, dann durfte die Schreibmaschine runter, dann musste der Platz aber immer noch bleiben“ (Interview Nr. 3, S. 29–30).

Es kann auch ein Foto aufgehängt oder eine Kerze angezündet werden.

Die Schüler sollten, wenn immer dies möglich ist und auch die Eltern zustimmen, gemeinsam mit dem Lehrer an der Beerdigung des Mitschülers teilnehmen. Besonders bei jüngeren Schülern sollte beim Besuch der Beerdigung darauf geachtet werden, dass sie Begleitpersonen haben, die ihnen zur Seite stehen und den Ablauf einer Beerdigung erklären.

Die Eltern des verstorbenen Schülers sollten informiert oder gefragt werden, ob sie es wünschen, dass die Klasse zur Beerdigung kommt.

„Gehen Sie mit der Klasse zur Beerdigung? Ja, wir haben das mehrmals gemacht. Es gibt allerdings auch Eltern, die nicht möchten, dass die Klassenkameraden daran teilnehmen, weil es ihnen dann noch schwerer fällt, andere lebendig zu sehen mit derselben Behinderung“ (Interview Nr. 4, S. 55).

Die Beerdigung ermöglicht es den Schülern, sich ein letztes Mal vom verstorbenen Schüler zu verabschieden. Sie können ihm Briefe oder kleine Geschenke mit ins Grab geben. So haben die Kinder das Gefühl, noch etwas für den verstorbenen Schüler getan zu haben. Auch eine Kranzspende drückt die Trauer und die Verbundenheit aus.

In der Schule kann eine Gedenkfeier für den verstorbenen Schüler stattfinden.

„Das ging dann so, es so zu gestalten, dass es den Schüler anging: Welche Musik er besonders mochte, aus seinem Leben haben wir erzählt, die Schüler sind zu Wort gekommen, es wurden Gedichte von ihm vorgelesen. Es war eine Gedenkfeier um den Schüler herum“ (Interview Nr. 3, S. 28).

Wenn der Lehrer religiös orientiert ist, kann auch seine Glaubensüberzeugung den Schülern eine Hilfe bei der Bewältigung seiner Trauer sein. In dem Glauben, dass mit dem Tod nicht alles aus ist und es eine Verbindung zwischen dem Verstorbenen und den Hinterbliebenen gibt, können die Schüler Trost und Hoffnung erfahren.

Formen der Trauerarbeit sind nicht fest vorzugeben, sie sind in einem Prozess des Suchens gemeinsam mit der Klasse zu finden. Dazu können rituelle Formen verlässliche Anregungen geben. Darauf gehen wir im Kapitel 8 noch einmal genauer ein.

7.4 Begleitung und Trauerarbeit mit schwerstbehinderten Schülern

Die Begleitung eines schwerstbehinderten Schülers im Prozess des Sterbens ist nicht einfach. Angesichts der extremen Verhaltenseinschränkungen, wie sie bei Schwerstbehinderung vorliegen, scheint manchen Pädagogen ein Zugang zum Kind nur schwer möglich. Es ist schwierig einzuschätzen, was ein Schüler mit schwerster Behinderung wahrnimmt und versteht.

Demgemäß fühlen sich die meisten der von uns interviewten Lehrer, die schon einmal einen Schüler mit schwerster Behinderung im Sterben begleitet haben, sehr hilflos:

> „... ich lache jetzt, aber das ist schon meine eigene Unsicherheit. Ich denke, man kann auch was von Kübler-Ross lesen. Die hat ja wirklich gute Vorschläge gemacht, wie man Kinder begleiten kann, wie sie sie loslassen können und was weiß ich. Aber ich denke, wenn man dann Schüler hat, wo das alles nicht möglich ist, was macht man dann? Das ist schon problematisch mit schwerstmehrfachbehinderten Schülern. Man kann sich von diesen Schülern nicht so verabschieden. Man hat eine starke emotionale Nähe zu diesem Schüler und alles, was abläuft, läuft über diese starke emotionale Schiene ab. Entweder macht man total dicht, dass man gar nichts rankommen lässt, denke ich mir, so als eigenen Schutz auch oder man öffnet sich dem Schüler und hat dann aber auch den Schmerz, wenn das Kind dann stirbt" (Interview Nr. 6, S. 72–73).

Haupt (1991, S. 75) stellt heraus, dass man nicht genau weiß,

> „wie die letzte Phase des Wandlungsprozesses vor dem Tod von Kindern mit schwersten Behinderungen erlebt wird".

In einem Vergleich von Kindern mit schwersten Behinderungen und komatösen Kindern charakterisiert Kübler-Ross den Zustand von Kindern mit einer lebensbedrohlichen Schwerstbehinderung als eine zunehmende Dissozation, die dem komatösen Zustand ähneln soll. Sie legt dar, dass das Kind mit schwerster Behinderung in seiner Entwicklung dem physischen Körper kontinuierlich entweicht, so dass der Tod nur noch ein letzter Schritt in einem lange dauernden Prozess wäre. Nach Kübler-Ross befinden sich komatöse Kinder außerhalb ihres Körpers, können jedoch ihre Umwelt hören und spüren auch deren liebevolle Zuwendung. Ein Kind mit schwerster Behinderung scheint in einer ähnlichen Situation wie ein komatöses Kind zu sein (Haupt, 1991, S. 379).

Die Ansicht von Kübler-Ross, dass schwerstbehinderte Kinder sich in einem kontinuierlichem Zustand der Dissozation befänden, erscheint jedoch problematisch, da die Qualität des Lebens eines schwerstbehinderten Kindes durch diese recht einseitige Sichtweise abgewertet wird.

Denn auch das schwerstbehinderte Kind im komatösen Zustand ist nur äußerlich reglos oder bewusstlos. Das Koma ist kein ausschließlich passiver Zustand, sondern eine aktive, bis auf tiefe Bewusstseinsebenen zurückgenommene Lebenstätigkeit. Koma ist ein notwendiger tiefer Rückzug; es hat eine

„Schutzfunktion und ermöglicht es dem Betroffenen, ganz bei sich selbst zu sein. Koma ist eine extreme, empfindsame ... Lebensform am Rande zum Tode“ (Zieger, 1995, S. 3).

In diesem extrem eingeschränkten, scheinbar reglosen Zustand sind schwerstbehinderte wie sterbende Menschen in hohem Maße für Wahrnehmungen der inneren und äußeren Welt empfänglich. Aus der äußerlich sichtbaren Handlungsunfähigkeit können wir nicht auf entsprechend eingeschränkte Wahrnehmungsfähigkeiten schließen. Dies ist in neurophysiologischen Untersuchungen an Patienten im Wachkoma bestätigt worden (Zieger et al., 1994) und wird durch entwicklungspsychologische Ergebnisse wie neurophysiologische Erklärungsmodelle belegt: Die Wahrnehmungsmöglichkeiten sind in der Regel weniger eingeschränkt als die Handlungsmöglichkeiten (Leyendecker, 1997, S. 111).

Im Vertrauen auf die basale Wahrnehmungsfähigkeit der Kinder werden auch Formen eines körpernahen Dialogs in der Begleitung möglich.

Viele Lehrer berichteten uns in den Interviews, dass sie trotz all ihrer Bemühungen, den Abschied liebevoll zu gestalten, sich hilflos und unsicher fühlten, da sie kaum einzuschätzen wagten, inwieweit das Kind ihre Versuche, es zu begleiten, wahrnehmen und ihren Beistand akzeptieren könnte.

Diese Unsicherheit weicht, wenn wir uns in der Begleitung schwerstbehinderter Kinder auf einfache, basale Formen mitmenschlichen Austauschs besinnen: Einlassen und Widerspiegeln des Atemrhythmus, Berührung, Streicheln, Rhythmisieren, Vibration, Summen, Singen usw. (Leyendecker, 1998, S. 326–331).

Ähnlich wie bei der Begleitung eines schwerstbehinderten Schülers im Sterben ist auch bei der Trauerarbeit in einer Klasse mit schwerstbehinderten Schülern eine körpernahe Ebene des Dialogs zu finden; denn es ist wichtig,

„den Kindern eine Möglichkeit zu geben, auch trauern zu können – dass wir uns Zeit dafür nehmen, es zu gestalten“ (Interview Nr. 6, S. 70).

Da viele Kinder keine erkennbare Rückmeldung geben können, befanden es die meisten Lehrer schon als äußerst schwierig, die Reaktionen der Schüler auf die Mitteilung des Todes einzuschätzen. Oft waren sie unsicher, ob die Schüler überhaupt verstanden, worum es ging:

„Also, ich denke, so ansatzweise von den Gefühlen her, und andere werden es überhaupt nicht verstanden haben ... die Carolin ist tot. Was sie damit verbinden, kann man nicht so sagen“ (Interview Nr. 12, S. 131).

Die Reaktionen schwerstbehinderter Schüler auf den Tod eines Mitschülers können sehr verschieden sein.

„Also, da war ein autistischer Junge, der hat gelacht ... und das Mädchen in der Klasse, das eine starke Beziehung zu einem der Jungen, zu beiden eigentlich, hatte, das hat geweint ... Ja, sie haben auf sehr unterschiedliche Art und Weise reagiert. Die, die sprechen können, die haben das schon mitgeteilt, dass sie das verstanden haben, dass die Carolin nicht mehr kommt ... Bei einem Schüler war ganz deutlich, da war ganz viel Angst“ (Interview Nr. 12, S. 131).

Die unterschiedlichen Reaktionen der Schüler zeigen, wie schwer es ihnen fallen kann, die Nachricht zu verstehen oder die Empfindungen, die sie spüren einzuordnen.

Daher ist es wichtig, ihnen nahe beizustehen, ihnen im körperlichen Kontakt Sicherheit und Lebensbeistand zu vermitteln. Denn körpernahe Empfindungen sind für schwerstbehinderte Kinder wichtiger als die Vermittlung kognitiv zu erfassender Inhalte. So kann versucht werden, in einer ruhigen, entspannten und meditativen Stimmung den Tod des Schülers anzusprechen und in verschiedener Weise darüber nachzusinnen.

Häufig wird das Thema Tod und Sterben im Religionsunterricht behandelt. Eine Lehrerin berichtete:

„Wir haben uns von vornherein schon überlegt, wir nehmen das Thema mit in unseren Religionsunterricht. Wir haben freitags in den letzten beiden Stunden Religion. Das ist so, da schaffen wir eine Atmosphäre der Entspannung. Die Schüler kommen alle aus ihren Rollstühlen raus, werden entspannt gelagert. Und wenn es Themen gibt, die die Schüler bewegen, greifen wir die auf. Ansonsten wird auch viel mit Massage und Entspannung gearbeitet. Und dann haben wir uns gesagt, dass machen wir in dem Rahmen, der ist schön geschützt, der Rahmen“ (Interview Nr. 12, S. 132).

Um den Schülern Ängste vor dem Unbekannten zu nehmen, sollten ihnen in anschaulicher Weise Tatsachen und Umstände des Todes vermittelt werden. Es kann beschrieben werden, wie sich Krankheit äußert, wie jemand matt und blass ist, wie das Leben entschwindet, der Tote in den Sarg gelegt und beerdigt wird. Der Begriff Tod kann mit „nicht mehr leben, nicht mehr atmen, nicht wieder kommen“ beschrieben werden. Die Begrifflichkeiten sollten bildhaft sein, so dass sie den Schülern das Verständnis erleichtern.

Auf die Frage, wo der Schüler nach dem Tod ist, kann ihnen als Perspektive für das „Danach“ das Bild des „Himmels“ angeboten werden.

„Die Schüler machten mir klar, dass Uwe im Himmel ist ... und wir haben uns überlegt, dass diese Begrifflichkeit für diese Schüler auch angemessen ist, dass es ihnen auch Trost gibt“ (Schroeder et al., 1996, S. 208).

Es ist für alle hilfreich, Erinnerungen an den toten Schüler wach zu halten. Indem die Schüler sich an Erlebnisse erinnern, können sie begreifen, dass der gestorbene Schüler nicht einfach fort ist, sondern in ihren Gedanken weiterlebt und lebendig bleibt:

„Und dann haben die Schüler plötzlich ... eine Schülerin, die sich so verbal am besten ausdrücken kann, die sagte: ‚Ich sehe die Carolin immer‘ und dann konnte man fragen: ‚Was siehst Du denn?‘ und dann fingen sie alle an. Sie konnten irgend etwas, was ihnen noch im Gedächtnis war, aufzählen. Und da konnte man ganz toll noch mal die Beziehungen, die sie so zu ihr hatten, erkennen. Es war sehr unterschiedlich. Die Carolin konnte auf niemanden zugehen, auch durch irgendwelche Zeichen nicht. Aber sie hat dann ... dann hat die andere Schülerin erzählt, dass sie ihr beim Essen gegenüber gesessen hat. Und dann hat sie genau beschrieben, wie die Carolin reagiert hat, wenn sie gefüttert wurde, wenn sie nicht mehr wollte und wenn ihr das Essen nicht schmeckte, wie sich das geäußert hat, das hat sie erzählt. Was sie gerne hatte, haben sie dann überlegt, dass sie gerne Musik gehört hat und dass sie sich nach der Musik bewegt hat ...“ (Interview Nr. 12, S. 133)

Zur anschaulichen Erinnerung kann ein Foto des verstorbenen Schülers im Klassenraum aufgehängt werden. Es kann eine Bildwand mit Dingen, die er gern hatte, gestaltet werden oder es kann der Platz des Schülers geschmück und seine Sachen können erst einmal so belassen werden, wie er sie verlassen hat.

Schließlich bieten sich Bilderbücher an, um mit schwerstbehinderten Schülern die traurige Erfahrung des Todes, aber auch die Erinnerung an den Toten aufzuarbeiten. Geeignete Bilderbücher sind beispielsweise „Die Raupe nimmersatt“ von Eric Carle, in dem die Metamorphose der sterbenden Raupe zu einem Schmetterling beschrieben wird, oder „Pele und das neue Leben“ von Regina Schindler und Hilde Heyduck-Huth sowie das Buch „Abschied von Rune“ von Wenke Øyen und Marit Kaldhol sowie „Leb‘ wohl, lieber Dachs“ von S. Varley.

8. Die Bedeutung von Ritualen oder: Wie Unfassbares begriffen werden kann

8.1 Der Sinn von Ritualen

Wir haben es in der modernen Zeit nahezu verlernt, sollten es aber wieder entdecken: Die Bedeutung von Ritualen.

Rituale sind Möglichkeiten, Unbewusstes auszudrücken und Unfassbares zu begreifen. Mit rituellen Handlungen fassen wir das Unbegreifliche und geben ihm eine verlässliche Form.

Rituale verlaufen nach festgelegten Regeln; sie sind nicht individuell definiert, sondern meist allgemein verbindlich: So haben sie eine soziale Funktion und stützen das Leben in der Gemeinschaft.

Trauer will gelebt sein. Sie kann nicht auf Dauer unterdrückt werden, sondern muss ihren Ausdruck finden: Das ist durch viele psychologische Untersuchungen und Beobachtungen belegt (u. a. Freud, 1917, Bürgin, 1978, Canacakis, 1982, Kübler-Ross, 1985, Brocher, 1998).

Doch in unserer Zeit ist dafür oft weder Raum noch Zeit. Die Trauer ist kaum öffentlich, wird auf „stille Trauer" reduziert, soll möglichst reibungs- und emotionslos ablaufen, Gefühlsausbrüche sind zu vermeiden, Emotionen werden nicht ausgelebt, sondern zurück gehalten. Die Gesichter zeigen möglichst keine Regung: Trauer versteinert (Canacakis, 1982, S. 9–10).

Rituale sind gleichbleibende, festgelegte Handlungsmuster. Mit einem regelmäßigen, rituellen Vorgehen werden vor allem schwierige Übergangszeiten bewältigt: Geburt, Hochzeit, Tod. Rituale dienen dazu, diese Übergänge bewusst zu machen; und sie erleichtern das Durchleben, indem sie bewährte Verhaltensmuster anbieten, die leicht aufgegriffen und nachvollzogen werden können.

Rituale zeigen sich im weiten Sinne in profanen Alltagshandlungen – wie z. B. dem Begrüßungsritual des Händeschüttelns oder dem Gebrauch von Essbestecken beim Einhalten von Tischsitten (Elias, 1989, S. 164).

Im engeren Sinne sind Rituale auf kultische Handlungen – z. B. bei der Taufe, Trauung, Trauerfeier – bezogen.

8.2 Formen der Todesnachricht

Eine so einschneidende und erschütternde Information wie der Tod eines nahestehenden Menschen kann nicht beiläufig gesagt werden. Die Mitteilung bedarf der behutsamen und achtsamen Form. Dazu zählt die persönliche Art der Mitteilung, die möglichst von Angesicht zu Angesicht, nicht distanziert über das Telefon oder gar mit einer Lautsprecherdurchsage in der Schule erfolgen sollte.

Behutsamkeit sollte allerdings auch nicht falsche Beschönigung des Todes bedeuten:

„Sven ist eingeschlafen", „Wir haben Torsten verloren", „Gott nahm Nadine als Engel zu sich"

sind, wie Specht-Tumann und Tropper (2000, S. 135) sowie Rothman (1998, S. 69–70) feststellen, unangemessene Formulierungen, die fälschlich beruhigen sollen. Doch Tod ist tot, und es führt kein Weg daran vorbei, einfach und klar die Endgültigkeit des Todes zu betonen. Gegebenenfalls kann die Mitteilung eingeleitet werden mit Formulierungen wie:

„... Sven war sehr, sehr krank. Seine Krankheit war nicht heilbar, er hatte keine Lebenskraft mehr, Sven ist gestorben, Sven ist tot."

Die Mitteilung sollte sobald wie möglich – in der Schule möglichst noch am gleichen Tag – erfolgen, da sonst unter den Schülern Beunruhigung und Verunsicherung eintreten kann, wenn die Nachricht nur vom „Hören-Sagen" durchbricht. In jedem Falle sind – gerade bei schwerstbehinderten Schülern – auch alle Eltern zu informieren.

„Die Lehrerinnen wurden in ihrem Vorhaben, alle Eltern der Schule über den Tod T.'s zu informieren, besonders durch den Umstand bestärkt, dass am Tag nach dem Tod T.'s die Mutter eines Kindes aus dem Schwerstbehindertenbereich in der Schule anrief, um zu erfahren, ob etwas Besonderes vorgefallen sei. Ihr Kind sei verstört aus der Schule gekommen und sei auch in der Nacht sehr unruhig gewesen. Dieser Schüler war jeden Morgen gemeinsam im selben Taxi mit T. in die Schule gefahren" (Trantow-Philippen, 1996, S. 60).

Wo nicht unmittelbar und persönlich die Todesnachricht überbracht werden kann, sollte über einfühlsame Formulierungen in anderen medialen Formen (Telefon, ggfs. E-mail) oder in anderer schriftlicher Weise der Tod mitgeteilt oder angezeigt werden:

„Gemeinsam wurde überlegt, ob und wie man die anderen Schüler sowie deren Eltern über T.'s Tod unterrichten sollte. Dadurch, dass T. in der Schulband das Schlagzeug gespielt hatte, war er in der Schule vielen näher bekannt. Die Schüler entschlossen sich, eine Traueranzeige zu entwerfen ... unter vielen Vorschlägen einigte sich die Klasse auf einen Auszug und ein Bild aus dem Buch von Saint-Exupery ‚Der kleine Prinz' und persönliche Worte an T. ... Die Anzeige wurde vervielfältigt und an die Schüler der Schule sowie an deren Eltern verteilt" (Trantow-Philippen, 1996, S. 59).

Es ist menschlich, dass dem Empfänger einer Todesnachricht in der ersten unmittelbaren Phase auch uneingeschränkt zugestanden wird, geschockt, ungläubig, verwirrt, verzweifelt, außer sich, ja untröstlich zu sein. Es darf nicht erwartet werden, dass jemand eine solche Nachricht sogleich „verarbeiten" kann oder er gar zur Bewältigung aufzufordern ist. Es muss – gerade in unserer hektischen Zeit – die Möglichkeit eingeräumt werden, zunächst einmal fassungslos und ohne Trost verzweifelt zu sein. Dazu muss Zeit und Raum gegeben werden.

8.3 Abschiedsrituale

Jeder Abschied bedeutet ein Zurücklassen, beinhaltet allgemein ein Stück Sterben. Das Zurücklassen und Abschied nehmen werden als Übergangserlebnisse ritualisiert in Formen des Händedrucks, der Umarmung, des Winkens, sprachlicher Formeln oder eines Abschiedsliedes.

Beim Tod eines Menschen, im Angesicht des Leichnams, wird die Thematisierung des Abschiednehmens unnachgiebig gefordert, sie ist unausweichlich.

Viele scheuen deshalb vor einer Begegnung mit dem Toten zurück; sie wollen die Leiche nicht sehen. Doch der Anblick des Verstorbenen ist eine wichtige Hilfe bei der Aufgabe, die Realität des Todes zu begreifen.

„Den geliebten Verstorbenen nicht mehr als Toten gesehen zu haben, ihn nicht mehr berührt zu haben, wird von sehr vielen Trauernden später als großes Versäumnis beklagt" (Jerneizig u. Schubert, 1991, S. 25).

Andere haben im Angesicht des Verstorbenen große Schwierigkeiten, loszulassen. Die Zeit soll stehen bleiben, der Moment des Abschieds soll ewig dauern. So berichtet ein Mädchen, das zum letzten Mal an das Bett ihres gestorbenen Bruders tritt:

„Ich konnte es irgendwie nicht glauben, weil er so aussah, als wenn er schlafen würde und ich habe mich auch gar nicht getraut, ihn anzufassen, weil es war halt so komisch, die Situation. Dann habe ich es halt doch gemacht, meine Eltern haben es ja auch gemacht, dachte ich und dann wollte ich wirklich gar nicht mehr gehen. Ich weiß nicht, wie lange ich dort war. Ich habe keine Ahnung ... Stunden und meine Eltern wollten dann nach Hause, sie mussten mich wirklich wegzerren von dem Bett. Ich dachte halt, das ist das letze Mal, dass ich ihn sehe und das soll nicht vorbei gehen" (Lehmann et al., 2000).

Um den letzten Abschied zu erleichtern, sind eine Aufbahrung des Leichnams und ritualisierte Abschiedsformen hilfreich. Eine Zuwendung zum Leichnam ist Äußerung von Besinnung, Dank und Abschied.

„Der Umgang mit der Leiche (Anschauen, Berühren, Waschen, Ankleiden) kann auch dazu verhelfen, in sich Scheu und Angst vor Sterben und Sterbenden sowie vor dem Tod zu überwinden" (Sattler, 2000, S. 100).

Eindrucksvoll wird in Tausch und Tausch (1991, S. 59) ein körpernahes Abschied nehmen von der sterbenden Anne-Marie Tausch beschrieben:

„Immer war mindestens einer von uns bei ihr im Zimmer, lag oder saß neben ihr und hielt ihre Hand oder streichelte sie. So hatte sie in den letzten 10 Stunden fast immer Körperkontakt mit einem von uns. ... Einige Tage zuvor hatte sie gesagt, dass sie gern – auch wenn sie bewusstlos sein würde – Meditationsmusik hören möchte. So wurden wir alle von dieser sanften Musik begleitet. Daniela: ‚Von morgens an sprach Reinhard häufig mit ihr. Sprach ihr Unbewusstes an, dass ihre Seele den Körper verlasse und zu Gott gehe.' Reinhard sagte: ‚Fühl dich frei, deinen Körper zu verlassen. Entspanne deinen Körper. Deine Seele verlässt deinen Körper.' Gegen 19.00 Uhr wurde dann ihr Atem langsamer und leiser, und die Augen wurden unruhiger. Angelika, Daniela und ich berührten sie ständig während ihrer letzten 15 Minuten ... Als sie nicht mehr atmete, waren wir alle drei relativ ruhig. Wir weinten, streichelten und küssten sie und schlossen ihre Augen. Ihr Gesicht war entspannt ... Daniela und ich zogen ihr eine schöne Bluse, Rock und Strümpfe an. Ich hätte früher nie gedacht, dass ich dazu fähig wäre; aber ich tat es gern, ich empfand es als gut, so für sie zu sorgen."

Auch der Bestatter Roth ermutigt die Trauernden selber Hand anzulegen. Die Hinterbliebenen sollen persönliche Kleidungsstücke auswählen, den Sarg selber gestalten, beim Einbetten helfen und den Sarg selber zu Grabe tragen.

„Nimmt man dem Angehörigen mit einer Konfektionsbestattung alles ab, dann weiß er nicht, wohin mit seinem Schmerz – auch oder gerade der scheinbar Gefasste, der den Toten erst gar nicht mehr sehen will. Der Angehörige hat das Gefühl, etwas für den Toten zu tun, aber er tut es für sich. Er setzt sich mit der Beziehung, mit dem Leben, mit der Person des Verstorbenen auseinander und da fängt Trauerbewältigung an" (Roth in Radwan, 1995, S. 16).

Das, was für viele eine unfassbare Vorstellung ist, einen Toten zu berühren, zu waschen und zu bekleiden, wird in eben solch ritualisierten Handlungen begreiflich und der Abschied wird erleichtert. Es stellt mehr Hilfe als Belastung für den Trauernden dar:

Ich selbst habe mir auch vorher nie vorstellen können, dass ich meinen Vater nach seinem Tod gemeinsam mit meiner Schwester entkleiden und waschen konnte. Dies gilt um so mehr, als wir beide einer Generation angehören, in der wir unsere Eltern nie nackt gesehen hatten. Trotzdem waren wir von der vertrauten Selbstverständlichkeit selbst überrascht, in der wir fähig waren, unseren Vater zu waschen, anzukleiden und ihm seinen besten Festtagsanzug anzuziehen. Wir haben dies nicht schweigend gemacht. Es war leichter, bei all den Verrichtungen mit dem toten Vater zu reden, ihm zu sagen, was wir jetzt tun und dass wir ihm einen würdigen Abgang aus dem Leben gestalten möchten. ... Mein Vater war im Wohnzimmer gestorben und dort bis zum nächsten Tag aufgebahrt. Ich habe die letzte Nacht in diesem Zimmer gewacht und nicht erst versucht zu schlafen. Es hat mir die Zeit gegeben, den Tod zu begreifen und ein Verabschieden anzubahnen (Leyendecker, p.M.).

Diese Möglichkeit steht nicht vielen offen. Oft wird der Verstorbene unmittelbar nach seinem Tod vom Bestattungsunternehmen abgeholt. Nur wenige sehen die Notwendigkeit, den Hinterbliebenen Möglichkeiten des Abschiednehmens einzuräumen. Ermutigende Initiativen haben einzelne Bestatter ergriffen. So kann bei dem Bestatter Roth (vgl. Radwan, 1995) der Trauernde zu jeder Tages- und Nachtzeit kommen und gehen, um begreifen zu lernen, wogegen sich zunächst alles sträubt:

„Ich kann den Leuten nicht die Trauerarbeit abnehmen, aber Rahmenbedingungen schaffen, die einen Abschied ermöglichen, die helfen, die Realität des Todes zu begreifen. Das geht nicht in 10 Minuten in einer gekühlten Halle, womöglich noch hinter Glas oder in einem der Abstellräume im Krankenhaus. Man muss die tote Hand berühren, die Kälte spüren, um den Tod zu begreifen, zu fassen, dass das die vergängliche Komponente unseres Lebens ist. Mit allen Sinnen. Dazu gehört auch der Geruch. Ohne diese Erfahrungen bleiben die Toten oft über Jahre hinweg lebendiger als zu Lebzeiten“ (Roth, zit. in Radwan, 1995).

Das Abschied nehmen vollzieht sich nach Eintritt des Todes in mehreren rituellen Schritten: Dem Toten werden die Augen zugedrückt und der Mund geschlossen. Der Tote findet Ruhe. Im Trauerhaus wird die Leiche gewaschen, gekleidet, aufgebahrt, geschmückt und bewacht. Brennende Kerzen symbolisieren die Ewigkeit des Lebens. Früher wurde der Sarg und das Totenzimmer mit immergrüncn Tannenzweigen und Efeu ausgeschlagen. Neben der immergrünen Bedeutung für Leben dienten diese duftenden Gewächse – ebenso wie typische Friedhofsblumen Nelken, Rosen, Lilien – dazu, den Leichengeruch zu überdecken. Der Tote blieb in der Regel drei Tage im Hause aufgebahrt. Während dieser Zeit hielten Angehörige und Nachbarn die Totenwache oder versammelten sich zum Gebet um den Verstorbenen. Bevor der Sarg geschlossen wurde, wurde der Tote verabschiedet, indem alle Nahestehenden noch einmal zum Toten hintraten, ihm die Hand gaben, ihn küssten, und ihm letzte Worte sagten.

Für solche rituellen Schritte des Abschiednehmens fehlen heutzutage oft sowohl die rechte Zeit als auch die Gelegenheit. Die Abschiedsrituale sind verkümmert, die psychische Verarbeitungshilfe, die daraus gezogen werden kann, wird nicht mehr erkannt, eine Totenklage – wie in anderen Kulturen praktiziert – wird als unangemessene Gefühlsäußerung unterdrückt. Wie sinnvoll diese Totenklage sein kann, hat Canacakis (1982) herausgearbeitet. In einer Region Griechenlands wird eine besondere Totenklage (Moiroloja) praktiziert; dabei werden Trauer und Schmerz in Dichtung und Gesang transformiert und helfen so, den Verlust zu verarbeiten.
Aber auch für diejenigen, die nicht „hautnah" Abschied nehmen können, die den Verstorbenen nicht noch einmal sehen können, weil sie dem Verstorbenen nicht so nahe standen oder zum Zeitpunkt des Todes fernab waren, haben durchaus Möglichkeiten, in ritualisierten Formen Abschied zu nehmen. So können etwa die Mitschüler der Klasse, in der ein Kind gestorben ist, ihre Gedanken aufschreiben, einen Abschiedsbrief formulieren, ein passendes Gedicht oder Musik aussuchen oder Erinnerungsbilder malen. Eine Lehrerin berichtet:

„... die Schüler wurden ermutigt, ihre Gedanken und Erinnerungen an Gemeinsamkeiten mit T. aufzuschreiben. Der Großteil der Schüler nahm die Anregung positiv auf. Lediglich zwei Schüler äußerten, dass sie nicht wüssten, was sie schreiben sollten. Ihre anfänglichen Schwierigkeiten konnten sie durch Hilfe ihrer Mitschüler, die ihre eigenen Gedanken formulierten, überwinden. Während dieser Tätigkeit wurde der Wunsch geäußert, etwas als Erinnerung von T. in der Klasse zu haben. Es wurde von der gemeinsamen, kurz vorher stattgefundenen Klassenfahrt ein Bild von T. herausgesucht. Dieses Bild wurde im Klassenraum aufgehängt, umrahmt von Aufzeichnungen T.'s, die er anlässlich der Einstufung in diese Klasse gemacht hatte. T. berichtete darin über seine Hobbys, seine Zukunftswünsche und seine Freunde" (Trantow-Philippen, 1996, S. 59).

Nicht selten kommen Kinder in ihrer unbekümmerten Naivität auch auf recht originelle Ideen: Diese Vorschläge, den Abschied rituell zu zelebrieren, greifen oft uralte Bräuche auf; sie sollten ernst genommen werden. So können Schüler zum Beispiel vorschlagen, eine Flaschenpost mit einem Abschiedsbrief am Meeresstrand oder an einem Fluss auszusetzen, ein kleines Schiffchen mit einem Brief auf einen Fluss wegschwimmen zu lassen oder einen großen Luftballon oder mehrere Luftballons mit Abschiedsbriefen in ätherische Höhen aufsteigen zu lassen.

8.4 Begräbnisrituale

Nachdem der Sarg geschlossen ist, wurde der Tote früher in der Regel von den Verwandten oder von der Nachbarschaft zur Kirche und zum Friedhof getragen. Die Beerdigung stellt den bewussten, endgültigen Abschied dar. Für manche mag die Vorstellung, zuzusehen, wie der Sarg im Boden verschwindet, schrecklich sein; das bewusste Zusehen bietet aber auch die Chance, die Endgültigkeit des Abschiedes anzunehmen und zu bewältigen.

Die Beerdigung geschieht in einer Prozession zum Grab. Die Trauernden folgen dem Sarg. Dieser letzte Gang symbolisiert den Lebensweg; die Trauernden begleiten den Verstorbenen auf seinem letzten Gang. Der Sarg wird mit Blumen und Kränzen geschmückt; auf dem Friedhof wird er in den Schoß der Erde hinab gesenkt. Mit einem dreimaligen Erdwurf auf den im offenen Grab ruhenden Sarg besiegeln die Versammelten das Begräbnis, der Tote wird symbolisch im Grab festgehalten und gemeinsam begraben. Alten Riten folgend wird auch oft etwas ins Grab mitgegeben. Üblich sind Blumengebinde. Bei verstorbenen Kindern werden aber oft auch ihr liebstes Spielzeug, ein Kuscheltier oder auch gemalte Bilder der Mitschülerinnen und Mitschüler ins Grab gegeben.

„Die Kindergräber sind meist bunt geschmückt mit Spielzeugen, Windrädern, Teddys, u. Ä." (Gößling, 2000, S. 80).

Das Ritual des Beileidwünschens am Grab erscheint heute vielen problematisch. Oft wird es von vorneherein abgelehnt: „Von Beileidsbezeugungen am Grabe bitten wir Abstand zu nehmen."

Andererseits hat das gemeinsame Tun eine soziale Funktion. Die Menschen sind nicht allein in ihrer Trauer, sie zeigen Mitgefühl, spenden sich Trost und vergewissern sich im Angesicht des Todes ihrer Lebendigkeit. Auch die nachfolgenden Riten dienen dazu, die soziale Kontinuität zu wahren: Es geht zum gemeinsamen „Leichenschmaus", auch Totenmahl oder Totenhochzeit genannt. In der Regel ist dies ein Kaffeetrinken mit Anverwandten und geladenen Trauergästen. Dazu wird häufig Streuselkuchen gereicht. Dies geschieht wohl in bedeutungsvoller (allerdings nicht mehr bewusster) Analogie zur fleckigen Haut eines Toten; manchmal arten solche Totenfeiern auch in Trinkgelage aus: „Die Haut wird versoffen."

Heutzutage sind solche extensiven Gemeinschaftsfeiern nur noch in ländlichen Regionen üblich; besonders in großstädtischen Bereichen besteht die oft stillschweigende Übereinkunft, die Beerdigung möglichst rasch hinter sich zu bringen. In „stiller Trauer" und in einer möglichst schlichten, kurzen Trauerfeier wird die Angelegenheit möglichst schnell erledigt (Hübner, 2000, S. 59).

Diese Entwicklung spiegelt sich auch in einer Zunahme anonymer Bestattungen wider. In norddeutschen Städten erreichen diese inzwischen Anteile von 25–50% an den Gesamtbestattungen – bei steigender Tendenz. In Dänemark und Schweden liegt der Prozentsatz noch weit höher; Spitzenreiter anonymer Beisetzungen ist derzeit Kopenhagen mit 80 % (Fischer, 2000). Es wäre allerdings vorschnell, daraus polemisch auf einen „Verfall der Bestattungskultur" zu schließen. Fischer (2000) weist zurecht darauf hin,

> „dass die Festschreibung einer bestimmten, ‚richtigen' Bestattungskultur aus historischer Sicht höchst fragwürdig ist. Das von den Kritikern in der Anonymen Beisetzung transportierte ‚Ideal' der individuellen Grabstätte mit einem der Erinnerung dienendem, häufig familienbezogenen Grabmal ist ja lediglich die zeitbedingte sepulkrale Ausdrucksform jener bürgerlichen Gesellschaft, die sich seit dem späten 18. Jahrhundert in Deutschland entfaltete. So ist es sozial-historisch gesehen nur plausibel, dass mit dem Ende der bürgerlichen Moderne auch der Abschied von der klassisch-bürgerlichen Erinnerungskultur vollzogen wird. Statt also das generelle „Ende der Bestattungskultur" apokalyptisch zu beschwören, scheint es angemessener, die neuerliche Zäsur in der Bestattungsgeschichte als solche anzuerkennen. Im Übrigen sei darauf verwiesen, dass mit den Anonymen Urnenhainen auch neuartige, kollektive Orte des Gedächtnisses und der Kommunikation auf den städtischen Friedhöfen entstanden sind" (Fischer, 2000).

Fischer (2000) hat vor allem vier Zäsuren herausgearbeitet, die den Umgang mit den Toten in den letzten beiden Jahrhunderten verändert haben. Zunächst löste die Einrichtung von Leichenhallen die häusliche Aufbahrung ab. Zweitens wurde mit der Einführung der Feuerbestattung der Umgang mit dem Leichnam im Krematorium technisiert. Drittens wurde mit dem Aufkommen privat-wirtschaftlicher Bestattungsunternehmen der Umgang mit den Toten kommerzialisiert, und schließlich wurde als Folgeerscheinung der zunehmenden Feuerbestattung eine Zunahme anonymer Beisetzungen beobachtet.

In solchen Zeiten des Umbruchs fühlen sich viele Angehörige verunsichert, individuell angemessene Formen der Bestattung zu finden. Die meisten sind beim Tod eines Angehörigen zum ersten Mal mit Friedhofsordnungen und den Dienstleistungen eines Bestattungsunternehmens konfrontiert. Die Friedhofsordnungen und Leistungen eines Bestattungsinstituts können selbstverständlich eine Hilfe sein. Manche fühlen sich jedoch damit unpersönlich konfrontiert; die Leiche wird ihnen abgenommen und sie können kaum etwas selbst tun. So beklagt Tausch:

> „Wenn wir in der Einsamkeit, in der Natur gelebt hätten oder in einem früheren Jahrhundert, dann hätten wir Anne-Maries Körper im Garten oder in der Nähe unseres

Hauses begraben. So aber waren wir mit Friedhofs- und Ortsverwaltungen und einem Beerdigungsinstitut konfrontiert. Mir wurde schmerzlich bewusst, dass ich kaum etwas unmittelbar selbst tun konnte, sondern es in die Hände anderer, mir unbekannter Menschen geben musste" (Tausch u. Tausch, 1991, S. 62).

Entsprechend ambivalent sind die Erfahrungen Betroffener. Einerseits werden Rituale als hilfreich erlebt, andererseits werden sie als schreckliche Erfahrung beschrieben bzw. wird die Unmöglichkeit beklagt, das Begräbnis nach eigenen Vorstellungen zu gestalten:

„Die Nähe der vielen anderen Menschen tat mir gut. Ich konnte weinen, es hat mich fast zerrissen von innen heraus. Ich fand die Begräbniszeremonie samt nachfolgendem Familienessen wichtig und hilfreich. Ich möchte nichts ändern, außer dass mehr Leute es als natürlich empfinden, ihre Trauer auch zu zeigen" (Tausch u. Tausch, 1991, S. 204).

„Furchtbar fand ich die vielen Menschen und diese herkömmlichen Formen, Riten und Feierlichkeiten ... das Erde-drauf-Schmeißen und die Beileidsbekundungen. Ich würde darauf verzichten. Ich verbinde traurige und wütende Erinnerungen mit dem Begräbnis. Die vielen neugierigen Menschen, die Blasmusik und die ganzen Rituale waren nicht in meinem Sinne" (Tausch u. Tausch, 1991, S. 198).

Durch solche Erfahrungen sind manche Menschen angeregt, über eine ihnen angemessene neue Gestaltung von Bestattungsformen nachzudenken. Sie möchten eine Trauerkultur entwickeln, die ihrer Lebensweise entspricht.

Dies beginnt schon bei der Auswahl des Sarges; denn die traditionellen Särge entsprechen meist nicht dem Geschmack und der Lebensweise der Verstorbenen:

„Es ist wirklich auffällig, wie klein die Auswahl an Särgen ist. Fast alle Särge haben die so genannte ‚klassische' Form, mit dazugehörigen ‚klassischen' Handgriffen und Ornamenten. Bei Menschen, die während ihres Lebens ... modernes Design sehr geschätzt haben, erscheint es sonderbar, dass sie in einem ‚gotischen' Sarg ihre letzte Ruhe finden sollen (Sax et al., 1993, S. 92/93).

„Kein Geschäft ist von modischen Schwankungen derart unberührt wie das mit dem Tod. Vor der samtschwarz verhängten Tür des Bestatters macht der moderne Ästhetizismus immer noch respektvoll halt. Gründerzeitliche Ornamentik, Gelsenkirchener Barock, spiegelnder Schleiflack und schwülstige Messingbeschläge beherrschen die gruftigen Verkaufsräume – ein optischer Zeitsprung an der Schwelle zur letzten Ruhestätte. ‚Wenn so was meine letzte Stube sein soll' sprach Egon Eiermann, der Architekt, einst beim Anblick des Sarges für einen Freund, ‚dann möchte ich nicht begraben sein'" (Der Spiegel, 1995, S. 189).

Mittlerweile haben sich moderne Designer des letzten Möbels, des Sarges, angenommen; und bei Särgen für Kinder ist es auch nicht mehr gar so selten, dass dieser von der Familie gestaltet oder auch von den Freundinnen und Freunden bemalt wird.

In dieser Hinsicht sind viele Menschen aktiv: Sie fordern eine Beteiligung an der Beerdigung und der Trauerfeier ein. Sie möchten dem lieben Verstorbenem wieder mit eigenen Händen zu Grabe tragen und den Ablauf nach ihren Vorstellungen gestalten. Dies ist auch angesichts der Auflösung allgemein verbindlicher Rituale und Normen notwendig, ist aber im Einzelfall ein schwieriger Prozess: Gilt es doch zwischen vorgebenen Friedhofsordnungen und herkömmlichen Ritualen neue, angemessene Formen zu erfinden.

8.5 Trauerrituale

Trauer wird in der heutigen Öffentlichkeit kaum mehr gezeigt; sie stellt ein gesellschaftlich ausgegrenztes Phänomen dar; zumindest sind der Trauer enge zeitliche und örtliche Grenzen gesetzt. Für die Beisetzung gibt es einen Tag Urlaub, bei der Beerdigung sind Tränen erlaubt, in unmittelbar anschließender Zeit muss der Mensch aber wieder funktionieren. Der Trauernde wird als Störfaktor empfunden; er hat das Gefühl, seine Trauer sei ihm nicht gestattet, er stelle für seine Umwelt eine Zumutung dar (Aue, 1995, S. 276).

Rituale, die es dem Trauerndem erlauben, seiner Trauer Ausdruck zu verleihen und ihn entlasten – wie zum Beispiel die Trauerkleidung oder das Trauerjahr – werden kaum noch praktiziert. Schwarze Trauerkleidung, die neben einem vergessenen magischen Sinn (schwarze Kleidung, um sich vor dem Tod bzw. vor dem umherstreifenden Geist des Verstorbenen zu verbergen) auch eine soziale Schutzfunktion beinhaltete, wird kaum mehr getragen.

Stubbe (1985, S. 208) bringt das Fehlen von Riten in Zusammenhang mit psychischen Folgeerscheinungen:

„Das neuzeitliche Trauerverhalten lässt sich zusammenfassend durch folgende Merkmale charakterisieren: Eine bestimmte Trauerzeit ist nicht mehr festgelegt, öffentliche Trauersignale, wie zum Beispiel die Trauerkleidung, haben keine Bedeutung mehr, die Trauer findet isoliert, heimlich, in Zurückgezogenheit statt und wird nicht mehr von der Gemeinschaft (mit-)getragen, und psychosomatische (zum Beispiel Kolitis, Depressionen etc.) bzw. psychosoziale (zum Beispiel aggressives und sozial auffälliges Verhalten) Traueräquivalente bilden sich verstärkt heraus."

Mit der Trauerkleidung konnte der Hinterbliebene seine Trauer anzeigen. An der Art der Trauerkleidung war sichtbar, in welchem zeitlichen Stadium des Trauerprozesses sich der Trauernde befand. Der Hinterbliebene konnte seine Trauer nach außen kundtun und Schonung signalisieren. In der ersten Zeit trug der Trauernde Volltrauerkleidung. Die Trauerfarbe Schwarz wurde mit der Zeit durch andersfarbige, meist weiße Elemente ersetzt oder die Trauer wurde nur noch durch eine schwarze Armbinde, schwarze Krawatte oder eine Schleife im Revers symbolisiert. Innerhalb eines Trauerjahres wurde das Schwarz der Trauerkleidung allmählich abgelegt. Mit dieser „Kleidersprache" konnte der Trauernde über seinen Zustand informieren, den Grad der Schonung signalisieren, ohne ständig andere darüber informieren zu müssen (Jerneizig u. Schubert, 1991, S. 38).

Auch in religiösen Riten wurden zeitliche Trauerphasen eingehalten: Sechs Wochen und ein Jahr nach dem Tod wurde eine Gedächtnismesse zelebriert.

Interessant ist in diesem Zusammenhang, dass die erwähnten Trauerprozessmodelle (vgl. S. 158) in ihrer zeitlichen Struktur mit den christlichen Ritualen des Sechs-Wochen-Amtes und des Jahrgedächtnisses übereinstimmen.

Die Trauerzeit ist aber nicht nur eine Zeit des Rückzuges, der Schonung und der individuellen Verarbeitung; der Trauernde bedarf auch der Stütze der Gemeinschaft. Da herkömmliche rituelle Gemeinschaftsformen verkümmert sind, formieren sich hie und da auch Trauergruppen. So zum Beispiel von verwaisten Eltern, die nach dem Tod von Kindern erlebt haben, wie Verwandte, Freunde und Bekannte sich zurückziehen. In Gruppenarbeit soll ihnen die Möglichkeit gegeben werden, ihre Trauer, Hilflosigkeit und Verzweiflung auszudrücken, ihre Trauer langsam zu verarbeiten (Pfaff, 2000).

Zu den Gefühlen, die im Trauerprozess verarbeitet werden müssen, zählen neben den gesellschaftlich akzeptierten Gefühlen des Schmerzes und der Verzweiflung auch Affekte der Wut und Aggression. Viele schämen sich, diese gegenüber Verstorbenen einzugestehen und beladen sich mit Schuld.

> „Dieses Tabu, das seinen Ausdruck findet in Konventionen wie ‚Rede nichts Schlechtes über Tote' oder ‚Tote soll man ruhen lassen', ist ein wichtiger Punkt in unseren Trauergruppen" (Roth in Radwan, 1995, S. 16).

Die Trauerzeit ist ein schmerzlicher Übergangsprozess. Dieser wird erleichtert, wenn sich die Beziehung zum Verstorbenen an Übergangsobjekten zunächst festmachen, später aber auch wieder allmählich lösen kann.

Es ist zunächst ganz normal und auch hilfreich, wenn z. B. verwaiste Eltern ihre Beziehungen zum Kind in Übergangsobjekten festzuhalten versuchen. Solche Übergangsobjekte können ein Buch, ein Spielzeug, eine Puppe oder auch ein Kleidungsstück sein. Rothman (1998, S. 103) berichtet:

„Ich trug das T-Shirt meines Sohnes nach seinem Tod mindestens sechs Monate unter meinen Kleidern. Ich ließ sein Zimmer unberührt und die Tür geschlossen, damit der Geruch erhalten blieb, ich hielt im Schlaf sein letztes Bild in der Hand, und wenn ich es in der Nacht im Bett verlor, wachte ich erschrocken auf."

Das Zimmer, in dem das Kind gewohnt hat, nimmt eine besondere Stellung in der Reihe der „Übergangsgegenstände" ein.

„Einige Eltern sehen die einzige Möglichkeit, damit fertig zu werden, darin, die Tür zu schließen und es unberührt zu lassen. Einige Eltern brauchen das ganze Zimmer als ‚Übergangsgegenstand' – sie schlafen in dem Bett ihres Kindes, blicken aus dem Fenster, sie sitzen an dem Schreibtisch. Einige Eltern empfinden das Zimmer ihres Kindes als einen Ort, an dem sie mit ihren Tränen und Schmerz und Zorn Zuflucht finden können. Andere müssen das Zimmer ihres Kindes so schnell wie möglich renovieren, neu streichen, neu einrichten ..." (Rothman, 1998, S. 106).

Andere Eltern gewinnen schnell Distanz zu Gegenständen und suchen Verbindungen zum Kind auf geistiger Ebene herzustellen. So hatte die Mutter eines verstorbenen Mädchens vor dem Tod folgendes mit ihrer Tochter vereinbart:

„Auf ihrem Nachttisch im Krankenhaus stand immer eine Rose. Und irgendwann im Gespräch mit ihr habe ich gemeint, dass wir immer in Verbindung bleiben werden. Ich hab' mit ihr vereinbart, dass ich immer, wenn ich nach ihrem Tode eine Rose anschaue, mir vorstelle, dass auch sie in ihrer Welt die Schönheit einer Rose erblickt, dass ich dann an sie denken werde und wir beide in der Schönheit der Rose verbunden sein werden ..." (p. M. einer Mutter).

Eine ähnliche Verbundenheit drückt auch ein Zitat von Saint-Exupéry (1996, S. 116) aus, das in Todesanzeigen häufig aufgeführt wird:

„Wenn du bei Nacht den Himmel anschaust,
wird es dir sein, als lachten die Sterne,
weil ich auf einem von ihm wohne,
weil ich auf einem von ihnen lache."

Manche Eltern finden in ihrer Trauer auch einen „Brückenschlag" zu ihrem Kind, indem sie vertraute Wege, die sie zu Lebzeiten mit dem Kind gegangen sind, wieder gehen oder Orte aufsuchen, die sie in besonderer Weise mit dem Verstorbenen verbinden.

In der Klasse können die Zeichnungen, die die Kinder in Gedenken an den verstorbenen Mitschüler gemalt haben, eine Woche oder mehrere Wochen hängen bleiben. Es wird gut sein, in der ersten Zeit nach dem Tod jeden Morgen z. B. das Lieblingslied des verstorbenen Schülers/der verstorbenen Schülerin zu singen oder eine CD mit der Lieblingsmusik aufzulegen. Das Trauerritual kann sich auch einen weiteren Monat lang darin abspielen, dass jeden Morgen eine Kerze im Andenken an den Schüler angezündet wird.

8.6 Rituale des Gedenkens

Rituale der Trauer und Übergangsobjekte verlieren mit der Zeit an Bedeutung. Sie sind nicht mehr tagtäglich präsent, verblassen und bleiben nur noch an besonderen Tagen und Orten des Gedenkens haften.

Wichtigster Ort des Gedenkens ist die Grabstelle. Sie wird regelmäßig aufgesucht und mit Blumen geschmückt. Die Hinterbliebenen verharren im Gebet oder im stillen Gedenken am Grab. Das Gedenken kann sich aber auch an anderen Orten festmachen, wo man mit dem Verstorbenen glücklic war oder die eine besondere Bedeutung im Leben hatten. Die stillen Plätze in der Natur, der beliebte Spiel- oder Sportplatz des Kindes oder auch die Stelle, an der ein Kind (nach einem Unfall) gestorben ist. In dieser Hinsicht ist zunehmend der Gebrauch zu beobachten, die Unfallstelle mit einem Gedenkkreuz zu markieren.

In der Schule wird es der Platz des Schülers sein, der einige Wochen nicht wieder besetzt wird; danach wird ein Foto an der Wand oder in einer besonderen Ecke an den Schüler erinnern. Rituale des Gedenkens können sich auch in der Auswahl und Gestaltung eines Grabsteins widerspiegeln oder darin symbolisieren, dass ein Baum gepflanzt wird oder eine Stiftung in Gedenken an den Verstorbenen errichtet wird.

Manchmal wird die Verbindung zum Verstorbenen auch wach, wenn dessen Lieblingsmusik ertönt:

> „Wenn wir, die Kinder und ich, am Frühstückstisch ‚seine' Lieblingslieder im Radio hören, die Lieder, die ihm besonders gefielen, dann denken wir: Guten Morgen ..." (Sattler, 2000, S. 134).

Besondere Tage des Gedenkes sind der Geburtstag, der Todestag und gegebenenfalls auch der Tag des Unfalls.

In der christlichen Tradition wird nach sechs Wochen und nach einem Jahr eine besondere Gedächtnismesse gefeiert. Das Jahresgedächtnis ist auch der Zeitpunkt, an dem früher die Trauerkleidung endgültig abgelegt wurde.

Darüber hinaus gibt es allgemeine Gedenktage für die Verstorbenen wie „Allerseelen" und der Totensonntag. An diesen Tagen werden traditionell die

Gräber aufgesucht, mit Blumen und immergrünen Zweigen geschmückt, und es werden Lichter angezündet.

Im Vergleich zu diesen besinnlichen Gedenkfeiern wird in anderen Kulturen lautstärker gefeiert: So feiern die Mexikaner am „Dia de los muertos" ein rauschendes Fest. Auf manchen Friedhöfen spielen in der Nacht zum ersten November Live-Bands. Mit gutem Essen und viel Tequila wartet man auf „den Besuch der Toten". Durch Gespräche werden die Erinnerungen wieder lebendig. Zu diesem Fest werden Brote mit Knochenmotiven gebacken, und es gibt Totenköpfe und kleine Särge aus Marzipan und Zuckerguss, die von den Kindern genüsslich verspeist werden (Bruman et al., 1998, S. 107).

Im Zuge der rasanten Ausbreitung der Telekommunikation gibt es auch schon virtuelle Gedenkstätten im Internet. Per Mausklick kann man sich auf dem World Wide Cemetery (http://www.interlock.com/~cemetery) ein virtuelles Denkmal setzen (Bruman et al. 1998, S. 114).

Über die Gestaltung einer Trauerfeier berichtet eine Lehrerin:

> „Im Vorfeld der Trauerfeier errichtete die Klasse in der Eingangshalle eine Stelltafel, an der Fotografien von T. befestigt wurden ... Die von den Schülern im Laufe der Zeit verfassten Texte und Zeichnungen, welche Erinnerungen an T., Gefühle, Ängste und auch Hoffnungen zum Ausdruck brachten, wurden sichtbar für alle an die Stellwand platziert. Die Trauerfeier selbst fand im Musikraum statt. Zur Trauerfeier wurden neben den Klassenkameraden die Parallelklasse, die Bandmitglieder, T.'s Freunde aus der Schule und die Großmutter von T. eingeladen.
>
> Am Tag der Trauerfeier gestalteten die Klassenkameraden den Musiksaal. Es wurden Kerzen aufgestellt, der Raum wurde mit farbigen Tüchern geschmückt, die an den Wänden befestigt und in der Mitte des Raumes auf dem Boden ausgebreitet wurden.
>
> Die Mitschüler haben Tage davor angefangen, Dinge zusammenzutragen, die T. wichtig oder typisch für ihn waren. Diese wurden auf den Tüchern verteilt. Es waren unter anderem ein BVB-Schal, ein Game-Boy-Spiel, Musikkassetten seiner Lieblingsgruppen und ein Fußball. Die Trauerfeier fand am Vormittag statt. Sie dauerte ca. eine halbe Stunde und wurde vom Schulleiter mit der Beschreibung von T.'s Schulleben eröffnet. Der Kollege, der die Schulband leitete, sprach anschließend über T.'s musikalische Begabung, über die Musik, die er am liebsten hörte und selber spielte. Es wurde daraufhin T.'s Lieblingsmusik vom Band abgespielt. Am Schluss der Trauerfeier las eine Mitschülerin ihren Text vor, den sie am Tag nach T.'s Tod aufgeschrieben hatte. Der Schulleiter verabschiedete die Großmutter und beendete die Trauerfeier" (Trantow-Philippen, 1996, S. 61).

An die Stelle einer solch' würdigen Gedenkfeier kann auch ein Meditationsabend (vgl. Tausch u. Tausch, 1991, S. 63) oder auch ein Fest treten. So hatte der an einem Hirntumor gestorbene Kollege Gerd W. Jansen (Leyendecker, 2000, S. 3) schon Jahre vor seinem Tod folgendes verfügt:

„Wenn es aber dazu kommt, dass ich ein Leben führen muss, das ich für mich nicht mehr akzeptieren kann, *dann lasst mich gehen*. Ich werde mich auf Wolke 17 bei Euch bedanken ...

Aber: Ein Jahr danach sollt Ihr ein Fest feiern mit Freunden, Kegelbrüdern, Kollegen und wem auch immer, unter dem Motto: ‚Wisst ihr noch ...?'. Ein schönes Fest mit viel Gelächter und angenehmen Erinnerungen. Ich werde da sein!

Ich liebe Euch! Es war schön, mit Euch zu leben. Viel Spaß für die Zukunft."

Und es kamen nahezu 100 Leute zusammen. Es wurde gut gegessen, getrunken, herzlich gelacht und in Erinnerungen geschwelgt. So war der Verstorbene präsent und die Herzlichkeit unseres Lachens schlug eine Brücke von dieser Welt zu einer anderen Sphäre. Und es war beeindruckend in der Gemeinschaft zu erfahren, dass der Tod zum Leben gehört.

9. Resümee oder: Was wir abschließend denken

Der Tod gehört zum Leben. Wenn wir uns darauf einlassen, können wir das starke Gefühl erleben, wie mächtig und wertvoll unser Leben ist.

Gewiss, es liegt nahe, den Tod aus unseren Gedanken und Vorstellungen fernzuhalten: ihn zu verdrängen, ist für viele in unserer gegenwärtigen Gesellschaft die einfachste Lösung. Doch Verdrängung fordert auf Dauer ihren Preis: nämlich Ohnmacht, Wut und Panik, die uns im Todesfall unvorbereitet überkommen und die viele nur an eine rasche „Entsorgung“ denken lassen: weg mit der Leiche, keine Zeit, um würdig Abschied zu nehmen, kurze Beerdigung oder anonyme Bestattung.

Dies mag wie ein harter Vorwurf klingen; es geht aber nicht darum, die Verdrängung als persönliche Schuld zuzuweisen. Denn Krankheit, Leiden, Sterben und Tod werden allgemein aus dem sozialen Erfahrungsbereich ausgeklammert: Das ist eine Folge des Fortschrittsglaubens der Moderne. Diese macht es vielen schon vor dem Tod schwer, Krankheit und Bedrohung des Lebens zu akzeptieren. Sie meiden die Auseinandersetzung und finden keinen Mut zur Begleitung lebensbedrohlich erkrankter Menschen.

Dabei ist Gesundheit ein fiktives Ideal, das sich nicht allein als positiver Pol in Relation zum negativen Pol der Krankheit verstehen lässt. Denn menschliches Leben befindet sich niemals in einem Gleichgewicht, sondern stets in der Heterostase. Ungleichgewichte, Leiden und Glück sind basale Bestandteile menschlicher Existenz.

Ein solches Verständnis schließt ein, dass Krankheit nicht nur negative Aspekte beinhaltet, sondern auch positiv betrachtet werden kann. Krankheit eröffnet auch Chancen und kann Anstoß zur menschlichen Reifung sein. Aus dem gleichen Grund kann auch die Begleitung eines lebensbedrohlich erkrankten Menschen nicht nur Niedergeschlagenheit und Verzweiflung auslösen, sondern auch zu einer wertvollen, tiefen, gemeinsamen menschlichen Erfahrung wachsen.

Kinder haben in ihrer Unbekümmertheit die allgegenwärtige Verdrängung des Todes in der Regel noch nicht so verinnerlicht. Der Tod beschäftigt sie schon früh als existenzielle Grundfrage des Lebens. Gleichwohl erreichen sie eine ausgereifte Vorstellung vom Tod erst im Laufe ihrer Sozialisation am Ende der Kindheit. Interessant ist die Beobachtung, dass lebensbedrohlich erkrankte früher als andere Kinder ein reifes Todeskonzept erwerben können. Dies zeigt, dass unter der Bedingung von schwerer, lebensbedrohlicher Erkrankung die Dynamik von Entwicklungsprozessen angeregt werden kann, womit nicht beiseite geschoben werden soll, dass die lebensbedrohliche Erkrankung Angst macht und zentral verunsichert: Tritt doch anstelle von Unbekümmertheit und offener Lebensperspektive, die das Kindesalter normalerweise beinhaltet, die fortschreitende Schwächung und frühzeitige Begrenzung des Lebens.

In dieser Situation sind Mut und einfühlsames Gemüt gefragt. Emotionale Bereitschaft sich einzulassen und das Angebot, ein Stück des Weges durch die Krankheit und im Sterben mitzugehen, umschreiben die Haltung, die von der begleitenden Person gefordert ist.

Unabdingbare Voraussetzung ist die eigene Auseinandersetzung mit Sterben und Tod; nur derjenige, der in der Vorstellung oder im bewussten Erleben den Phänomenen von Krankheit, Leiden, Sterben und Tod nicht ausgewichen ist, wird fähig sein, ein Kind im Sterben zu begleiten.

In diesem Zusammenhang stellt sich die zentrale Frage, ob dazu ein mitmenschliches Einlassen genügt oder ob professionelles Wissen für die Begleitung erforderlich ist. So ist es zum Beispiel erstaunlich, dass progredient erkrankte Kinder seltener über ihre Lebensbedrohung aufgeklärt sind als akut erkrankte Kinder dies wissen. Schwierig, aber unzweifelhaft sinnvoll ist eine ehrliche Mitteilung der Diagnose; denn selbst wenn den Kindern nichts mitgeteilt wurde, entnehmen schon Kleinkinder aus den veränderten Verhaltensweisen um sie herum und den Signalen, die ihnen Erwachsene senden, ein Wissen um den lebensbedrohlichen Charakter ihrer Krankheit. Und wenn die Eltern nicht den Mut aufbringen, darüber zu sprechen, ziehen sich beide auf Interaktionen der „wechselseitigen Täuschung" zurück. In der angstvollen Situation ist das Nicht-Ansprechen-Können durchaus verständlich, aber ein tiefgreifendes menschliches Verstehen, ein Mitleiden und Begleiten wird damit verbaut.

Dem Lehrer wird eine Diagnosemitteilung nur selten – und dann auch nur in Absprache mit den Eltern – zukommen. Viele Lehrer scheuen sich von vornherein, überhaupt mit dem Schüler über seine lebensbedrohliche Erkrankung zu sprechen.

Frühzeitige Auseinandersetzungen mit diesen Problemstellungen sind daher hilfreich; ebenso sind profunde Kenntnisse und Erfahrungen von Nutzen: so zum Beispiel das Erlernen spezieller Gesprächstechniken, die Kenntnis von Verlaufsformen seelischer Bewältigungsprozesse, das Verständnis von Verhaltensweisen und Selbstmitteilungen kranker Kinder sowie der Erklärungswert von Phasenmodellen. Doch diese laufen selten so regelhaft kontinuierlich ab, wie von einigen Autoren beschrieben. Mehr Verständnis ist damit gewonnen, wenn die Prozesse als diskontinuierliche, schwankende, kreisförmige und unvollkommene Abläufe gesehen werden.

Damit ist auch von der theoretischen Basis nahegelegt, dass Wissen zwar hilfreich ist, dass es bei der Begleitung aber nicht allein um Standards eines professionellen Handlungswissens gehen kann, sondern dass eine Grundhaltung gefordert ist, die differentiell und einfühlsam einzubringen ist. Diese Grundhaltung in der Betreuung eines sterbenden Schülers ist neben dem Einfühlungsvermögen gekennzeichnet durch eigene personale Verfügbarkeit und Aufrichtigkeit. Eine solche Haltung grundsätzlicher menschlicher Offenheit beinhaltet auch das Wagnis der Unvollkommenheit und die Befürchtung des Scheiterns. Die Erfahrung lehrt, dass in der extremen Beziehung der Sterbebegleitung jeder aufrichtige Versuch, sich einzufühlen und *einfach da zu sein*, schon wertvoll ist.

In diesem Zusammenhang beinhaltet die Lehrerrolle eine besondere Chance. Denn Kinder wenden sich in ihrer extremen Lebenssituation oft weniger denen zu, die sie am meisten lieben (ihren Eltern) oder denen, die sie am meisten brauchen (wie das medizinische Personal), sondern denen, die nicht unmittelbar in ihre Krankheit involviert sind, die in keiner allzu engen Beziehung stehen und die keine Schmerzen bereiten. Dies eröffnet dem Lehrer vertrauensvolle Möglichkeiten der Begleitung.

Angesichts der drohenden Lebensbegrenzung wird er zunächst gefordert sein, den Unterricht von einer Zukunftsorientierung auf eine erfüllte Gegenwart zu lenken. Dies wird in der Erfahrung *pädagogischer Koexistenz*, das heißt der Gewissheit möglich, in der Endzeit nicht allein gelassen zu werden, unbedingt angenommen zu sein und sich auf ein gemeinsames Erleben im Hier und Jetzt verlassen zu können.

In der Begleitung kann es dem Pädagogen nicht darum gehen, alle Probleme, die sich mit der abnehmenden Lebenskraft und dem folgenden Sterbeprozess stellen, zu lösen. Eine einfühlsame Begleitung sollte dazu führen, dass der Schüler sein Leben bis zuletzt erfüllt leben und seinen eigenen Tod sterben kann.

Auf diesem Weg stellen die Selbstmitteilungen sterbender Kinder ein beindruckendes Phänomen dar: Ihre intuitive Ahnung, sterben zu müssen, teilen sie oft symbolisch in Bildern, im Spiel und im Verhalten mit.

Ohne allzu bedeutungsschwere (Über-)Interpretationen sollten diese Zeichen sensibel bemerkt werden. Sie können dazu verhelfen, dass das Kind über seine Ängste sprechen kann. So wird der Abschied erleichtert, nämlich in dem Gefühl: *Du gehörst zu uns, du darfst gehen und wir lassen dich los.*

Ist ein Schüler gestorben, braucht es Zeit, den Verlust zu verarbeiten. Trauerarbeit gelingt umso besser, je mehr die Eltern, der Lehrer und die Mitschüler ihre Gefühle nicht zurückhalten, sondern der Trauer Ausdruck verleihen. In einer Welt, in der verbindliche Formen des Abschiednehmens von einem Verstorbenen nur noch selten vermittelt und erfahren werden, ist es notwendig, angemessene Formen zu suchen oder wiederzuentdecken.

Auf der Suche nach Ausdrucksformen machen viele die Erfahrung, dass Rituale eine hilfreiche Funktion haben: Und wenn das Verständnis für religiöse Formen abhanden gekommen ist oder die kultischen Handlungen fremd erscheinen, lohnt es sich, eigene Ausdrucksformen zu suchen und neue angemessene Rituale zu erfinden. Auch dazu braucht es Zeit. Geschäftiger Aktionismus führt am Eigentlichen vorbei.

Angesichts der Lebensbedrohung stößt auch eine Pädagogik, die nur einwirken, beeinflussen und in richtige Bahnen lenken will, an ihre Grenzen. In der existenziellen Extremsituation fühlt sich daher mancher Pädagoge „herausgefordert", Besonderes zu leisten oder sich gar des leidenden Kindes zu bemächtigen.

Doch sind nicht pädagogische Einwirkung und vermeintlicher Fortschritt, sondern Geduld und simples Sich-Einlassen gefragt. Eine solche Haltung ist naturgemäß „einfältig" und erwartungslos; sie ist frei von festgelegten Zielen und findet ihren Sinn im mitmenschlichen Dialog.

Denn wie auch sonst liegt der Sinn von Pädagogik nicht darin, dass man am Zögling zieht; der Sinn liegt vielmehr zwischen beiden, zwischen Pädagoge und Kind, in der Art der Vermittelung, der Interaktion, des Dialogs. Dieser Dialog gelingt am besten, wenn keiner sich anmaßt, über den anderen zu verfügen, und wenn beide sich so zurückhalten und respektieren, dass nicht nur Sympathie (in der ursprünglichen Bedeutung des Wortes: Mitleiden) entstehen, sondern auch Beistand gegeben, Begleitung ermöglicht werden kann.

So wird Kindern im Leben wie im Sterben die Chance gegeben, ihren eigenen Weg zu finden; und so können sie vielleicht wie der kleine Prinz bei Saint-Exupéry am Ende tapfer sagen: *C'est là. Laisse-moi faire un pas tout seul: Es ist soweit. Lass mich einen Schritt ganz alleine tun.*

10. Literatur

Anthony, S. (1973): The discovery of Death in Childhood and After. (Penguin Press) London

Antonovsky, A. (1993): Gesundheitsforschung versus Krankheitsforschung. In: Franke, A., Broda, M. (Hrsg.):Psychosomatische Gesundheit. Versuch einer Abkehr vom Pathogenese-Konzept. (DGVT-Verlag) Tübingen. 3–14

Antonovsky, A. (1997): Salutogenese. Dt., erw. Herausgabe von Franke, A. (DGVT-Verlag) Tübingen

Arens, V. (1994): Grenzsituationen. Mit Kindern über den Tod sprechen. Religionspädagogische Perspektiven. Band 19. (Blaue Eule) Essen

Aries, P. (1981): Studien zur Geschichte des Todes im Abendland. (dtv) München

Aue, M. (1995²): III. Betreuung: This work is about living – not dying. In: Deutsche Aidshilfe e.V. (Hrsg.): Krankheits- und Sterbebegleitung. (Beltz) Weinheim

Bach, S. (1961): Das Leben malt seine eigene Wahrheit. Über die Bedeutung spontaner Malerei schwerkranker Kinder. (Daimon) Einsiedeln

Bach, S. (1974): Spontaneos pictures of leukemic children as an expression of the total personality, mind and body. In: Acta Paedopsychiatrica. Band XI. Basel. 86–107

Becker, P. (1984): Ärztliche Erfahrungen mit Schwerkranken und Sterbenden. In: Becker, P., Eid, V. (Hrsg.): Begleitung von Schwerkranken und Sterbenden. (Matthias Grünewald) Mainz, 16–33

Berndt, W. (1987): Alltag und Krankheit. Gedanken zur Praxis der Schule für Kranke (Sonderschule). (Soester Verlags-Kontor) Soest

Binger, C.M. et al. (1969): Childhood leukemia: Emotional impact on patient and family. In: New England Journal of Medicine 280, 414–418.

Bleidick, U. (1978³): Pädagogik der Behinderten. Grundzüge einer Theorie der Erziehung behinderter Kinder und Jugendlicher. (Marhold) Berlin

Bluebond-Langner, M. (1978): The Private World of Dying Children. (Princeton University Press) Princeton

Blumenthal-Barby, K. (Hrsg.) (1991⁴): Betreuung Sterbender. 4. Aufl. (Verlag Gesundheit) Berlin.

Böckle, F. (1964): Moral zwischen Anspruch und Verantwortung. (Patmos) Düsseldorf

Böckle, F. (1979): Menschenwürdig sterben. Theologische Meditationen 52. (Benziger) Zürich

Bodarwé, C. (1989): Reden vom Tod ist Reden vom Leben. Neuere Kinder- und Jugendliteratur zum Thema „Tod" als Impuls für die religionspädagogische Praxis in Sonderschulen. (Blaue Eule) Essen

Bode, G., Hoffmann, M. (1994): Leitfaden für Lehrer: Wenn ein Schüler Krebs hat. (DLVH) Bonn

Boenisch, J. (1999): Hiobsbotschaft oder Hiobs Botschaft? Religionspädagogische Aspekte zum Umgang mit der Frage nach Leid, Schuld und Behinderung in der Schule für Körperbehinderte. In: Zeitschrift für Heilpädagogik, 50, 3, 120–124

Bowers, M. et al. (1971): Wie können wir Sterbenden beistehen. (Kaiser) München

Brocher, T. (1998): Wenn Kinder trauern. Wie Eltern helfen können. (Rowohlt) Reinbek

Brumann, U., Knopff, H.J., Stuscheit, W. (1998): Projekt Tod. Materialien und Projektideen (Verlag an der Ruhr) Mülheim

Buckingham, R.W. (1987): Mit Liebe begleiten. Die Pflege sterbender Kinder. (Kösel) München

Bürgin, D. (1978): Das Kind, die lebensbedrohliche Krankheit und der Tod. (Huber) Bern

Canacakis, J. (1982): Trauerverarbeitung im Trauerritual und leib-seelisches Befinden: psycholog. Felduntersuchung zur psychohygienischen Wirksamkeit der Totenklagen (Moiroloja) in Mani, Griechenland. (Dissertation) Essen

Canacakis, J. (1987): Ich sehe deine Tränen – trauern, klagen, leben können. (Kreuz) Stuttgart

Canacakis, J. (1992): Trauer – ein verlerntes Gefühl? In: Student, J.C. (Hrsg.): Im Himmel welken keine Blumen. Kinder begegnen dem Tod. (Herder) Freiburg, 181–199

Daut, V. (1980): Die Entwicklung der Todesvorstellung bei Kindern und Jugendlichen. In: Zeitschrift für Heilpädagogik, 31, 4, 253–260

Deutsche Gesellschaft für Muskelkranke (Hrsg.) (1997): Wissenswertes über die Duchenne-Muskeldystrophie. (DGM) Freiburg

Deutsche Krebshilfe e.V. (Hrsg.) (1999): Krebs im Kindesalter. Ein Ratgeber für Eltern krebskranker Kinder und Jugendlicher. (DKH) Bonn

Deutscher Bundestag (1961): Bundessozialhilfegesetz

Diekmann, A. (1995): Empirische Sozialforschung. Grundlagen, Methoden, Anwendungen. (Rowohlt) Hamburg

Duda, D. (1986): Für dich da sein, wenn du stirbst. Vorschläge zur Betreuung. (Papyrus) Hamburg

Easson, W.M. (1977): The dying child. The management of the child or adolescent who is dying. (Thomas) Springfied

Elias, N. (1989): Über den Prozess der Zivilisation. Band 1. 14. Aufl. (Francke) Bern u. a.

Engelke, E. (1979): Situation und Umfeld für Sterbebeistand heute. In: Engelke, E., Schmoll, H.-J., Wolff, G. (Hrsg.): Sterbebeistand bei Kindern und Erwachsenen. (Enke) Stuttgart,17–30

Finger, G. (1998): Mit Kindern trauern. (Kreuz) Zürich

Fischer, N. (2000): Auf dem Weg zum anonymen Grab: Aufbahrung und Bestattung im Norden Deutschlands aus sozialhistorischer Perspektive. In: Postmortal.de – Der Tod in Deutschland in Realität und Rechtsordung. Online im Internet: URL: http://postmortal.de/Bestattung-Beisetzung/AnonymeBestattung/anonymebestattung.html [2000-12-06]

Freud, A. (1936): Das Ich und die Abwehrmechanismen. (Internationaler psychoanalytischer Verlag) Wien

Freud, S. (1915): Zeitgemäßes über Krieg und Tod. In: Gesammelte Werke. Band 10. (Fischer) Frankfurt, 1967

Freud, S. (1917): Trauer und Melancholie. In: Gesammelte Werke. Band 10. (Fischer) Frankfurt, 1967

Fuchs-Heinritz, W. (1969): Todesbilder in der modernen Gesellschaft. (Suhrkamp) Frankfurt a.M.

Furman, E. (1977): Ein Kind verwaist. (Klett) Stuttgart

Gesell, A., Illg, F.L. (1946): The Child from Five to Ten. (Hasper and Row) New York

Gößling, K. (2000): Zur Thematisierung von Sterben und Tod im Unterricht – eine empirische Sammlung, Systematisierung und kritische Reflexion von Unterrichtsbeispielen. (Unveröffentl. Staatsexamensarb., Fakultät Rehabilitationswissenschaften der Universität) Dortmund

Grewel, H. (1988): Brennende Fragen christlicher Ethik. (Vandenhoek & Ruprecht) Göttingen u. a.

Gudjons, H. (1996): Der Verlust des Todes in der modernen Gesellschaft. In: Pädagogik, 9, 6–13.

Haas, G. (1981): Ich bin ja so allein. Kranke Kinder zeichnen und sprechen über ihre Ängste. (Maier) Ravensburg

Hahn, A. (1968): Einstellungen zum Tod und ihre soziale Bedingtheit. Eine soziologische Untersuchung. (Enke) Stuttgart

Haug-Zapp, E., Mühle, H. (1995) (Hrsg.): Wenn Kinder nach Gott fragen. Mit Kindern leben. (Rowohlt) Hamburg

Haupt, U. (1983): Spezielle Arbeitsweisen mit verhaltensgestörten körperbehinderten Kindern auf der Basis des personzentrierten Konzepts (Rogers) einschließlich der Elternarbeit. In: Haupt, U., Jansen, G.W. (Hrsg.): Pädagogik der Körperbehinderten. Handbuch der Sonderpädagogik. Band. 8. (Marhold) Berlin, 308–325

Haupt, U. (1988): Begleitung unheilbar kranker Kinder. In: Pro Infirmis. Fachzeitschrift für Rehabilitation, 47, 1, 8–12

Haupt, U. (1991): Wenn schwerstbehinderte Kinder sterben. In: Fröhlich, A. (Hrsg.): Pädagogik bei schwerster Behinderung. Handbuch der Sonderpädagogik. Band 12. (Marhold) Berlin, 376–384

Haupt, U. (1996): Körperbehinderte Kinder verstehen lernen. Auf dem Weg zu einer anderen Diagnostik und Förderung. (Selbstbestimmtes Leben) Dortmund

Haupt, U. (1997): Abschied nehmen. In: Zusammen, 17, 8, 4–7

Haushalter, S. (1997): Heilpädagogik mit krebskranken Jugendlichen. In: Steinebach C. (Hrsg): Heilpädagogik für chronisch kranke Kinder und Jugendliche. (Lambertus) Freiburg i. B., 161–174

Heim, E. (1988): Coping und Adaptivität: Gibt es geeignetes und ungeeignetes Coping? In: Psychotherapie und medizinische Psychologie, 38, 8–18

Hellbrügge, T. (1979): Leben und Sterben in den Augen des Kindes. Documenta Pädiatrica. Band. 5. (Hansisches Verlagskontor) Lübeck

Herbst, M. (1994): „Ich bin so traurig – ich habe mein Herz in eine große Schüssel gelegt." Seelsorge an schwerkranken und sterbenden Kindern im Krankenhaus. In: Glaube und Lernen, 9, 70–86

Hertl, M. (1987): Psychosoziale Probleme und ihre Bewältigung. In: Gutjahr, P. (Hrsg.): Krebs bei Kindern und Jugendlichen. Klinik und Praxis der pädiatrischen Onkologie. (Deutscher Ärzte Verlag) Köln, 305–333

Herzig, E.A. (1978): Betreuung Sterbender. Beiträge zur Begleitung Sterbender im Krankenhaus. (Rocom) Basel

Hinton, S.E. (1976): Approaching Death. In: Hill, O. (Hrsg.): Modern Trends in Psychosomatic Medicine. London, 471–490

Höhn, M. (1996): Leben und Sterben. Mit jungen Menschen sprechen. (Papyrossa) Köln

Howe, J. (1992): Sterben – Tod – Trauer. Lehrbuch der psychologischen und sozialen Alterswissenschaft Bd. 4. (Asanger) Heidelberg

Hübner, W. (2000): Wie mit der Trauer umgehen? In: Sattler, C. (Hrsg.): Ein Mensch geht ... Trauer, Tod und Sterben. (Sattler) Eitorf, S. 13–75

Janke, W. (1966/67): Leben und Tod in Fichtes „Lebenslehre". In: Philosophisches Jahrbuch 74. München

Jansen, G.W. (1973): Die Erziehungssituation des körperbehinderten Kindes im Spiegel psychologischer Untersuchungsergebnisse. In: Die Rehabilitation, 4, 200–209

Jay, S.M. et al. (1987): Differences in death concepts between children with cancer and physically healthy children. Journal of Clinical Child Psychology, 16, 193–199

Jerneizig, R., Schubert, U. (1991): Der letzte Abschied. Ratgeber für Trauernde. (Klartext) Essen

Jerusalem, F., Zierz, S. (1991^2): Muskelerkrankungen. Klinik – Therapie – Pathologie. (Thieme) Stuttgart

Jüngel, E. (1975): Der Tod als Geheimnis des Lebens. In: Paus, A.: Grenzerfahrung Tod. (Suhrkamp) Frankfurt, 9–39

Kast, V. (1986[6]): Trauern. Phasen und Chancen des psychischen Prozesses. (Kreuz) Stuttgart

Kasteel, L. (1986): Der „verfrühte" Tod. Das krebskranke Kind – Betreuung und Begleitung. Wissenschaftl. Abhandlung über verschiedene sonderpädagogische Betreuungsmodelle für krebskranke Kinder. (Marhold) Berlin

Kastenbaum, R., Costa, P.T. (1977): Psychological perspectives on death. In: Annual Review of Psychology, 28, 225–249

Kelly, W.D., Friesen, S.R. (1950): Do Cancer Patients Want to Be Told? In: Surgery, 27, 822–826

Kierkegaard, S. (1957[2]): Die Krankheit zum Tode. Gesammelte Werke. Band XI. (Diederichs) Düsseldorf

Kierkegaard, S. (1964[2]): Erbauliche Reden. Gesammelte Werke. Band VIII. (Diederichs) Düsseldorf

Klemm, M., Wilken-Dapper, S. (1997): Lasst mich los, aber vergesst mich nicht. Interview. In: Zusammen, 17, 8, 10–11

Klemm, M., Häcker, W., Hebeler, G. (Hrsg.) (1996[8]): Tränen im Regenbogen. Phantastisches und Wirkliches – aufgeschrieben von Mädchen und Jungen der Kinderklinik Tübingen. (Attempto) Tübingen

Kremer, S. (1990): Leben und Lernen mit Kindern und Jugendlichen mit begrenzter Lebenserwartung. In: Sonderschulmagazin, 12, 11, 5–7

Kroll, T., Petermann, F. (1993): Was kranke Kinder brauchen. Hilfen für den Alltag mit chronisch kranken Kindern. (Herder) Freiburg

Kübler-Ross, E. (1985): Kinder und Tod. (Kreuz) Zürich

Kübler-Ross, E. (1973[1], 1990[15]): Interviews mit Sterbenden. (Gütersloher Taschenbücher Siebenstern) Gütersloh

Lammers, A. (1997): Handlungsmöglichkeiten des Lehrers in der Begleitung leukämiekranker und muskeldystropher Schüler – untersucht durch qualitative Interviews mit Lehrerinnen und Lehrern an Schulen für Körperbehinderte und Schulen für Kranke. (Unveröffentl. Staatsexamensarb. Fachbereich Sondererziehung und Rehabilitation der Universität) Dortmund

Lazarus, R.S., Folkman, S. (1984): Stress, Apppraisal and Coping. (Springer) New York

Lehmann, B., Rentner, L., Sperlich, F.O. (2000): „Komm' wir gehen Opa harken". Fernsehdokumentation. (Noah Film) MDR

Leist, M. (1979): Kinder begegnen dem Tod. (Herder) Freiburg

Lévinas, E. (1986): Ethik und Unendliches. Gespräche mit Philippe Nemo. (Böhlau) Graz

Leyendecker, C. (1992a): Körperbehindertenpädagogik. In: Klauer, K.J. (Hrsg.): Grundriss der Sonderpädagogik. Band 3. (Marhold) Berlin, 94–114

Leyendecker, C. (1992b): Zutrauen und Verantworten. Ein praxisnaher Essay und empirischer Aufweis der Prinzipien „Hoffnung“ (Bloch) und „Verantwortung“ (Jonas) in der Pädagogik Körperbehinderter. In: Zeitschrift für Heilpädagogik, 43, 656–666

Leyendecker, C. (1997): Mehr als nur „Prinzip Hoffnung“: Sensorische Anregung und körpernaher Dialogaufbau mit nichtsprechenden schwersthirngeschädigten Personen. In: Zeitschrift für Heilpädagogik, 48, 3, 109–116

Leyendecker, C. (1998): Mit „bewusstlosen“ Kindern kommunizieren? Sensorische Anregung und körpernaher Dialogaufbau mit schwerst hirngeschädigten Kindern in bzw. nach Apallischem Syndrom. In: Vierteljahresschrift für Heilpädagogik und ihre Nachbargebiete, 4, 319–333

Leyendecker, C. (1999): Mit „Bewusstlosen“ sprechen? Sensorische Anregung und körpernaher Dialogaufbau mit nichtsprechenden, schwerst hirngeschädigten Kindern mit Apallischem Syndrom. In: Unterstützte Kommunikation, 1, 14–22

Leyendecker, C. (2000): Nachruf für Prof. phil. Gerd W. Jansen. In: Sonderpädagogik, 1, 3

Leyendecker, C. (2001): Verhaltensauffälligkeiten bei Kindern und Jugendlichen mit Behinderungen: Körperbehinderte. In: Schlottke, P.F., Silbereisen, R.K., Schneider, S., Lauth, G.W. (Hrsg.): Enzyklopädie der Psychologie. Band 5: Störungen im Kindes- und Jugendalter. (Hogrefe) Göttingen (im Druck)

Löbsack, H. (1984^2): Das Todesbewusstsein des Kindes. Eine heilpädagogische Studie. Studientexte Heil- und Sonderpädagogik. Band 5. (Institut für Heil- und Sonderpädagogik) Gießen

Löschner, K. u. a. (1992): Die Betreuung Sterbender. In: Zeitschrift für Heilpädagogik, 43, 361–371

Merlau-Ponty, M. (1966): Phänomenologie der Wahrnehmung. (de Gruyter) Berlin

Mollenhauer, K. (1983): Vergessene Zusammenhänge. Über Kultur und Erziehung. (Juventa) München

Mucksch, N. (1991): Klientenzentrierte Trauerbeleitung als Tätigkeitsfeld sozialer Arbeit. Praxis und Forschung, Bd. 3. (Lit) München

Muthmann, D. (1973): Stellungnahme zu dem Beitrag “Die Erziehungssituation des körperbehinderten Kindes im Spiegel psychologischer Untersuchungsergebnisse” von G.W. Jansen, Köln, aus der Sicht des in der Rehabilitation tätigen Orthopäden. In: Die Rehabilitation, 4, 209–211

Nagy, M. (1948): The child’s theories concerning death. In: Journal of Genetic Psychology, 73, 3–27

Natterson, J.M., Knudson, A.G. (1960): Observations concerning fear of death in fatally ill children and their mothers. In: Psychosomatic Medicine, 22, 456–465

Neulinger, K.-U. (1975): Schweigt die Schule den Tod tot? Untersuchungen, Fragestellungen und Analysen. (Manz) München

Ortmann, M. (1995): Progredient erkrankte Schüler als schulpädagogische Herausforderung für die Körperbehindertenpädagogik. In: Zeitschrift für Heilpädagogik, 46, 160–167

Ortmann, M. (1996): Progredient erkrankte Kinder und Jugendliche – pädagogische Aufgaben und Probleme im prä-, peri und postthanatalen Problemkreis. In: Vierteljahresschrift für Heilpädagogik und ihre Nachbargebiete, 65, 502–526

Ortmann, M. (1997): Qualifizierung für den schulpädagogischen Umgang mit progredient erkrankten Schülern im Grundschulalter. In: Sonderpädagogik, 27, 1, 30–39

Ortmann, M. (1998): Zur pädagogischen Förderung von Kindern, Jugendlichen und jungen Erwachsenen mit Duchenne Muskeldystrophie (DMD). In: Zeitschrift für Heilpädagogik, 49, 55–63

Parkes, C.M. (1974): Vereinsamung. Die Lebenskrise bei Partnerverlust. Psychologisch-soziologische Untersuchung des Trauerverhaltens. (Rowohlt) Hamburg

Petermann, F., Bode, U., Moecker, M. (1987): Psychologie chronischer Krankheiten im Kindes- und Jugendalter. (Psychologie Verlags-Union) München

Pfaff, E. (2000): Begleitung in der Trauer ums Kind. In: Kölner Stadtanzeiger, Nr. 107, 9. Mai

Plank, E.M. (1973): Hilfen für Kinder im Krankenhaus. Eine Anleitung für das Klinikum. (Reinhardt) München

Plützer, M., Rausch, A. (1980): Zur Problematik der fortschreitenden, lebensbedrohenden Behinderung in der Erziehung körperbehinderter Kinder – Eine Erörterung basierend auf Überlegungen zur Bedeutung des Todes und einer Befragung von Bezugspersonen muskeldystropher Kinder. (Unveröffentl. Staatsexamensarb. Erziehungswissenschaftlich-Heilpädagogische Fakultät der Universität) Köln

Pschyrembel (1994^{257}): Klinisches Wörterbuch. (de Gruyter) Berlin

Puyn, U. (1984): Umgang mit schwerkranken und sterbenden Schülern. In: Becker, P., Eid, V. (Hrsg.): Begleitung von Schwerkranken und Sterbenden. (Grünewald) Mainz, 44–56

Puyn, U. (1998): Bildnerisches Gestalten in der ärztlichen Sterbebegleitung von Kindern und Jugendlichen. In: Adam, G., Kollmann, R., Pithan, A. (Hrsg.): Mit Leid umgehen. Dokumentationsband des 6. Würzburger religionspädagogischen Symposiums. (Comenius Institut) Münster, 161–175

Radwan, C. (1995): Moderne Totenwache. In: Psychologie heute, 7, 16

Raimbault, G. (1981^{2}): Kinder sprechen vom Tod. Klinische Probleme der Trauer. (Suhrkamp) Frankfurt

Raimbault, G., Royer, P. (1969): Thématique de la mort chez l'enfant atteint de maladie chronique. In: Archives Françaises de Pediatrie, 26, 10–41

Ramachers, G. (1994): Entwicklung und Bedingungen von Todeskonzepten beim Kind. Europäische Hochschulschriften; Reihe VI. (Peter Lang) Frankfurt

Rauber, C. (1988): Trauerbegleitung nach Selbsttötung. In: Neue Gespräche. Handreichungen für Familien und Gruppen 18, 2, Themenheft: Tod und Trauer in der Familie, 30–31

Raupach, M. (1999): Pädagogische „Herausforderungen“ in der Begegnung mit unheilbar kranken und sterbenden Kindern und Jugendlichen. In: Zeitschrift für Heilpädagogik, 50, 3, 110–119

Reed, E. (1972): Kinder fragen nach dem Tod. (Quell) Stuttgart

Reinhold, E. (1981): Schule im Krankenhaus. (Marhold) Berlin

Rest, F. (1996): Sterbebegleitung und Hospizbewegung in Nordrhein-Westfalen. (Diakon. Werk der Ev. Kirche von Westfalen) Münster

Richter, H.G. (1997): Die Kinderzeichnung. (Cornelsen) Berlin

Rogers, C.R. (1942): Counseling and Psychotherapy – Newer concepts in practice. (Houghton Mifflin) Boston

Rudolph, M. (1979): Wie ist das, wenn man tot ist? Mit Kindern über das Sterben reden. (Otto Maier) Ravensburg

Sattler, C. (2000): Ein Mensch geht. Trauer, Tod und Sterben. (Sattler) Eitorf

Saint-Exupery, A. de (1946): Le petit prince (Edition Gallimard) Paris

Saint-Exupery, A. de (1996^{5}): Der kleine Prinz. (Rauch) Düsseldorf

Sax, M., Fisser, K., Boer, M. (1993): Begraben und Vergessen? Ein Begleitbuch zu Tod, Abschied und Bestattung. (Orlanda Frauen Verlag)

Scheler, M. (1957): Tod und Fortleben. Gesammelte Werke. Band 10: Schriften aus dem Nachlass. Band I. (Francke) Bern

Schellhorn, W. (1996^{10}): Sozialhilferecht – BSHG-Textausgabe mit den wichtigsten Durchführungsverordnungen und einer systematischen Darstellung. (Luchterhand) Neuwied

Schibilsky, M. (1991^{2}): Trauerwege. Beratung für helfende Berufe. (Patmos) Düsseldorf

Schmeichel, M. (1978a): Begrenzung des Lebens durch fortschreitende Körperbehinderung - ein Problem der Erziehung. In: Fröhlich, A. (Hrsg.): Dokumentation zur Situation Schwerstbehinderter. Sonderheft der Zeitschrift für Heilerziehung und Rehabilitation. (Kemper) Staufen, 33–48

Schmeichel, M. (1978b): Schüler mit begrenzter Lebenserwartung und das Bildungsziel der Körperbehindertenschule. In: Fachbereich Sonderpädagogik der Pädagogischen Hochschule Reutlingen (Hrsg.). Handlungsorientierte Sonderpädagogik. (Schindele) Rheinstetten

Schmeichel, M. (1983): Probleme der Förderung von Kindern und Jugendlichen mit progredienten Krankheiten. In: Haupt, U., Jansen, G. (Hrsg.): Pädagogik der Körperbehinderten. Handbuch der Sonderpädagogik. Band 8. (Marhold) Berlin, 221–230

Schmeichel, M. (1994): Ethik als Sprache des Lebens. Vom menschlichen Umgang unter Sterblichen. In: Begemann, E., Krawitz, R. (Hrsg.): Sonderpädagogik für Nichtbehinderte II. (Centaurus) Pfaffenweiler, 160–171

Schmidt, A. (1999): Die Begleitung lebensbedrohlich erkrankter Kinder und Jugendlicher unter besonderer Berücksichtigung des Einsatzes von Büchern. (Unveröffentl.

Staatsexamensarb. Fachbereich Sondererziehung und Rehabilitation der Universität) Dortmund

Schmitt, G.M. (1983): Die psychologische Betreuung des krebskranken Kindes. Konzept einer psychologischen Betreuung krebskranker Kinder und ihrer Familien. (Vandenhoek & Ruprecht) Göttingen

Schmitt, G.M., Kammerer, E., Harms, E. (Hrsg.) (1996): Kindheit und Jugend mit chronischer Erkrankung. Verstehen und Bewältigen von Belastung und Bedrohung. (Hogrefe) Göttingen

Schnoor, H., Sendzik, K. (1986): Die Bedeutung des Todes für das Bewusstsein des Lebens. (Campus) Frankfurt

Schönberger, F. (1974): Körperbehinderungen – Ein Gutachten zur schulischen Situation körperbehinderter Kinder und Jugendlicher in der Bundesrepublik Deutschland. In: Deutscher Bildungsrat (Hrsg.): Gutachten und Studien der Bildungskommission. Sonderpädagogik 4: Verhaltensgestörte, Sprachbehinderte, Körperbehinderte. (Klett) Stuttgart

Schroeder, J., Hiller-Ketterer, I., Häcker, W., Klemm, M., Böpple, E. (1996): „Liebe Klasse, ich habe Krebs!" Pädagogische Begleitung lebensbedrohlich erkrankter Kinder und Jugendlicher. (Attempto) Tübingen

Schubert, T. (1996): Symbolik für Tod und Sterben im Bilderbuch – eine Hilfe für die thematische Arbeit mit progredient erkrankten Schülern im Unterricht der Schule für Körperbehinderte. In: Sonderpädagogik in Schleswig-Holstein, H. 1, S. 20–35

Schuchardt, E. (1980): Soziale Integration Behinderter Band I. Biographische Erfahrung und wissenschaftliche Theorie. (Westermann) Braunschweig

Schuchardt, E. (1993[7]): Warum gerade ich? Leben lernen in Krisen. (Vandenhoek & Ruprecht) Göttingen

Schulz von Thun, F. (1981): Miteinander Reden I. Störungen und Klärungen. Allgemeine Psychologie der Kommunikation. (Rowohlt) Hamburg

Schwerin, A.-C. (1995): Sterben, Tod und Trauer im Bilde verwaister Eltern. Europäische Hochschulschriften. Reihe VI. Band 494. (Peter Lang) Frankfurt

Seifert, R. (1991): Die Begleitung lebensbedrohlich erkrankter Schüler. In: Zeitschrift für Heilpädagogik 42, 8, 503–513

Shontz, F.C. (1975): The psychological aspects of physical illness and disability. (MacMillan) New York

Spiegel, Y. (1989[7]): Der Prozess des Trauerns. Analyse und Beratung. (Kaiser) München

Spiegel Spezial, 6, 1995

Spinetta, J.J. (1974): The dying child's awareness of death: A review. In: Psychological bulletin, 81, 4, 256–260

Sporken, P. (1973): Umgang mit Sterbenden. Medizinische, pflegerische, pastorale und ethische Aspekte der Sterbehilfe. (Patmos) Düsseldorf

Sporken, P. (1979): Sterbebeistand: Aufgabe und Ohnmacht. In: Engelke, E., Schmoll, H.-J., Wolff, G. (Hrsg.): Sterbebeistand bei Kindern und Erwachsenen. (Enke) Stuttgart, 30–40

Sporken, P. (1985[2]): Hast Du denn bejaht, dass ich sterben muss? Eine Handreichung für den Umgang mit Sterbenden. (Patmos) Düsseldorf

Steinhausen, H.C., Wefers, D. (1977): Körperbehinderte Kinder und Jugendliche. Empirische Untersuchung zur Psychologie der Körperbehinderung. (Beltz) Weinheim

Stern, E. (1957): Kind, Krankheit und Tod. (Reinhardt) München

Stubbe, H. (1985): Formen der Trauer. Eine kulturanthropologische Untersuchung. (Reimer) Berlin

Stüben, B. (1999): Sterben ist ein Stück leben. Sterbebegleitung in der Klinik. In: Wir. Informationsschrift der Aktion für krebskranke Kinder e.V. 16, 1, 17–23

Student, J.C. (Hrsg.) (1992): Im Himmel welken keine Blumen. Kinder begegnen dem Tod. (Herder) Freiburg

Tausch, R., Tausch, A.-M. (1956): Kinderpsychotherapie in nicht-direktiven Verfahren. (Hogrefe) Göttingen

Tausch, R., Tausch, A.-M. (1991): Sanftes Sterben, was der Tod für das Leben bedeutet. (Rowohlt) Reinbeck

Tausch-Flammer, D., Bickel, L. (1995[2]): Wenn Kinder nach dem Sterben fragen. (Herder) Freiburg

Tessler, M. (1979): Die Persönlichkeitsreife des hoffnungslos kranken Kindes. Eine testpsychologische Untersuchung an leukämiekranken Kindern in Österreich und Israel. (Diss. Universität Salzburg)

Trantow-Philipen, R. (1996): Tod und Trauer bei Kindern und Jugendlichen – dargestellt unter besonderer Berücksichtigung der Gestaltung von Trauerritualen in der Schule für Körperbehinderte. (Unveröffentl. Examensarb. Fachbereich Sondererziehung und Rehabilitation der Universität) Dortmund

Varga, B. (1991): Leben und Sterben bei Kindern. Theorie und Forschung: Psychologie, Bd. 58. (Roderer) Regensburg

Walco, G.A. (1984): Fatally ill children's comprehension of death. (Diss.) Ohio

Wansorra, B (1998): Aggressions- und Kompensationsverhalten bei Schülern mit einer progressiven Muskeldystrophie – psychologische Zusammenhänge und Möglichkeiten pädagogischer Hilfe. (Unveröffentl. Staatsexamensarb. Fachbereich Sondererziehung und Rehabilitation der Universität) Dortmund

World Health Organization (1980): ICIDH – International Classification of Impairments, Disabilities and Handicaps. Genf

World Health Organization (1999): ICIDH-2 – International Classification of Functioning and Disabilities. Beta-2-Draft. Full Version. Genf

Wienhues, J. (1991): Progressiv Erkrankte und Schwerstbehinderte in der Schule für Körperbehinderte als pädagogische Herausforderung. In: Zeitschrift für Heilpädagogik, 42, 8, 514–524.

Wittkowski, J. (1990): Psychologie des Todes. (Wissenschaftliche Buchgesellschaft) Darmstadt

Wolff, G. (1979): Sterbebeistand bei Kindern mit onkologischen Erkrankungen. In: Hellbrügge, T. (Hrsg.): Leben und Sterben in den Augen des Kindes. Documenta Pädiatrica. Band. 5. (Hansisches Verlagskontor) Lübeck, 87–101

Worden, J.W. (1987): Beratung und Therapie in Trauerfällen. Ein Handbuch. (Huber) Bern

Wunnerlich, A. (1972): Zur Psychologie der ausweglosen Situation. Die Bedeutung tödlich verlaufender Krankheiten bei Kindern, gezeigt am Beispiel der akuten Leukämie. (Huber) Bern

Yudkin, S. (1967): Children and death. The Lancet I, 37–41

Yudkin, S. (1970): Kinder und Tod. In: Toynbee, A.J.: Vor der Linie – Der moderne Mensch und der Tod. (Fischer) Frankfurt, 58–72

Zieger, A. et al. (1994): Neuropsychophysiologische Verhaltensindikatoren bei Schädel-Hirn-Verletzten im Koma auf der Intensivstation. 5. Jahrestagung der Arbeitsgemeinschaft für neurologisch-neurophysiologische Rehabilitation. Konstanz

Zieger, A. (1995): Informationen und Hinweise für Angehörige von Schädel-Hirn-Verletzten und Menschen im Koma und apallischen Syndrom. (Eigenverlag) Oldenburg

Zünd-Reinecke, M. (1993): Betreuung krebskranker Kinder. (pro juventute) Einsiedeln